Harnwegsinfektionen

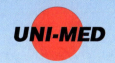

UNI-MED Verlag AG
Bremen - London - Boston

Bruns, Thorsten:
Harnwegsinfektionen/Thorsten Bruns.-
2. Auflage - Bremen: UNI-MED, 2006

© 2003, 2006 by UNI-MED Verlag AG, D-28323 Bremen,
International Medical Publishers (London, Boston)
Internet: www.uni-med.de, e-mail: info@uni-med.de

Printed in Germany

Das Werk ist urheberrechtlich geschützt. Alle dadurch begründeten Rechte, insbesondere des Nachdrucks, der Entnahme von Abbildungen, der Übersetzung sowie der Wiedergabe auf photomechanischem oder ähnlichem Weg bleiben, auch bei nur auszugsweiser Verwertung, vorbehalten.

Die Erkenntnisse der Medizin unterliegen einem ständigen Wandel durch Forschung und klinische Erfahrungen. Die Autoren dieses Werkes haben große Sorgfalt darauf verwendet, dass die gemachten Angaben dem derzeitigen Wissensstand entsprechen. Das entbindet den Benutzer aber nicht von der Verpflichtung, seine Diagnostik und Therapie in eigener Verantwortung zu bestimmen.

Geschützte Warennamen (Warenzeichen) werden nicht besonders kenntlich gemacht. Aus dem Fehlen eines solchen Hinweises kann also nicht geschlossen werden, dass es sich um einen freien Warennamen handele.

UNI-MED. Die beste Medizin.

In der Reihe UNI-MED SCIENCE werden aktuelle Forschungsergebnisse zur Diagnostik und Therapie wichtiger Erkrankungen "state of the art" dargestellt. Die Publikationen zeichnen sich durch höchste wissenschaftliche Kompetenz und anspruchsvolle Präsentation aus. Die Autoren sind Meinungsbildner auf ihren Fachgebieten.

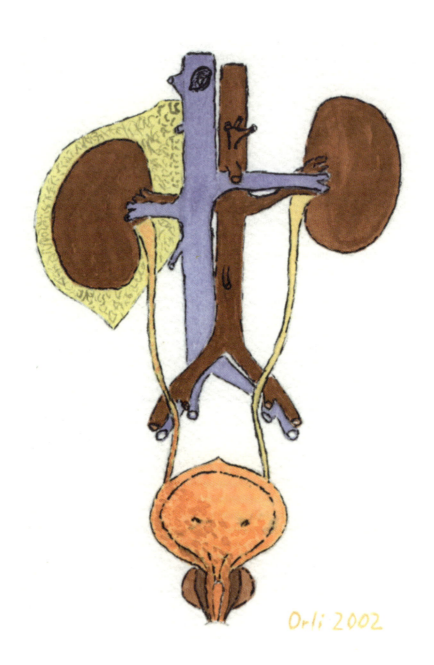

Vorwort und Danksagung zur 1. Auflage

"Praxisrelevant" und "aktuell" - diese Attribute galten als Zielsetzung bei der Verfassung des vorliegenden Buches. Nach dem Motto "aus der Praxis für die Praxis" soll es als Leitfaden für den täglichen Umgang mit Harnwegsinfektionen dienen. Besondere Berücksichtigung fanden klinisch-praktische Hinweise, angefangen bei der Diagnostik bis hin zur Therapieentscheidung, also Prozessen, welche die tägliche Arbeit in einer Vertragsarztpraxis oder Ambulanz/Poliklinik widerspiegeln.

Grundlagen bildeten neben persönlichen Erfahrungen und Untersuchungsergebnissen des Autors in Klinik und Praxis eine Literaturrecherche mit Schwerpunkt auf Publikationen der letzten 10 Jahre sowie die besondere Beachtung aktueller Leitlinienempfehlungen verschiedener Fachgesellschaften.

Rationelle Diagnostik, Klassifizierung und Therapieentscheidung bei den häufigsten in der Praxis vorkommenden Erkrankungen, akute und rezidivierende Zystitis, Rezidivprophylaxe, Pyelonephritis, komplizierte Harnwegsinfektionen, Harnwegsinfektionen des Mannes, Harnwegsinfektionen in der Schwangerschaft und beim Kind sowie bei geriatrischen Patienten - all diese Themen werden praxisrelevant abgehandelt.

Die fachurologische Propädeutik und Sichtweise des Autors wurde in Hinblick auf die o.g. Zielsetzung bewusst in den Hintergrund gestellt. Das Buch ist aber gerade auch dem interessierten Urologen zu empfehlen, da aktuelle Aspekte zur Resistenzlage, zu Biofilminfektionen und zu klinisch relevanten Themen wie der rezidivierenden Zystitis und der Prostatitis abgehandelt werden.

Der Zielrichtung des Buches folgend werden seltene Erkrankungen und Spezialgebiete allenfalls angeschnitten, ohne dabei zu sehr ins Detail zu gehen. Erkrankungen wie die interstitielle Zystitis, Strahlenzystitis oder Harnwegsinfektionen bei Querschnittlähmung, deren Behandlung speziellen Zentren überlassen bleibt, werden allenfalls in den Grundlagen abgehandelt.

Meiner Frau Martina danke ich für die Unterstützung und Geduld, meinem Sohn Julius Fabian für die Entbehrung in der Zeit, die ich während der Erstellung nicht in ausreichendem Maße für ihn zur Verfügung stand. Meinem Praxispartner, Herrn Dr. Jänz, danke ich für die kooperative Zusammenarbeit, dem gesamten Praxisteam für die Unterstützung bei der Datenerhebung der Keim- und Resistenzstatistiken. Meiner Cousine Stefanie Stöber danke ich für die Anleitung zur Online-Literaturrecherche.

Hamburg, im Dezember 2002 *Thorsten Bruns*

Meinem urologischen Lehrer, Herrn Prof. Dr. Roland Tauber, gewidmet

Vorwort und Danksagung zur 2. Auflage

In der vorliegenden 2. Auflage wurden alle Kapitel entsprechend dem aktuellen Wissensstand überarbeitet. Dabei wurde der "Arbeitskreis Infektiologie" der Deutschen Gesellschaft für Urologie involviert. Besonderer Dank gilt Herrn Priv.-Doz. Dr. W. Vahlensieck, der an der Überarbeitung aller Kapitel maßgeblich beteiligt war. Herr Dr. O. Savov hat das Kapitel "Spezifische Harnwegsinfektionen" aktualisiert.

Das vorliegende Buch stellt damit weiterhin einen nützlichen Leitfaden für die tägliche Praxis dar.

Hamburg, im Mai 2006 *Thorsten Bruns*

Geleitwort zur 2. Auflage

Harnwegsinfektionen gehören zu den häufigsten Infektionskrankheiten. Sie spielen in vielen medizinischen klinischen Fachdisziplinen wie Allgemeinmedizin, Innere Medizin, Gynäkologie, Urologie und Intensivmedizin eine wichtige Rolle. Ihre Erscheinungsformen und Schweregrade sind vielfältig. Sie reichen von der "harmlosen" asymptomatischen Bakteriurie, die oftmals keiner Behandlung bedarf, bis zur rasch progredienten und lebensbedrohlichen Urosepsis, die das gesamte urologische und intensivmedizinische Behandlungsspektrum erforderlich macht.

Dem Autor, der als niedergelassener Urologe und operativ tätiger Belegarzt mit all diesen Erscheinungsformen täglich konfrontiert wird, ist es gelungen, unter der Zielstellung "*aus der Praxis - für die Praxis*" einen übersichtlichen und für den täglichen Umgang mit Harnwegsinfektionen sehr nützlichen Leitfaden vorzulegen. Er behandelt dabei in knapper, aber sehr gut lesbarer Form alle wesentlichen Aspekte einer rationellen Diagnostik und der daraus folgenden Therapieentscheidungen. Er berücksichtigt dabei die häufigsten in der Praxis vorkommenden Erkrankungen wie akute und rezidivierende Zystitis, Pyelonephritis, Urethritis, Prostatitis, Epididymitis und die komplizierten Harnwegsinfektionen, wobei er auf spezielle Patientengruppen wie Kinder, Schwangere, Männer, Diabetiker und geriatrische Patienten besonders eingeht. Über die klinisch-praktischen Hinweise hinaus, die für die tägliche ärztliche Tätigkeit von großem Nutzen sind, vermittelt er auch das heute allgemein akzeptierte Basiswissen zur Epidemiologie und Pathogenese. Er stützt sich dabei auf seine langjährigen klinischen Erfahrungen, die er auch durch eigene Untersuchungen und Kasuistiken veranschaulicht, und auf ein umfangreiches internationales Schrifttum, das dem interessierten Leser die Möglichkeit gibt, bestimmte Fragestellung weiter zu vertiefen. Seine Empfehlungen sind eingebettet in die Empfehlungen der wichtigsten Fachgesellschaften, die er bei Bedarf auch kritisch hinterfragt. Damit vermittelt er dem Leser nicht nur Rezepte, sondern vor allem Verständnis und Konzepte. Das Buch ist sehr gut gegliedert und mit vielen übersichtlichen Tabellen und klinischen Bildern anschaulich ausgestattet, insgesamt ein sehr gelungener Leitfaden zum Thema "Harnwegsinfektionen", der nicht nur für Urologen, sondern auch für Kollegen anderer Fachrichtungen als Bereicherung und Hilfe für die tägliche Arbeit sehr zu empfehlen ist.

München, im März 2006 *Prof. Dr. Kurt G. Naber*

Autoren

Herausgeber:

Dr. med. Thorsten Bruns
Arzt für Urologie und Spezielle urologische Chirurgie
Belegarzt am Krankenhaus Tabea
Urologische Praxisgemeinschaft Hamburg-Blankenese
Blankeneser Bahnhofstr. 15
22587 Hamburg

unter Mitarbeit von:

Dr. med. Orlin Savov
Gemeinschaftspraxis für Urologie
Sulzbacher Str. 42
90489 Nürnberg
Kap. 17.

Priv.-Doz. Dr. med. Winfried Vahlensieck
Vorsitzender des Arbeitskreises Infektiologie der Deutschen Gesellschaft für Urologie (DGU)
Klinik Wildetal - Kliniken Hartenstein
Klinik für Anschlussheilbehandlung, Rehabilitation und Präventivmaßnahmen
Mühlenstraße 8
34537 Bad Wildungen-Reinhardshausen

Inhaltsverzeichnis

1.	**Epidemiologie**	**13**
2.	**Pathogenese**	**14**
2.1.	Standortflora	14
2.2.	Bakterielle Pathogenitätsfaktoren ("Virulenz")	14
2.3.	Abwehrmechanismen des Wirtes	16
2.4.	Prädisponierende Faktoren	17
2.4.1.	Extrinsische Faktoren	17
2.4.2.	Intrinsische Faktoren	18
2.4.3.	Zusammenfassung	20
3.	**Diagnostik von Harnwegsinfektionen**	**21**
3.1.	Uringewinnung	21
3.2.	Schnelluntersuchungsverfahren	22
3.2.1.	Teststreifen	23
3.2.2.	Mikroskopische Verfahren: Urinsediment, Zählkammer, Färbemethoden	25
3.2.3.	Zusammenfassung Schnellverfahren	27
3.3.	Bakteriologische Untersuchungen	27
3.3.1.	Indikation	27
3.3.2.	Keimzahlbestimmung	28
3.3.3.	Erregeridentifikation	30
3.3.4.	Antibiogramm, Resistenzbestimmung	30
3.4.	Das Keimspektrum	31
3.4.1.	Keimspektrum der unkomplizierten Harnwegsinfektion der Frau	31
3.4.2.	Keimspektrum bei komplizierten Harnwegsinfekten und in der urologischen Praxis	32
3.4.3.	Sexuell übertragbare Infektionen	33
3.5.	Wann ist eine weitergehende Diagnostik erforderlich?	33
4.	**Natürlicher Verlauf einer Harnwegsinfektionen**	**34**
5.	**Allgemeines zur Therapie**	**35**
5.1.	Terminologie	35
5.2.	Therapieziele	35
5.3.	Leitlinien	35
5.4.	Antibiotika	36
5.4.1.	Geschichte der Antibiotikaentwicklung	36
5.4.2.	Wirkmechanismus	36
5.4.3.	Nebenwirkungsspektrum	37
5.5.	Oral einsetzbare Wirkstoffe	37
5.5.1.	β-Laktamantibiotika	37
5.5.2.	Nitroxolin	39
5.5.3.	Fosfomycin-Trometamol	40
5.5.4.	Nitrofurantoin	41
5.5.5.	Tetrazykline	41
5.5.6.	Makrolide	42
5.5.7.	Trimethoprim (TMS)	42

5.5.8.	Cotrimoxazol	43
5.5.9.	Fluorchinolone (FC)	43
5.6.	**Parenteral einsetzbare Wirkstoffe**	**46**
5.6.1.	Aminoglykoside	46
5.6.2.	Aminopenicillin	47
5.6.3.	Acylaminopenicillin	47
5.6.4.	Cephalosporine	47
5.6.5.	Carbapeneme	47
5.6.6.	Fluorchinolone	48
5.7.	**Antibiotika bei Kindern**	**48**
5.7.1.	Säuglinge	48
5.7.2.	Kinder (nach der Säuglingsperiode)	48
5.8.	**Antibiotika in der Schwangerschaft und Stillzeit**	**48**
5.9.	**Antibiotika bei Niereninsuffizienz**	**49**
5.10.	**Resistenzverhalten der Keime**	**50**
5.10.1.	Regionale Unterschiede bei ambulant gewonnenen Urinisolaten	52
5.10.2.	Resistenzverhalten von E. coli in Europa	52
5.10.3.	Resistenzlage in der eigenen urologischen Praxis	53
5.10.4.	Aktuelle Beurteilung der Resistenzlage	54
5.11.	**Zusammenfassung**	**55**

6.	**Einteilung - Klassifikation**	**56**

7.	**Akute unkomplizierte Zystitis**	**58**
7.1.	Symptomatik	58
7.2.	Diagnostik	58
7.3.	Auswahl des Antibiotikums	61
7.4.	Therapiedauer	62
7.4.1.	Einmalgabe vs. Kurzzeitbehandlung	62
7.4.2.	Kurzzeittherapie vs. Langzeitbehandlung	63
7.5.	Therapie mit pflanzlichen Medikamenten	65
7.6.	Begleitende Maßnahmen	65

8.	**Akute unkomplizierte Pyelonephritis**	**66**
8.1.	Diagnostik	66
8.1.1.	Sonographie	67
8.1.2.	Computertomographie (CT)	67
8.1.3.	NMR	67
8.1.4.	DMSA-Szintigraphie	67
8.2.	Auswahl des Antibiotikums	67
8.3.	Dauer der Behandlung	68

9.	**Rezidivierende Zystitis**	**69**
9.1.	Terminologie, Pathogenese und Diagnostik	69
9.2.	Primärtherapie des Rezidives	71

9.3.	Rezidivprophylaxe	72
9.3.1.	Verhaltensmaßregeln	72
9.3.2.	Medikamentöse Prophylaxe	74
9.3.2.1.	Antibiotika in niedriger Dosierung (Chemoprophylaxe)	74
9.3.2.2.	Funktionsnahrung (*functional foods*)	77
9.3.2.3.	Immuntherapie und "Impfstoffe"	78
9.3.2.4.	Probiotika	79
9.3.2.5.	Weitere Maßnahmen	80
9.3.3.	Zusammenfassung	82

10. Komplizierte Harnwegsinfektionen — 84

10.1.	Diagnostik	84
10.2.	Therapieprinzipien	85
10.3.	Leichte bis mittelschwere Infektionen	86
10.4.	Schwere Infektionen	87
10.5.	Biofilminfektionen	88
10.6.	"Chronische Pyelonephritis" - Interstitielle Nephritis	88

11. Urosepsis — 90

11.1.	Ätiologie	90
11.2.	Klinik einschließlich Komplikationen	91
11.3.	Diagnostik	91
11.4.	Therapie	91

12. Die Harnwegsinfektion in der Schwangerschaft — 93

12.1.	Veränderungen im Harntrakt im Rahmen der Gravidität	93
12.2.	Infektionsmodus, Symptomatik und Diagnostik	93
12.3.	Besondere Risiken in der Gravidität	94
12.4.	Klinische Einteilung	94
12.4.1.	Asymptomatischen Bakteriurie	94
12.4.2.	Akute Zystitis	95
12.4.3.	Akute Pyelonephritis	95
12.5.	Therapie der Harnwegsinfektion in der Schwangerschaft	96
12.5.1.	Antibiotikaauswahl	96
12.5.2.	Therapie der asymptomatischen Bakteriurie und akuten Zystitis	97
12.5.3.	Therapie der Pyelonephritis	98
12.6.	STD in der Schwangerschaft	98

13. Harnwegsinfektionen des Kindes — 99

13.1.	Klinik und Diagnostik	99
13.2.	Therapie	100
13.2.1.	Reinfektionsprophylaxe	101
13.3.	Leitlinien für Kinder und Kleinkinder	101

14.	**Sexuell übertragbare Infektionen (STD)**	**104**
14.1.	Unspezifische infektiöse Urethritis bei Mann und Frau	104
14.1.1.	Chlamydien	105
14.1.2.	*Ureaplasma urealyticum*, Mykoplasmen	106
14.1.3.	*Gardnerella vaginalis*, Trichomonaden	106
14.2.	Spezifische Urethritis bei Mann und Frau	106
14.3.	Andere übertragbare Erkrankungen	107
14.3.1.	Herpes genitalis (HSV)	107
14.3.2.	Condylomata accuminata (HPV)	108
14.3.3.	Pilzerkrankungen	108

15.	**Die Harnwegsinfektion des Mannes**	**110**
15.1.	Zystitis des Mannes	110
15.2.	Epididymitis	110
15.3.	Prostatitis	111
15.3.1.	Einteilung und pathogenetische Aspekte	111
15.3.2.	Keimspektrum	113
15.3.3.	Klinische Symptomatik und Diagnostik	113
15.3.4.	Therapie der bakteriellen Prostatitis (Kategorie I und II nach NIH)	116
15.3.5.	Therapie der chronisch abakteriellen Prostatitis (Kategorie IIIA nach NIH)	119
15.3.6.	Therapie der Prostatodynie und der asymptomatischen Prostatitis (Kategorien IIIB und IV nach NIH)	119

16.	**Asymptomatische Bakteriurie**	**120**

17.	**Spezifische Harnwegsinfektionen**	**122**
17.1.	Urogenitaltuberkulose	122
17.1.1.	Übertragungsweg und Verlauf	122
17.1.2.	Symptomatik	123
17.1.3.	Diagnostik	123
17.1.4.	Therapie	123
17.2.	Bilharziose (Schistosomiasis)	124
17.2.1.	Übertragungsweg und Verlauf	124
17.2.2.	Diagnostik	125
17.2.3.	Therapie	125

18.	**Harnwegsinfektionen nach operativer Harnableitung**	**126**

19.	**Harnwegsinfektion bei geriatrischen Patienten und bei Katheterversorgung**	**128**
19.1.	Katheterisierung der Harnblase	129
19.2.	Wichtige CDC-Empfehlungen zur Prävention von Harnwegsinfektionen	134

20.	**Anhang**	**135**

21.	**Literaturverzeichnis**	**136**

	Index	**146**

1. Epidemiologie

Harnwegsinfektionen zählen zu den häufigsten bakteriellen Infektionen des Menschen. Exakte epidemiologische Daten zur Häufigkeit in Deutschland existieren nicht, es lassen sich jedoch Rückschlüsse aus Verordnungsstatistiken ziehen. Danach erkranken in Deutschland ca. 3 Mio. Frauen jährlich an einer Episode einer Harnwegsinfektion. In den allermeisten Fällen handelt es sich um eine einmalige Episode. Bei einigen Patientinnen kommt es zu rezidivierenden Infekten.

In den USA ergaben Schätzungen eine Inzidenz von 7 Mio. Erkrankungen/Jahr (Schappert 1994). Eine Untersuchung unter Studentinnen in Seattle (Hooton 1996) fand eine Häufigkeit von 0,5-0,7 Episoden/Person und Jahr. Diese Daten lassen zumindest in dieser Altersgruppe eine größere Häufigkeit vermuten, als bisher angenommen.

> In der ambulanten Versorgung stehen sie in Deutschland hinter den Atemwegsinfektionen an zweiter Stelle (Arzneimittelreport 1999). Unter den nosokomialen Infektionen sind sie mit einem Anteil von 40 % führend (NIDEP-Studie; Gastmeier 1997).

Betroffen sind überwiegend Frauen, ca. 20-30 % der erwachsenen Frauen haben einmal oder häufiger pro Jahr eine Episode mit dysurischen Beschwerden. Davon hat etwa die Hälfte eine akute Zystitis (Naber 1997, Reeves 1994). Die Häufigkeit variiert in Abhängigkeit von Alter und Geschlecht (☞ Tab. 1.1), vom sozioökonomischen Hintergrund und anderen Faktoren.

Alter	Häufigkeit in %	Verhältnis Mann/Frau
Säuglinge	1	1,5 : 1
Vorschulalter	2-3	1 : 10
Schulalter	1-2	1 : 30
20-50 Jahre	2,5	1 : 50
60-70 Jahre	20	1 : 10
> 80 Jahre	30	1 : 2

Tab. 1.1: Alters- und Geschlechtsverteilung von Harnwegsinfektionen (nach Jocham und Miller 1994).

Lediglich unmittelbar nach der Geburt überwiegen Harnwegsinfektionen beim männlichen Säugling. Anschließend kommt es zu einem deutlichen Anstieg der Inzidenz beim weiblichen Geschlecht. Erst in den letzten Lebensdekaden kommt es wieder zu einer Zunahme auch beim Mann, ohne dass die Inzidenz ausgeglichen wird.

> Im Erwachsenenalter sind somit überwiegend Frauen betroffen, die Zystitis stellt das häufigste Krankheitsbild dar.

2. Pathogenese

Harnwegsinfektionen können grundsätzlich

- *per continuitatem*
- *hämatogen* oder
- *aszendierend*

auf den Harntrakt übergreifen. In den allermeisten Fällen erfolgt die Infektion aszendierend.

Warum kommt es zur Aszension?

Verschiedene Faktoren, welche unter dem Stichwort "Bakterien-Wirt-Wechselbeziehung" zusammengefasst werden können, spielen hier eine Rolle:

- bakterielle Pathogenitätsfaktoren
- Standortflora
- Abwehrmechanismen des Wirtes
- prädisponierende Faktoren

Wenngleich die prädisponierenden Faktoren bereits bei einer erstmaligen, unkomplizierten Zystitis eine gewisse Rolle spielen, kommt diesen insbesondere bei den rezidivierenden Zystitiden der Frau eine besondere Bedeutung zu.

2.1. Standortflora

Beim weiblichen Geschlecht spielt die Standortflora für die Entstehung von Harnwegsinfektionen eine bedeutende Rolle. Die Anogenitalregion und der vaginale Introitus sind bakteriell besiedelt, aber auch in der vorderen Harnröhre ist eine physiologische bakterielle Flora zu finden (Cox 1966). Nur der hintere Abschnitt der weiblichen Harnröhre ist auf einer Länge von ca. 1 cm bakteriell nicht besiedelt. Im distalen Anteil lassen sich hingegen bei nahezu jeder Frau, ob infektanfällig oder nicht, diverse Keime nachweisen (*Corynebacterium spp.*, Lactobakterien, Koagulase-negative Staphylokokken, Streptokokken, *Bakteroides spp.*), die sogenannte Standortflora. Die vaginale Keimflora repräsentiert ca. 50 verschiedene Keime, darunter 10^7-10^9 anaerobe und 10^6-10^8 aerobe Bakterien, im Normalfall wird sie aber von Lactobakterien (Döderlein-Flora mit 1-4 Lactobakterienspezies) dominiert (Reid 1999). Die Lactobakterien bauen eine Säureschutzschicht auf (Produktion von H_2O_2) und spielen hinsichtlich der Abwehr von uropathogenen Keimen eine wichtige Rolle (Klebanoff 1991). Durch fehlende Östrogenwirkung in der Postmenopause verringern sich die Lactobakterien oder sind nicht mehr nachweisbar (Raz 1993). Die natürliche Vaginalflora ist bezüglich Keimart und Keimzahl somit individuell unterschiedlich und abhängig von Alter, Hormonstatus, Hygienemaßnahmen, sexueller Aktivität (s.u.) und anderen Faktoren. Die Aminkolpitis stellt die ausgeprägteste Form einer gestörten Vaginalflora dar.

Stamey konnte nachweisen, dass einer Bakteriurie immer eine Kolonisation des vaginalen Introitus mit demselben Keim vorausgeht, der später den Harnwegsinfekt auslöst (Stamey 1975). Dabei spielen Darmbakterien (*Enterobacteriaceae spp.*) eine führende Rolle. Diese finden sich bei Patientinnen ohne Harnwegsinfekte in ca. 5-10 % in der Scheide und machen dabei < 2 % der gesamten aeroben Flora aus. Bei Patientinnen mit Harnwegsinfektionen sind sie dagegen in über 90 % der Kulturen von Harnröhren- und Vaginalabstrichen nachweisbar. Diese uropathogenen Keime rekrutieren sich aus der intestinalen Mischflora von ca. 500 mikrobiologischen Spezies.

Die vaginale Besiedlung mit uropathogenen Keimen verläuft überwiegend asymptomatisch.

> Gesunde und infektanfällige Frauen unterscheiden sich durch das Vorhandensein uropathogener Keime der Darmflora im Bereich von Vagina, Periurethralregion und Urethra.

2.2. Bakterielle Pathogenitätsfaktoren ("Virulenz")

Über das Phänomen der bakteriellen Adhärenz ist erst in den vergangenen zwei Jahrzehnten berichtet worden. Auch aktuelle Berichte (Oelschlaeger 2002) basieren dabei überwiegend auf tierexperimentell gewonnenen Daten.

Bakterien besitzen die Fähigkeit, sich über spezifische Rezeptoren an epitheliale Zellen anzukoppeln. Nicht alle Bakterien sind dazu befähigt, sich an menschliche Zellen anzuheften. Bakterien, welche die Fähigkeit besitzen, sich an urotheliale Zellen zu binden, werden als uropathogen bezeichnet.

2.2. Bakterielle Pathogenitätsfaktoren ("Virulenz")

> Uropathogene Serotypen unterscheiden sich von nicht-uropathogenen Serotypen durch das Vorhandensein dieser Pathogenitätsfaktoren.

Am besten sind diese Faktoren und Adhäsionsvorgänge beim häufigsten Erreger von Harnwegsinfektionen, *E. coli*, untersucht. Inzwischen sind verschiedene Virulenzfaktoren identifiziert worden, die Zahl dieser Faktoren und das Wissen über sie nimmt stetig zu. Nicht alle uropathogenen Mikroorganismen verfügen über die gesamte Palette aller theoretisch möglichen Pathogenitätsfaktoren (Mosaikbildung).

Zu den ersten gefundenen Adhäsinen zählen neben O-Antigenen (Lipopolysaccharide der Membran) und K-Antigenen (saure Polysaccharide der Kapsel) die **Fimbrien** (syn.: Pili). Diese 7 nm dicken haarförmigen Fortsätze der äußeren Bakterienmembran können im Elektronenmikroskop sichtbar gemacht werden (☞ Abb. 2.1 schematisch).

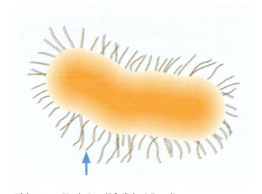

Abb. 2.1: Fimbrien (Pfeil) bei *E. coli*.

Fimbrien können sich an zuckerhaltige Rezeptoren der Wirtszelle anheften. Je nach Zuckerbindung werden Typ 1(Mannose)-, Typ P-, -S-, -M-, -G- und X(Non-Mannose)-Fimbrien unterschieden. In Abhängigkeit von den Wachstumsbedingungen kann ein Bakterium alle oder nur einzelne Fimbrientypen ausbilden (Krogfeld 1991, Lim 1998). Die Expression von Pathogenitätsmerkmalen wird genetisch gesteuert und ist von vielen Faktoren abhängig, wodurch sich die Bakterien konsequent an die Bedingungen des Wirtsmilieus anpassen.

Das Spektrum der Virulenzfaktoren bestimmt Infektionsort und Schwere der Infektion. Typ 1-Fimbrien bevorzugen Epithelzellen der Blase, Typ P-Fimbrien bevorzugen das Nierenbecken und das Tubulussystem. Neben *E. coli* können Proteus und Pseudomonas Fimbrien ausbilden. Bei grampositiven Bakterien sind diese bisher nicht nachweisbar.

Die Virulenzfaktoren sind auf mobilen genetischen Elementen lokalisiert (*pathogenicity islands* = PAIs) und können innerhalb der bakteriellen Populationen über horizontalen Gentransfer auch über Artgrenzen hinweg weitergegeben werden.

Inzwischen sind noch weitere Eigenschaften der Adhäsine bekannt geworden, wie ihre Funktion als Invasin, bei der Übermittlung von Botenstoffen, die beim Wirt eine Entzündungsreaktion hervorrufen und bei der Biofilmformation.

Virulenzfaktor	Funktion/Neue Information
Typ 1-Fimbrien	Adhäsin, Invasin, Biofilm, evtl. therapeutisch: Vakzine
Dr-Familie	Invasin
P-Fimbrien	Co-Rezeptor TLR4, Enzündungsreaktion
F1C-Fimbrien	Rezeptorstruktur
S-Fimbrien	PAI III$_{536}$
CNF1	Toxin
Hämolysin	Toxin, Beteiligung bei akutem Nierenversagen
Sat	Toxin
Chu	System zum Nutzen von Haemin

Tab. 2.1: Virulenzfaktoren bei *E. coli* und deren Bedeutung (aus Oelschlaeger 2002).

Weiter sind die Typ 1-Fimbrien, die bei der Zystitis eine Rolle spielen, nicht nur für die **Adhäsion** verantwortlich, sondern führen auch zu einer **Invasion** der Bakterien ("Invasin-Rezeptoren": Uroplakin Ia und Ib).

Dieselbe Aufgabe übernehmen auch die Adhäsine der Dr-Familie. Mittlerweile konnten die Vorgänge der Adhäsion und Invasion von *E. coli* an und in Urothelzellen elektronenmikroskopisch sichtbar gemacht werden (Mulvey 1998). Dieser Beweis einer intrazellulären Infektion lässt eine Diskussion um bakterielle Erregerreservoire als Ursache rezidivierender Zystitiden aktuell wieder aufleben (Mulvey 2001, Schilling 2002).

> Der bakteriellen Adhärenz folgt die Entzündung der Schleimhaut, später eine Schleimhautinvasion und schließlich lassen sich die Bakterien intrazellulär nachweisen. Eine Harnwegsinfektion ist keine "Hohlrauminfektion"!

Die Bedeutung der P-Fimbrien als Adhäsin ist inzwischen ebenfalls gesichert. Diese spielen vor allem bei der Pyelonephritis eine Rolle. Dabei führen sie zu einer Lipopolysaccharid-unabhängigen Entzündungsreaktion. Lipopolysaccharide bilden an der Oberfläche aller gramnegativen Bakterien eine Schutzschicht, die zum einen vor Phagozytose schützt, zum anderen nach Lyse der Bakterien als Endotoxin ausgeschüttet wird.

Neben den Adhäsinen spielen auch weitere **Toxine** (Hämolysin, Zytotoxisch-nekrotisierender Faktor CNF1) bei uropathogenen *E. coli* eine Rolle als Virulenzfaktor. Etwa 40-50 % der uropathogenen *E. coli* bilden ein als α-Hämolysin bezeichnetes Toxin, das nicht nur Erythrozyten, sondern auch Abwehrzellen und Urothelzellen zerstören kann (Hacker 1993).

Bakterien benötigen **Eisenaufnahmesysteme** (z.B. Aerobactin, Enterochelin) um zu überleben, möglicherweise spielen auch diese Systeme eine Rolle als Pathogenitätsfaktoren.

Letztlich kann auch die **Ureaseaktivität**, wie sie bei Proteus und Staphylokokken gefunden wird, als Virulenzfaktor bezeichnet werden. Durch die Spaltung von Harnstoff in Ammoniak und Kohlendioxid kommt es zu einer Alkalisierung des Urins, was die Wachstumsbedingungen für Bakterien verbessert.

Obwohl viele Virulenzfaktoren beschrieben und mehr oder weniger gut charakterisiert worden sind, werden vermutlich in der Zukunft noch weit mehr solcher Faktoren identifiziert werden. So wurde kürzlich ein Virulenzfaktor (MprF-Gen) bei *Staph. aureus* entdeckt, der die Bakterien gegen Abwehrreaktionen des Wirtes (Defensin) schützt (Peschel 2001).

Durch die Entwicklung von Impfstoffen unter Verwendung von Anteilen der Adhäsine könnte zukünftig eine neue Behandlungsoption entstehen (Langermann 2000).

2.3. Abwehrmechanismen des Wirtes

Dass in den Harnwegen Abwehrmechanismen existieren, konnte Cox bereits Anfang der 60er Jahre zeigen (Cox 1961): Freiwilligen Probanden wurden über 10^7 Keime inokuliert, nach 72 Stunden war der Blasenurin steril. Voraussetzung schienen eine restharnfreie Miktion und eine unspezifische Abwehr zu sein, welche im Urothel vermutet wurde.

Heute sind verschiedene Abwehrmechanismen bekannt, die sich in spezifische und unspezifische Formen unterteilen lassen. Zu den unspezifischen Reaktionen zählt man **vermehrten Harnfluss** und die **Exfoliation** (Abstoßung) der infizierten Zellen. Spezifische Reaktionen sind die Sekretion von **Tamm-Horsfall-Protein** und Sekretion von **Interleukin 8**. Diese führen zur Rekrutierung von Granulozyten in der äußeren Mukosaschicht. Das sogenannte **Uromukoid**, das Tamm-Horsfall-Glykoprotein der Henle´schen Schleife, bindet *E. coli*. Im Zusammenhang mit der Erforschung von Virulenzfaktoren konnte jetzt auch gezeigt werden, dass Tamm-Horsfall-Protein die Bindung von uropathogenen *E. coli* mit Typ1-Fimbrien an Uroplakin Ia und Ib aufheben und somit eine Invasion der Bakterien verhindern kann (Leeker 1997, Parkkinen 1988, Pak 2001).

Defensine sind antimikrobiell wirksame natürliche Peptide, die von Granulozyten im Rahmen der Abwehrreaktion produziert werden. Diese natürlichen Peptide wirken bakterizid und wurden erstmalig in der Cecropia-Motte identifiziert. Sie scheinen eine wichtige Rolle bei Abwehrmechanismen in Schleimhäuten auch des Menschen zu spielen (Reid 1999). So wurden zwei Peptide gefunden (FALL-39, ceropin P1), die eine antibakterielle Aktivität gegen uropathogene Keime, nicht jedoch gegen Lactobakterien besitzen.

Die Bedeutung einer Mukosa-eigenen, humoralen Abwehrfunktion ist strittig. Der IgA-Sekretion (sIgA) wurde dabei eine wichtige Rolle zugesprochen. SIgA verhindert die Bindung von Adhäsinen der Mikroorganismen an Wirtszellrezeptoren, hemmt die Haftungsfähigkeit und die Motilität der Bakterien und macht sie so leichter der Phagozytose zugänglich (Rugendorff 1997). Einige Studien konnten bei Harnwegsinfekten erniedrigte IgA-Titer im Urin nachweisen, neuere Untersuchungen konnten diese Beobachtung weder im Urin noch im Serum bestätigen (James, 1997; Suman, 2001).

2.4. Prädisponierende Faktoren

Diese spielen insbesondere bei rezidivierenden Infekten eine bedeutende Rolle. Hier können extrinsische und intrinsische Faktoren unterschieden werden.

2.4.1. Extrinsische Faktoren

■ **Zusammenhang mit dem Geschlechtsverkehr (GV)**

Der Zusammenhang einer Harnwegsinfektion mit der sexuellen Aktivität ist hinlänglich bekannt. Warum es dabei zur Keimaszension kommt, ist letzten Endes nicht vollständig geklärt. Möglicherweise sind Mikrotraumen im Bereich der Harnröhre oder ein "melkender" Effekt auf die Harnröhre hierfür verantwortlich zu machen. Voraussetzung ist aber das Vorhandensein von uropathogenen Keimen im Bereich des Introitus gemäß oben geschilderter pathogenetischer Zusammenhänge mit der Standortflora. Nicolle (Nicolle 1982) konnte in einer prospektiven Studie nachweisen, dass 15 von 19 symptomatischen Bakteriurien innerhalb von 24 Stunden nach dem Koitus auftraten. Auch andere Untersucher konnten diesen Zusammenhang in retrospektiven Studien nachweisen (Strom 1987, Remis 1987, Foxman 1985, Foxman 1990). Da symptomatische Harnwegsinfekte gehäuft nach den ersten sexuellen Kontakten zum Arztbesuch führen, wurde das Phänomen auch als "Honeymoon-Zystitis" bezeichnet. Nachgewiesener Maßen kann sexuelle Abstinenz die Rate von Harnwegsinfektionen senken (Pfau 1983), bei Nonnen sind Harnwegsinfektionen signifikant seltener.

Eine prospektive Untersuchung unter jungen Frauen in Seattle (Hooton 1996), überwiegend Studentinnen und Mitarbeiterinnen einer Gesundheitsorganisation im Alter von 18 bis 40 Jahren, konnte diesen Zusammenhang zweifelsfrei nachweisen. Mit steigender Koitusfrequenz steigt das Risiko einer Zystitis bis auf das Neunfache an (☞ Tab. 2.2).

■ **Benutzung von Diaphragma, Spermizid und Kondom**

Verschiedene retrospektive Untersuchungen (Strom 1987, Remis 1987, Foxman 1985, Foxman 1990, Foxman 1995, Fihn 1985) ließen einen Zusammenhang mit der Verhütungsmethode unter Benutzung eines Diaphragma mit Spermiziden vermuten.

In der prospektiven Untersuchung und Multivarianzanalyse von Hooton (Hooton 1996) konnte auch der Zusammenhang mit der Verhütungsmethode zweifelsfrei nachgewiesen werden. Dabei führte die Benutzung eines Diaphragma mit Spermiziden nachweislich zu einer Erhöhung des Risikos bis um den Faktor 14 (☞ Tab. 2.2). Dieselbe Untersuchungsgruppe konnte bereits früher zeigen, dass die Anwendung von Spermiziden allein zu einer Kolonisation der Vaginalflora mit uropathogenen Keimen wie *E. coli* führt und somit ebenfalls das Risiko einer Bakteriurie erhöht (Hooton 1991). Kein Zusammenhang konnte bei der Benutzung einer Cervical-Kappe gefunden werden.

Anzahl Tage mit GV in den letzten 7 Tagen	Anzahl Tage mit Diaphragma + Spermizidbenutzung in den letzten 7 Tagen				
	0	1	2	3	4
	Relatives Risiko einer Harnwegsinfektion				
0	1,0	1,4			
1	1,4	1,9			
2	1,9	2,6	3,8		
3	2,6		5,1	7,3	
4	3,5				14,1
5	4,8				
6	6,6				
7	9,0				

Tab. 2.2: Korrelation zwischen Harnwegsinfektrisiko, Häufigkeit des Geschlechtsverkehrs und Antikonzeption (aus Hooton 1996).

Aktuelle Untersuchungsergebnisse einer Fall-kontrollierten Kohortenstudie weisen darüber hinaus auch einen Zusammenhang mit dem Gebrauch von spermizidbeschichteten Kondomen nach, wobei das Risiko bei Beschichtung mit Nonoxynol-9 am höchsten zu sein scheint (Handley 2002).

■ **Verzögerte postkoitale Miktion**

Das Miktionsverhalten nach dem Koitus galt ebenfalls lange als infektbeeinflussend. Verschiedene Arbeiten konnten einen Zusammenhang zwischen verspäteter Miktion und Auftreten eines Harnwegsinfektes nachweisen (Strom 1987, Foxman 1985, Foxman 1990, Adatto 1979). Die Multivarianzanalyse von Hooton (☞ oben) ergab allerdings keinen statistisch signifikanten Zusammenhang zwischen dem Zeitpunkt der Miktion nach Koitus und dem Auftreten einer Zystitis.

■ **Hygieneverhalten**

Einige Maßnahmen, welche die weibliche Genitalhygiene betreffen, werden als infektionsfördernd gewertet. Dabei wird postuliert, dass durch bestimmte Verhaltensweisen eine Veränderung der Vaginalflora resultiert oder ursächliche Erreger an den Ort des Geschehens gelangen. Entsprechende Hygieneempfehlungen sollen helfen, Infektion zu vermeiden (Händewaschen vor Toilettenbesuch, richtige Abwischtechnik nach dem Stuhlgang, Partnerhygiene, Miktion vor und nach GV, keine übertriebene Hygiene, die das natürliche saure Milieu der Scheide schädigen könnte). Obwohl diese Verhaltensweisen ohne Zweifel sinnvoll erscheinen, ist eine Korrelation mit einem erhöhtem Harnwegsinfektrisiko nicht sicher nachgewiesen.

2.4.2. Intrinsische Faktoren

■ **Harnröhrenlänge**

Dass die kurze Harnröhre der Frau die Keimaszension begünstigt ist hinlänglich bekannt und als intrinsischer Faktor zu betrachten. Stamm konnte nachweisen, dass auch der Abstand der Harnröhre zum Anus signifikant mit der Harnwegsinfektion korreliert (Stamm 1999).

■ **Genetische Faktoren, Blutgruppen-Phänotypen**

Untersuchungen aus den 80er Jahren (Kinane 1982, Sheinfeld 1989, Hooton 1994) weisen auf den Zusammenhang zwischen Prädisposition zum Auftreten von Harnwegsinfektionen und dem ABO-Blutgruppensystem hin. Bei jungen Frauen im "sexuell aktivem Alter" besteht nach neueren Untersuchungen keine Korrelation mit dem AB0-Blutgruppen-Antigen (Hooton 1996, Stamm 1999). Der AB0-non-secretor-Typ kann allerdings bei älteren Frauen, die vergleichsweise nicht mehr so intensiv sexuell aktiv sind, als intrinsischer Faktor eine Rolle spielen.

Eine weitere genetische Determination wird dem Lewis-Blutgruppensystem zugesprochen. Patientinnen, die das Lewis-Antigen nicht exprimieren ("Non-Sekretor") waren in der Patientengruppe mit rezidivierenden Infekten überrepräsentiert. Bei diesen Patientinnen waren Glykolipide nachweisbar, die *E. coli* binden (Sheinfeld 1989, Stapleton 1990).

■ **Hormonstatus**

Der Einfluss des Östrogendefizits auf die Entstehung von Harnwegsinfekten ist seit Anfang der 90er Jahre bekannt (Raz 1993). Dabei spielt insbesondere die lokale Situation im Bereich des vaginalen Introitus und der Harnröhrenmündung die entscheidende Rolle.

☞ hierzu auch unter Kap. 2.1. Standortflora und Kap. 9.3.2.5 Östrogensubstitution.

■ **Vorausgegangene Harnwegsinfektion und Antibiotikagabe**

Die positive Anamnese kann per se als Risikofaktor für erneute Harnwegsinfektionen gewertet werden (Fihn1985, Remis 1987, Strom 1987). Darüber hinaus konnte nachgewiesen werden, dass das Risiko einer Harnwegsinfektion 15-28 Tage nach vorausgegangener antibiotischen Therapie erhöht ist. Dieser Effekt war unabhängig davon nachweisbar, ob wegen einer Harnwegsinfektion oder einer anderer Erkrankung therapiert wurde (Smith 1997). Ursächlich scheint die Veränderung der Vaginalflora zu sein, wodurch eine Kolonisation durch uropathogene Keime erleichtert wird. Dies gilt in besonderem Maße für eine Therapie mit β-Laktamantibiotika, ist aber auch bei Cotrimoxazol (TMP/SMX) nachgewiesen.

In der ersten Woche nach der antibiotischen Therapie ist kein erhöhtes Risiko nachgewiesen, was auf den prophylaktischen Effekt einer niedrigen, nach Abschluss der Akuttherapie persistierenden Antibiotikakonzentration im Urin zurückgeführt wird, wie er auch bei der Rezidivprophylaxe (Anti-

2.4. Prädisponierende Faktoren

biotika in niedriger Dosierung [☞ Chemoprophylaxe]) genutzt wird.

■ Komplizierende Faktoren

Seit Jahrzehnten werden organische Veränderungen und Fehlbildungen im Zusammenhang mit rezidivierenden Harnwegsinfekten diskutiert. In den fünfziger Jahren war es die **Blasenauslassobstruktion**, in den sechziger Jahren der vesiko-ureterale **Reflux** und in den siebziger Jahren die **Urethrastenose** (Huland 1984). Sind solche oder andere Faktoren nachgewiesen, gilt der Harnwegsinfekt als kompliziert (☞ Klassifikation). Dementsprechend war die Erwartung berechtigt, bei kausaltherapeutischem Vorgehen eine hohe Heilungsrate zu erzielen. Tabelle 2.3 zeigt dies am Beispiel der Refluxoperation.

Autor/Jahr	Pat. Gesamt/ Männl.	Heilungsrate der HWI in %
Hutch 1968	140/41	69
Scott 1969	87/23	86
Williams 1965	276/108	86
Moormann 1970	156/51	90
Hendren 1971	409	73

Tab. 2.3: Heilungsrate rezidivierender Harnwegsinfekte nach erfolgreicher Antirefluxplastik (aus Huland 1984).

Mehrere Kritikpunkte lassen den Stellenwert dieser Ergebnisse jedoch in Frage stellen. Es handelt sich ausnahmslos um nicht kontrollierte, nicht randomisierte Beobachtungen, die somit keine Berücksichtigung des natürlichen Verlaufes erlauben. Der hohe Männeranteil von 30 % verfälscht das Bild in Hinblick auf die rezidivierende Zystitis der Frau. Darüber hinaus konnte bei rezidivierenden Infekten von Mädchen im Schulalter gezeigt werden, dass es unabhängig von dem Vorhandensein eines Refluxes nach einer antibiotischen Behandlung jeweils in 20 % zu keinem weiteren Infekt kam (Kunin 1970). Man kann heute davon ausgehen, dass der natürliche Krankheitsverlauf rezidivierender Harnwegsinfekte durch einen Reflux oder durch eine Beseitigung desselben nicht beeinflusst wird. Wichtig ist aber der Schutz der Nieren vor Parenchymnarben durch aszendierende Pyelonephritiden nach erfolgreicher Refluxoperation.

Ähnlich kontrovers wird die Situation bei der Meatus-/Urethrastenose beurteilt. Es wurde über Erfolgsraten von 61-90 % berichtet. Tauber (Tauber 1990) legte Spätergebnisse nach Meatotomie vor (n=116). Nach 5-8 Jahren waren 89 % infektfrei, 51 % beschwerdefrei und 33 % gaben eine Besserung der Beschwerden an. Prospektiv randomisierte, kontrollierte Studien fehlen aber auch hier, die Bedeutung hinsichtlich des natürlichen Krankheitsverlaufes bleibt somit umstritten. Dies darf aber nicht darüber hinweg täuschen, dass eine nachweisbare subvesikale Stenose mit Restharnbildung als komplizierender Faktor zu werten und bei diesen Patientinnen zu korrigieren ist. Wie so oft scheint die richtige Patientenauswahl für den Therapieerfolg einer operativen Maßnahme entscheidend zu sein und diese darf sich nicht allein an dem Ergebnis der Harnröhrenkalibrierung orientieren.

Des weiteren kommen als "organische Ursachen" auch funktionelle Störungen in Betracht. So kann durch einen erhöhten Muskeltonus des Beckenbodens eine **funktionelle Obstruktion** resultieren. Auch das unbewusste Einhalten mit seltener Miktion ist als Risikofaktor zu werten. So ergab eine Analyse aus den 70er Jahren als Ursache von rezidivierenden Harnwegsinfekten in 60 % eine zu seltene Miktion, in 17 % funktionelle Blasenentleerungsstörungen und in weiteren 17 % Fehlbildungen im Harntrakt (Lapides 1968, Lapides 1969).

Der Zusammenhang zwischen **Diabetes mellitus** und erhöhter Infektneigung ist hinreichend bekannt. Als Ursache wird eine herabgesetzte zelluläre Immunkompetenz angesehen. Besondere Bedeutung kommt der asymptomatischen Bakteriurie - insbesondere bei älteren Diabetikerinnen - zu (☞ Kap. 16. und 19.). Bezüglich des Risikos, eine symptomatische Harnwegsinfektion zu entwickeln, muss zwischen Typ 1- und Typ 2-Diabetes unterschieden werden. Während bei juvenilen Diabetikerinnen (Typ 1) kein erhöhtes Risiko nachweisbar ist, muss bei Vorliegen eines Altersdiabetes (Typ 2) mit einem auf 29 % erhöhten Infektrisiko gerechnet werden. Darüber hinaus korreliert das Risiko bei Diabetikern auch mit dem Lebensalter (Geerlings 2000).

> Bei rezidivierenden Infekten wird daher eine erweiterte Diagnostik empfohlen, um prädisponierende Faktoren aufzudecken.

Fowler (1981) konnte zeigen, dass sich durch die Stufendiagnostik bei jüngeren Frauen nur sehr selten anatomische oder funktionelle Veränderungen nachweisen ließen. Raz (Raz 2001) konnte in einer aktuellen Studie bei postmenopausalen Frauen nachweisen, dass die drei Faktoren

- **Inkontinenz** ($p<0,001$)
- **Zystozele** ($p<0,001$) und
- **Restharn** ($p=0,00008$)

im Vergleich mit einer Kontrollgruppe hoch signifikant mit der rezidivierenden Zystitis korrelieren. In dem Patientenkollektiv mit rezidivierender Zystitis postmenopausaler Frauen fanden sich diese Faktoren in 88 % (41 % Inkontinenz, 19 % Zystozele, 28 % Restharn), in der Kontrollgruppe lediglich in 11 %.

2.4.3. Zusammenfassung

> Unzweifelhaft gilt bei Frauen im gebährfähigen Alter (syn.: "geschlechtsaktiv") der Zusammenhang von Harnwegsinfektionen mit der sexuellen Aktivität als gesichert.

In Multivarianz-Analysen konnten Hooton (1996) und Stamm (1999) nachweisen, dass prämenopausal die Häufigkeit des Geschlechtsverkehrs (> 4/Monat), die Anwendung von Spermiziden und Portiokappen (Diaphragma) und ein neuer Sexualpartner (innerhalb eines Jahres) zu den prädisponierenden extrinsischen Faktoren zählen. Eine frühere Harnwegsinfektion konnte durch andere Untersuchungen ebenso als Risikofaktor identifiziert werden, wie eine vorausgegangene Antibiotikaeinnahme, denn 2-4 Wochen nach Beendigung einer antibiotischen Behandlung ist das Risiko einer Harnwegsinfektion nachweislich erhöht.

> Darüber hinaus werden zahlreiche weitere Faktoren diskutiert, die vor allem das Hygieneverhalten betreffen. Der Stellenwert einiger Hygienemaßnahmen, wie beispielsweise die empfohlene Miktion vor und nach GV, ist klinisch nicht eindeutig gesichert.
> Eine "intakte" Vaginalflora gilt als Schutzmechanismus vor einer Keimaszension und sollte durch übertriebene Hygiene oder andere Einflüsse nicht gestört werden.
> Postmenopausal spielen der lokale Östrogenmangel und die daraus resultierende veränderte Vaginalflora die wichtigste Rolle.

Allerdings ist der Einfluss der sexuellen Aktivität in dieser Altersgruppe auch nicht ausreichend untersucht (Nicolle 2002). Hinzu kommt die allgemeine und lokale Komorbidität.

Die klinische Bedeutung von "organischen Ursachen", deren Erkennung bzw. Ausschluss insbesondere bei rezidivierenden Zystitiden anzustreben ist, bleibt zumindest bei der Zystitis der Frau in kontroverser Diskussion.

> Organische Ursachen scheinen aber vor allem bei älteren Patientinnen eine Rolle zu spielen.

Bei der Harnwegsinfektion des Mannes finden sich nahezu immer organische Ursachen, bei Harnwegsinfektionen von Kindern ebenso in einem hohem Anteil.

3. Diagnostik von Harnwegsinfektionen

Neben der allgemeinen und gezielten Anamnese (☞ Tab. 3.1) sowie der körperlichen Untersuchung steht die Urinuntersuchung im Zentrum der Diagnostik von Harnwegsinfektionen. Diese beginnt mit der Uringewinnung, anschließend stehen verschiedene diagnostische Verfahren zur Verfügung.

Anamnese
• frühere Infektionen
• urologische und gynäkologische Operationen
• Katheterisierungen, Endoskopien
• Harnabflussbehinderungen (Tumore, Anomalien, Strikturen, Fremdkörper, Verletzungen)
• Harnsteinleiden
• Schwangerschaften, gynäkologische Operationen
• Stoffwechselerkrankungen (z.B. Diabetes mellitus)
• immunsuppressive Therapie
• kindliche Entwicklungsstörungen
• Darmerkrankungen
• Sexualpraktiken
• Medikamente
• psychische Belastungen

Tab. 3.1: Gezielte Anamnese bei Verdacht auf Harnwegsinfektion (Leitlinie "Diagnostik der Infektionen des Urogenitaltraktes" 1997).

3.1. Uringewinnung

Das Ergebnis einer Urinuntersuchung ist nur so gut wie die Qualität der Probengewinnung selbst. Der ideale Zeitpunkt der Uringewinnung ist am Morgen, denn der erste oder auch zweite Morgenurin ist konzentriert und bei der Frage nach einer Harnwegsinfektion am aussagekräftigsten. Dies lässt sich aber aus praktisch-organisatorischen Gründen nicht stringent realisieren, da die Urinuntersuchung unmittelbar nach der Gewinnung erfolgen sollte und ein Mitbringen von zuhause ("Marmeladenglas") nicht zu empfehlen ist. Des weiteren setzt die Symptomatik einer Harnwegsinfektion oft so akut ein, dass ein starres Zeitmuster schon aus diesem Grund nicht sinnvoll ist.

Das Ziel ist eine Uringewinnung ohne Kontamination. Immer wieder wird darüber diskutiert, welches die geeignetste Methode zur Uringewinnung ist. Die Leitlinien der Deutschen Gesellschaft für Hygiene und Mikrobiologie (Naber 1999) geben hierzu folgende Empfehlung:

> Methode der Wahl bei Frau und Mann ist der **einwandfrei gewonnene Mittelstrahlurin**. Nur, wenn die einwandfreie Gewinnung eines Mittelstrahlurines nicht gewährleistet ist, sollte der Urin über den sterilen Einmalkatheterismus oder durch eine Blasenpunktion gewonnen werden.

In der täglichen Praxis muss aber gerade die Einwandfreiheit der Mittelstrahlprobe häufig in Frage gestellt werden. Die mögliche Fehlerkaskade beginnt bei der Aufklärung der Patienten über die Anforderungen bei der Uringewinnung. Beim Mann lassen sich die Anforderungen (Vorhaut zurückziehen) zwar theoretisch gut umsetzen, bei Frauen bleibt die sachgerechte Gewinnung (Spreizung der Labien, kontaktfreier Fluss der mittleren Urinportion in den Behälter) aber weiterhin zweifelhaft. Wenn junge Studentinnen der Forderung nach einer Spreizung der Labien zur sachgerechten Gewinnung nachweislich nachkommen können (Baerheim 1992), so kann dies nicht zwangsläufig auf das Patientenklientel einer Praxis übertragen werden. Im Gegensatz zu früheren Empfehlungen scheint aber eine Desinfektion der Glans/Vulva nicht erforderlich zu sein (Baerheim 1990, Immergut 1981, Lipsky 1984). Eine Reinigung von Perineum, Vulva bzw. Glans mit Wasser-getränkten Tupfern ist weiterhin zu empfehlen. Bei Beachtung oben genannter Regeln sind richtig positive Ergebnisse in ca. 80 % zu erwarten.

Der **Einmalkatheterismus** unter sterilen Bedingungen sollte bei der Frau nicht als Standardverfahren dienen, kommt aber dann zum Einsatz, wenn ein einwandfreier Mittelstrahlurin nicht zu gewinnen ist bzw. das Ergebnis der Mittelstrahlprobe eine eindeutige Interpretation nicht zulässt. Dies ist beispielsweise bei Nachweis von Bakterien im Sediment ohne weitere Entzündungszeichen (Leukozyten und/ oder Erythrozyten) der Fall. Wird ausschließlich ein Teststreifenverfahren durchgeführt, lässt sich die Kontamination erst durch den Befund einer kulturellen Mischflora nachweisen. Zu diesem Zeitpunkt ist die Therapie aber u.U. schon seit 2-3 Tagen eingeleitet. Letztlich kann die Einwandfreiheit der Uringewinnung nur im Einzelfall beurteilt werden. Beim Mann und bei Kindern sollte der Katheterurin durch Harnblasenpunktionsurin ersetzt werden.

Die Untersuchung eines **Blasenpunktionsurin** kann bei speziellen Fragestellungen (Harnwegsinfektionen bei Kindern, schwer anzüchtbare Keime wie Tuberkelbakterien, Chlamydien, Mykoplasmen) erforderlich werden. Weiterhin ist eine Blasenpunktion indiziert, wenn mit den anderen Methoden eine definitive Differenzierung zwischen Kontamination und Harnwegsinfekt nicht möglich ist.

Bei Verdacht auf eine STD, Urethritis oder Prostatitis ist die Gewinnung weiteren Untersuchungsmaterials erforderlich. Ein **Urethralabstrich** sollte vor der Mittelstrahlprobe entnommen werden. Die Prostatitisdiagnostik wird nach der Mittelstrahlprobe durch **Prostataexprimat** und Exprimaturin vervollständigt. Der **Exprimaturin** ist Bestandteil der Drei-Gläserprobe und obligat in der Diagnostik der Prostatitis.

Das **Auffanggefäß** für die Urinprobe sollte steril sein. Nach eigener Erfahrung ist bei sofortiger Weiterverarbeitung die Reinheit von handelsüblichen Plastikbechern (z.B. "Colabecher") ausreichend. Nur bei Zwischenlagerung und späterer Verarbeitung müssen höchste hygienische Anforderungen an das Auffanggefäß gestellt werden. Bei Kindern kann der Urin über Klebebeutel (z.B. Babyurin Collectors, Fa. Coloplast, Art.-Nr. 0601) aufgefangen werden.

Die Urinprobe muss nach der Gewinnung zur **sofortigen Weiterverarbeitung** (innerhalb einer Stunde) gelangen. Bleibt der Urin bei Raumtemperatur stehen, kommt es zur artifiziellen Keimvermehrung (die Reduplikationszeit der Bakterien beträgt bei Raumtemperatur ca. 20-30 Minuten!). Die damit verbundene Alkalisierung des Urins führt darüber hinaus zur Zelllyse, wodurch der Leukozytennachweis beeinträchtigt wird. Ist die sofortige Weiterverarbeitung nicht möglich, so kann alternativ eine Aufbewahrung im Kühlschrank für wenige Stunden erfolgen, vor der Analyse ist die Probe dann wieder auf Raumtempera-

tur zu erwärmen (Kouri 1994). Eine Alternative stellt die Verwendung von Konservierungsmitteln (Borsäureröhrchen) dar.

3.2. Schnelluntersuchungsverfahren

Die Diagnose einer Harnwegsinfektion sollte aufgrund der meist akuten Symptomatik schnell erfolgen, d.h. idealerweise noch, während der Patient in der Praxis/Ambulanz verweilt. Das Ziel der Schnelluntersuchungsverfahren ist es, die klinische Verdachtsdiagnose so weit zu erhärten, dass eine Therapieentscheidung gefällt werden kann.

Die **Urinbeschau**, seit der Antike beschrieben, kann auch heute noch einen orientierenden Eindruck ergeben (☞ Abb. 3.1). Trübung, Verfärbung (Hämaturie) und Geruch können einen Hinweis für eine vorliegende Harnwegsinfektion liefern.

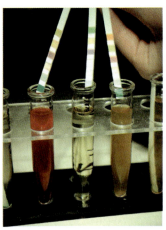

Abb. 3.1: Makroskopische Beurteilung des Urins ("Urinbeschau") und Streifentestverfahren zur Schnellorientierung.

Des weiteren stehen Teststreifenverfahren, Mikroskopie und Färbemethoden zur Verfügung. Die Testmethoden lassen sich in semiquantitative (Teststreifen, Sediment) und quantitative Verfahren (Mikroskopie in der Zählkammer mit/ohne Zellanreicherung) unterteilen. Die **Leitlinien** der Deutschen Gesellschaft für Hygiene und Mikrobiologie (Naber 1999) empfehlen als diagnostische Verfahren ausschließlich mikroskopische Verfahren wie die quantitative Leukozytenbestimmung (Zählkammermethode) sowie eine Gramfärbung des unzentrifugierten Materials. Die Leitlinie der DEGAM (Leitlinie "Brennen beim Wasserlassen",

1999) stützt die Labordiagnostik der Harnwegsinfektion ausschließlich auf das semiquantitative Teststreifenverfahren. Im Folgenden sollen die in der Praxis einsetzbaren Verfahren kurz beschrieben werden.

3.2.1. Teststreifen

Über Teststreifen ("Stix") ist ein Nachweis infektionstypischer Reaktionen (Nachweis von Leukozyten, Blut, Eiweiß, Nitrit) grundsätzlich möglich. Im Handel befinden sich unterschiedliche Mehrfach-Teststreifen (z.B. Multistix®), bei denen nicht nur die unten genannten infektrelevanten Reaktionen überprüft, sondern weitere Informationen gewonnen werden können. Der Farbumschlag der auf den Streifen aufgebrachten Testsubstanzen kann semiquantitativ entweder visuell oder auch automatisiert ausgewertet werden. Infekt-relevante Reaktionen sind:

- Nitritreaktion
- Leukozytennachweis
- Blutnachweis
- Eiweißnachweis
- Spezifisches Gewicht
- pH-Wert

Die fachurologischen Leitlinien empfehlen darüber hinaus Teststreifenreaktionen auf Glukose, Gallenfarbstoff und antibakterielle Substanzen (Leitlinie "Diagnostik der Infektionen des Urogenitaltraktes", 1997). Die Auswertung erfolgt entweder durch Farbvergleich mit der mitgelieferten Farbskala oder maschinell (reflektometrisch).

■ **Nitritreaktion**

Der Nitritnachweis beruht auf der nitratreduzierenden Wirkung vieler uropathogener Bakterien. Die Nachweisgrenze liegt bei 10^5 Keime/ml. Falsch negative Ergebnisse sind aus eigener Erfahrung relativ häufig (insbesondere *Pseudomonas*, Streptokokken, *Proteus* [10 %] und *Enterobacter* [15 %]) (Blenk 1997). Als Ursache kommen in Frage: kurze Verweildauer des Urins in der Blase, fehlende Nitrataufnahme in der Nahrung, fehlende Nitratreduktion des ursächlichen Keims, ein Harn-pH unter 6, hoher Urobilinogen- oder Ascorbinsäuregehalt des Urins. Falsch positive Reaktionen können durch Medikamente hervorgerufen werden, welche den Harn rot verfärben.

■ **Leukozytennachweis**

Leukozyten werden mittels der intrazellulären Esteraseaktivität von Granulozyten nachgewiesen (Scheer 1987). Dabei werden auch lysierte Leukozyten erfasst, die der Mikroskopie entgehen würden. Die praktische Empfindlichkeit liegt bei einer Rate von 5-15 Zellen/µl, eine pathologische Leukozyturie liegt ab 12 Zellen/µl vor. Esterasen aus Lymphozyten, Bakterien, Spermatozoen und Epithelzellen sind dabei nicht störend (Mikulcik 1997). Falsch negative Ergebnisse können auftreten durch: hohes spezifisches Gewicht (> 1.025), Glukosurie (> 500 mg/dl), Proteinkonzentrationen > 3 g/l, Nachweis von Urobilinogen oder hohe Ascorbinsäurekonzentrationen. Falsch positive Ergebnisse können bei Kontamination mit Leukozyten aus dem Genitalbereich und bei Anwesenheit von Oxydantien resultieren. Des weiteren ist eine Reaktionszeit des Farbumschlags bei Raumtemperatur von mindestens einer Minute zu berücksichtigen, die Ablesung sollte frühestens nach 2 Minuten erfolgen. Die Interpretation eines diskreten Farbumschlages ist schwer, die vorliegende Datenlage spricht dafür, einen solchen Befund als negative Reaktion zu werten.

■ **Erythrozyten/Hämoglobin**

Der Nachweis beruht auf einer Peroxidase-ähnlichen Wirkung von Hämoglobin und Myoglobin. Es lassen sich intakte wie auch lysierte Erythrozyten mit einer praktischen Empfindlichkeit von 5-20 Zellen/µl nachweisen. Hohe Ascorbinsäurekonzentrationen im Urin können das Ergebnis falsch negativ beeinflussen. Die Differentialdiagnose zwischen Erythrozyturie und Myoglobinurie lässt sich mikroskopisch stellen.

■ **Proteine**

Der Proteinnachweis spielt bei der Frage eines Harnwegsinfektes eine untergeordnete Rolle. Auf Mehrfachteststreifen ist die Proteinreaktion aber häufig vorhanden und wird somit mitgetestet. Dabei fallen dann neben den o.g. positiven Reaktionen, die auf einen Harnwegsinfekt hinweisen, auch Proteinreaktionen auf. Diese können aber durch den Infekt falsch positiv ausfallen, da ein alkalischer Urin, Hämaturie und Pyurie das Ergebnis beeinflussen. Darüber hinaus können auch hohe Antibiotikakonzentrationen und Röntgenkontrastmittel zu einer falsch positiven Reaktion führen.

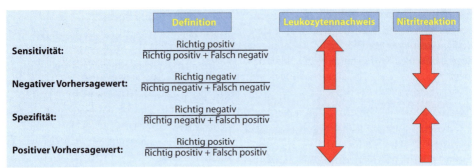

Abb. 3.2: Zuverlässigkeit der Testreifenverfahren "Leukozytennachweis" und "Nitritreaktion".
↑ = hoch, ↓ = niedrig

Zuverlässigkeit des Testreifenverfahren

Die Zuverlässigkeit des Testreifenverfahren wird immer wieder diskutiert. Diese lässt sich an statistischen Parametern, wie Sensitivität, Spezifität und Vorhersagewerten messen (☞ Abb. 3.2). Erstrangiges Ziel der Untersuchung ist es, einen Infekt nachzuweisen. Es wird ein Testsystem benötigt, das eine hohe Spezifität (wenig falsch positive Ergebnisse) und damit einen hohen positiven Vorhersagewert besitzt. Ob ein negatives Ergebnis den Harnwegsinfekt mit ausreichender Sicherheit ausschließt, ist an zweiter Stelle zu beantworten.

Über die diagnostische Sicherheit der Teststreifenmethoden existieren zahlreiche Studien mit sehr unterschiedlichen Ergebnissen. Diese scheinen abhängig zu sein von Patientenkollektiven, Symptomatik, Laboratorien, Untersuchungsfrequenz und davon, ob eine ambulante oder stationäre Diagnostik erfolgte. Eine globale Bewertung zeigt, dass das Teststreifenverfahren an sich akzeptabel ist (Gerken 1990). Die Zuverlässigkeit ist, wie auch beim Urinsediment, um so größer, je höher die Untersuchungsfrequenz ist. Die Ergebnisse aus einem Großlabor sind valider, als wenn sie unter Praxisbedingungen erbracht werden (Winkens 1995, Christiaens 1998).

Die Spezifität der **Nitritreaktion** reicht von 75 % bei Durchführung in hausärztlichen Praxen (Winkens 1995) bis zu 99 % in Laboratorien (Goldsmith 1990). Damit besteht eine ausreichend guter positiver Vorhersagewert, d.h. es gibt wenig falsch positive Reaktionen. Die Sensitivität ist sowohl im Fachlabor mit 21/29 % (bezogen auf positive Urinkultur mit $10^4/10^5$ cfu/ml bei Urinproben von 1.010 symptomatischen Kindern; Goldsmith 1990), als auch in der hausärztlichen Praxis mit 39,5 % (bezogen auf positive Urinkultur mit 50.000 cfu/ml bei symptomatischen Patienten, 82 % Frauen mit Durchschnittsalter 49,3 Jahre; Bailey 1995) oder 66 % (Winkens 1995) eher gering. Wenn 60 % der Reaktionen falsch negativ ausfallen, ist dies gleichbedeutend mit einem niedrigen negativen Vorhersagewert.

Beim **Leukozytennachweis** reicht die Spezifität von 81/82 % in Laboratorien (bezogen auf positive Urinkultur mit $10^4/10^5$ cfu/ml bei Urinproben von 1010 symptomatischen Kindern; Goldsmith 1990) bis herab auf nur 15,5 % oder 29 % in Hausarztpraxen (Christiaens 1998, Winkens 1995). Die Sensitivität reicht von 64/76 % (Goldsmith 1990) bis 96 % auch in Hausarztpraxen (Christiaens 1998). Neueste Daten (Kahlmeter 2000) bestätigen bei Patientinnen mit akuter unkomplizierter Zystits eine hohe Korrelation zwischen positiver Kultur und Nachweis der Leukozyten-Esterase über Teststreifen (p<0,001, Multistix2®/ Bayer). Der Teststreifen war in 94 % richtig positiv, entsprechend einer hohen Sensitivität.

Urinkultur	Teststreifenergebnis Leukozyten		
Erregernachweis	n	Positive Reaktion	
		n	%
Alle Pathogene	1.463	1.375	94,0
E. coli	1.163	1.101	94,7
Andere Enterobakterien	186	174	93,5
Staph. saprophyticus	53	52	98,1
Andere	61	48	78,7
Negative Kultur	102	79	77,5

Tab. 3.2: Korrelation zwischen Leukozytennachweis im Testreifen und positiver Urinkultur, nach Kahlmeter 2000.

Die Daten ergaben aber auch, obwohl im Routinelabor durchgeführt, eine auffallend niedrige Spezifität des Leukozytenteststreifen von 22 %, denn bei 102 negativen Kulturen reagierte in 79 Fällen die Leukozytenesterase falsch positiv, entsprechend eines geringen positiven Vorhersagewertes.

Der Nachweis von Blut ist nicht infektionsspezifisch, wird aber ebenso empfohlen. Die Zuverlässigkeit des Teststreifens ergibt bei Durchführung in einer Facharztpraxis eine Spezifität von 85 % und eine Sensitivität von 86,1 %, d.h. falsch positive und falsch negative Befunde kommen vor (Gleeson 1993).

> Während die positive Leukozytenreaktion eine Harnwegsinfektion somit nicht sicher nachweist, ist eine negative Nitritreaktion kein sicheres Ausschlusskriterium. Um die Nachteile der Verfahren zu minimieren/kompensieren, sollten diese Teststreifenreaktionen nur in der Kombination durchgeführt werden. Hierdurch lässt sich entsprechend der Intention eines Infektnachweises ein ausreichend hoher positiver Vorhersagewert von über 90 % erreichen (Flanagan 1989, Bailey 1995, Jellheden 1996, Hiraoka 1994).

Das diagnostische System über Teststreifenverfahren bleibt störanfällig. Beispielsweise genügt es bereits, die Teststreifen längere Zeit Licht und Luft auszusetzen (über den Tag geöffnete Dose!), um falsche Ergebnisse zu bekommen. Weitere Fehlerquellen, wie die Abhängigkeit vom spezifischen Gewicht, wurden bei den einzelnen Reaktionen weiter oben dargelegt.

3.2.2. Mikroskopische Verfahren: Urinsediment, Zählkammer, Färbemethoden

■ **Urinsediment (Objektträgermethode)**

Die semiquantitative Sedimentgesichtsfeldmethode wird auch heute noch vielfach eingesetzt. Vorteil der Methode ist, dass korpuskuläre Bestandteile im Urin wie Leukozyten, Erythrozyten, Bakterien, Protozoen, Hefen, Epithelien, Zylinder und Kristalle bei sofortiger Weiterverarbeitung sicher visualisiert werden können. Der Urin (10 ml) wird bei 4.000 U/min für 4 Minuten zentrifugiert, der Überstand komplett dekantiert, das Sediment kurz aufgeschüttelt, auf einen Objektträger gegeben und mit einem Deckgläschen abgedeckt. Die sofortige Mikroskopie erfolgt bei 400-facher Vergrößerung, wobei mindestens 5 Gesichtsfelder ausgezählt werden und ein Mittelwert gebildet wird. Der Nachweis von mehr als 5 Leukozyten/Gesichtsfeld gilt nach Leitlinie "Diagnostik der Infektionen des Urogenitaltraktes" als infektverdächtig. Andere Autoren sehen den Grenzwert erst bei 12-15 Leukozyten pro Gesichtsfeld (Bailey 1995). Finden sich keine Leukozyten, sinkt die Wahrscheinlichkeit einer Harnwegsinfektion unter 5 %. Angaben wie "vereinzelt, vermehrt, zahlreich, massenhaft" sind rein subjektiv, dem Gutdünken des Untersuchers überlassen und tragen nicht zur Zuverlässigkeit des Verfahrens bei. Leukozytenzylinder weisen auf eine Pyelonephritis hin.

	Leukozyten	Erythrozyten	Bakterien
Urinsediment	bis 5/ Gesichtsfeld	bis 3/ Gesichtsfeld	0/ Gesichtsfeld

Tab. 3.3: Normalwerte im Urinsediment (400x Vergrößerung), nach Leitlinien der DGU (Leitlinie "Diagnostik der Infektionen des Urogenitaltraktes", 1997).

Die Methode ist unter Praxisbedingungen aber relativ aufwendig und in der Qualität abhängig von der technischen Ausführung (Goldsmith 1990, Winkens 1995), insbesondere dann, wenn nur wenige Proben am Tag verarbeitet werden. Die Zuverlässigkeit wird wegen fehlender Standardisierung der Arbeitsschritte, beginnend mit uneinheitlichen Empfehlungen zu Ausgangsvolumen, Dauer und Stärke der Zentrifugation, immer wieder in Frage gestellt. Multicenterstudien ergaben erhebliche Schwankungen innerhalb und zwischen verschiedenen Instituten (Kutter 1982). Manche Autoren raten daher von dieser Form der Sedimentuntersuchung ab (Brühl 1979). Angaben zur Zuverlässigkeit des Verfahrens schwanken und hängen von der eingesetzten Vergleichsmethode (Zellkammer oder Urinkultur) und vor allem vom Labor (Hausarztpraxis oder Großlabor) ab. Bei Durchführung in der Hausarztpraxis ist die Sensitivität für den Leukozytennachweis (> 5/Gesichtsfeld) mit 91 % hoch, die Spezifität mit 27 % gering. Für den Bakteriennachweis gilt eine Spezifität von 81 % und eine Sensitivität von 47 % (Winkens, 1995). Bei häufiger Anwendung kann bei der Leukozytenbestimmung mit einer Spezifität von 81-

92 %, einer Sensitivität von 64/82 %-77 % (bezogen auf positive Urinkulturen $10^4/10^5$ cfu/ml, Grenzwert 5 Leukozyten pro Gesichtsfeld) und einem negativen Vorhersagewert von 95/98 % gerechnet werden. Bezüglich Bakteriennachweis liegt die Spezifität bei 83-99 %, die Sensitivität bei 59/80-85 % und der negative Vorhersagewert bei 95/98 % (Goldsmith, 1990; Winkens, 1995). Die positiven Vorhersagewerte liegen für beide Parameter mit 28/23 % ähnlich niedrig wie das Teststreifenverfahren mit Leukozytennachweis (Goldsmith, 1990). Dennoch hat das Urinsediment in einer urologischen Praxis weiterhin einen Stellenwert, zumal nicht nur infektrelevante Informationen gewonnen werden können.

■ Nativuntersuchung des Urins, des Prostatasekretes (-exprimates) und von Abstrichen

Die quantitative Untersuchung des unzentrifugierten Urins auf Bakterien, Erythrozyten und Leukozyten ist unter Laborbedingungen zuverlässig (Hiraoka 1995, Vickers 1991). Sie geht auf das vorletzte Jahrhundert zurück (Posner, 1893) und erfuhr in der Technik nach Addis (1925) eine zusätzliche Dimension der Zeit (Zellausscheidung/Zeit), die Methode erwies sich aber aus verschiedenen Gründen als nicht praktikabel. Die klassische quantitative Nativharnuntersuchung zur Bestimmung von Erythrozyten und Leukozyten erfolgt in geeichten Zählkammern aus Glas (z.B. Fuchs-Rosenthal-, Neubauer-Kammer), ist überaus zeitaufwendig (Vor- und Nachbereitung der Zählkammern!) und daher für die Routine in der Praxis wenig geeignet. Neben dem Urin kommt für die Nativuntersuchung vor allem Prostatasekret (-exprimat) als Untersuchungsmaterial in Frage.

	Leukozyten	Erythrozyten	Bakterien
Nativurin	<5/mm^3	<5/mm^3	<10/ml
Prostatasekret (-exprimat)	Bis 20/Gesichtsfeld	Bis 5/Gesichtsfeld	0-3/Gesichtsfeld

Tab. 3.4: Normalwerte für Nativurin und Prostataexprimat (400x Vergrößerung) nach Leitlinien der DGU (Leitlinie "Diagnostik der Infektionen des Urogenitaltraktes" 1997).

Einen praktisch klinischen Stellenwert hat die Nativuntersuchung auch bei der STD-Diagnostik, hier werden bevorzugt Abstrichpräparate bei der Suche nach Hefen und Trichomonaden untersucht.

■ Zählkammermethoden

Die klassischen Zählkammermethoden gelten als Goldstandard der Diagnostik. Sie zeichnen sich durch eine hohe Sensitivität/Spezifität etc. aus, sind jedoch sehr zeitaufwendig und daher wenig praktikabel (☞ oben).

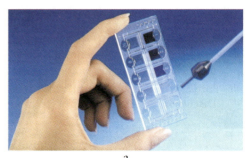

a

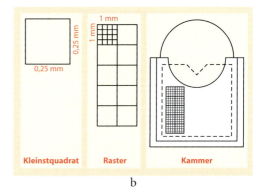

b

Abb. 3.3a+b: a: Zählkammer FastRead 102®. **b:** schematische Darstellung der Zählkammermethode (Beispiel MD-Fast-Read 102®). Ein Kleinstquadrat hat hier eine Kantenlänge von 0,25x0,25 mm, eine Höhe von 0,1 mm und ein Volumen von 1/160 µl.

Durch Entwicklung von Einwegzählkammern aus Kunststoff in Kombination mit standardisierten Anreicherungsverfahren (Pipette, Filtration) bietet sich heute eine sinnvolle Alternative (z.B. MD-Fast-Read 102®, Sedistar®; ☞ Abb. 3.3). Durch die standardisierte Anreicherung lässt sich eine vergleichbar hohe Zuverlässigkeit wie bei der Nativurinuntersuchung in der Zählkammer erzielen (Bauer 1981, Hesse 1994, Garnjost 1994). Die Methode bietet dabei den Vorteil der Zeitersparnis, da weniger Felder ausgezählt werden müssen (Normalwerte: 0-4 Leuko/µl, 0-2 Ery/µl; Beyaert 1999).

Dementsprechend gilt sie nach Leitlinienempfehlung als Methode der Wahl (Naber 1999). Allerdings sind die Systeme vor dem Hintergrund einer vertragsärztlichen Versorgung als material- und kostenintensiv zu bezeichnen.

■ Färbemethoden

Durch die Färbemethoden lassen sich u.a. Bakterien sicher nachweisen. Da insbesondere die Gramfärbung als Schnelluntersuchungsverfahren in den Leitlinien der Deutschen Gesellschaft für Hygiene und Mikrobiologie empfohlen wird (Naber 1999), soll hier kurz auf die zugrunde liegende Technik eingegangen werden (☞ Tab. 3.5). Darüber hinaus ist auch die Methylenfärbung, die sehr einfach in jeder Praxis durchführbar ist, in manchen Fällen (STD-Diagnostik, Verdacht auf Gonorrhoe, ☞ Kap. 14.2.) hilfreich.

Gramfärbung	Methylenfärbung
• Hitzefixation	• Hitzefixation
• Gentianaviolett 2 min	• Methylenblau 1-2 min
• Abgießen, nicht spülen	• Abspülen
• Lugolsche Lösung 1 min	• Trocknen
• Abgießen, nicht spülen	
• Aceton-Alkohol 30 Sek.	
• Mit Wasser abspülen	
• Fuchsinlösung 1 min	
• Mit Wasser abspülen	
• Trocknen	

Tab. 3.5: Färbemethoden.

Gramfärbungen sind verhältnismäßig zeitaufwendig, können aber z.B. bei einer Urosepsis die Auswahl der empirischen Antibiotikatherapie durch die Differenzierung in grampositive und gramnegative Bakterien erleichtern. Finden sich beispielsweise bei einer Urosepsis in der Gramfärbung des Urins Kettenkokken, so sind Cephalosporine wegen der Enterokokkenlücke nicht als Mittel der ersten Wahl zu empfehlen.

3.2.3. Zusammenfassung Schnellverfahren

Ein ideales Schnelluntersuchungsverfahren ist bis dato nicht existent. Teststreifen erfreuen sich hoher Beliebtheit und kommen in nahezu allen Praxen/Ambulanzen zum Einsatz. Die Leitlinien "Brennen beim Wasserlassen" empfehlen als Schnelluntersuchungsverfahren bei Verdacht auf unkomplizierte Harnwegsinfektion einzig den Teststreifen mit Nachweis von Leukozyten (wechselnde, teils niedrige Spezifität) und Nitrit (sehr niedrige Sensitivität). Bei Anwendung des Systems müssen die Grenzen und Fehlermöglichkeiten bekannt sein. Sinnvoll ist der Einsatz von Mehrfachteststreifen (Leukozyten + Nitrit + pH + spez. Gewicht + Ery), um die Schwächen einzelner Reaktionen auszugleichen und mögliche Fehlerquellen zu reflektieren. Sind die Befunde des Teststreifens mit Nachweis von Leukozyten und Nitrit eindeutig und mit der klinischen Symptomatik einer unkomplizierten Zystitis im Einklang, so kann auf eine weitergehende Urindiagnostik verzichtet werden.

> Bei Verdacht auf eine andere Infektion als eine unkomplizierte Zystitis oder wenn die klinische Symptomatik nicht mit dem Teststreifenergebnis korreliert, ist das Teststreifenverfahren allein nicht ausreichend.

Es bleibt dann zu entscheiden, ein weiteres Schnellverfahren anzuschließen und/oder eine mikrobiologische Diagnostik einzuleiten. Unter den mikroskopischen Verfahren sind in erster Linie quantitative Methoden (Zählkammer) zu empfehlen. Das Urinsediment (Gesichtsfeldmethode) bringt bei der ausschließlichen Frage nach einer Harnwegsinfektion keine Mehrinformation.

In der täglichen Praxis muss ein Kompromiss im Spannungsfeld von Qualität, Zeitaufwand und Kosten gefunden werden. In der Facharztpraxis ist der kombinierte Einsatz von Verfahren sinnvoll, in der eigenen fachurologischen Praxis wird eine Kombination aus Testreifenverfahren und mikroskopischen Verfahren (einschließlich Färbung) eingesetzt.

3.3. Bakteriologische Untersuchungen

Ziele einer mikrobiologischen Untersuchung sind Keimzahlbestimmung (Bestätigung der Verdachtsdiagnose), Erregeridentifizierung und Resistenzprüfung.

3.3.1. Indikation

Die Indikation zur mikrobiologischen Untersuchung besteht **bei symptomatischen Patienten** bei:

- unklarer Diagnose, d.h. klinischem Verdacht und unauffälligen "Schnelluntersuchungsverfahren" (z.B. Streifentest)
- Verdacht auf komplizierte Harnwegsinfektion und/oder prädisponierenden Faktoren, Schwangerschaft
- Verdacht auf unkomplizierte Pyelonephritis
- Harnwegsinfektion des Kindes
- Harnwegsinfektion des Mannes
- nach stationärem Aufenthalt
- Fortbestehen der Symptome unter/nach antibiotischer Behandlung ("Therapieversager")
- Fieber oder Sepsis unklarer Genese
- geriatrischen Patienten in Pflegeeinrichtungen

Auch **bei asymptomatischen Patienten** kann eine mikrobiologische Diagnostik indiziert sein:

- vorausgegangene Bakteriurie in der Schwangerschaft
- nach Beendigung der antibiotischen Behandlung eines komplizierten Harnwegsinfektes ("Kontrolle")
- vor operativen/instrumentellen Eingriffen an den Harnwegen

Bei unkomplizierten ambulanten Harnwegsinfekten der unteren Harnwege ist der Verzicht auf die mikrobiologische Untersuchung (Bailey 1995, Hooton 1997, Johnson 1996) oder eine orientierende Differenzierung vertretbar. Dies bedeutet, dass bei klarer und eindeutiger Symptomatik einer unkomplizierten Zystitis der jungen Frau auf eine bakteriologische Untersuchung verzichtet werden kann (Andriole 1999).

3.3.2. Keimzahlbestimmung

Die Keimzahlbestimmung dient der Bestätigung der Diagnose. Bei Überschreitung eines Grenzwertes gilt die Infektion als gesichert. Die Keimzahl wird in koloniebildende Einheiten pro Milliliter (KBE/ml) angegeben, im angloamerikanischen Schrifttum "cfu" (*colony forming units*).

10^2 = 100 KBE/ml
10^3 = 1.000 KBE/ml
10^4 = 10.000 KBE/ml
10^5 = 100.000 KBE/ml
10^6 = 1.000.000 KBE/ml

KBE = Kolonie bildende Einheiten

Die **quantitative Urinkultur** verfolgt zwei Ziele: 1. Keimzahlbestimmung und 2. Anzüchtung einzelner Kolonien (Fraktionierung) zwecks weiterer Identifizierung.

Die Wahl des Verfahrens hängt davon ab, ob die bakteriologische Untersuchung im eigenen Labor durchgeführt wird, oder ob das Material in ein Fremdlabor verschickt wird. Eine häufig verwendete Methode basiert auf dem Dilutionsverfahren: Mit einer kalibrierten Öse wird ein definiertes Volumen (z.B. 10 µl) des zu untersuchenden Urins auf einer Agarplatte in der Technik des 3-Ösenausstrich aufgetragen (Oberflächenverdünnungsverfahren, ☞ Abb. 3.4).

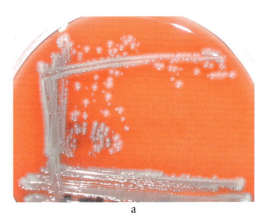

a

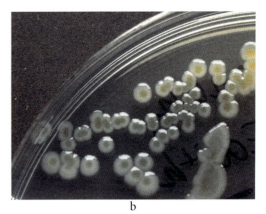

b

Abb. 3.4: a: Keimzahlbestimmung und Fraktionierung von 2 Erregern in der quantitativen Kultur (Oberflächenverdünnungsverfahren, 3-Ösen-Ausstrich, Blutagar), **b**: Reinkultur von E. coli auf CLED-Agar.

Eine Alternative stellt das Eintauchnährbodenverfahren dar, das auf Guttmann und Naylor (Guttman 1967) zurückgeht. Dabei wird ein mit Agar

3.3. Bakteriologische Untersuchungen

versehener Träger (z.B. Uricult®, ☞ Abb. 3.5) in den Urin eingetaucht. Nach 24 Stunden wird über die Dichte der Keimbesiedlung die Keimzahl semiquantitativ durch Vergleich mit Standardabbildungen bestimmt und der weitere Gang der Diagnostik vom Ergebnis der Keimzahl abhängig gemacht. Dieses Verfahren eignet sich insbesondere zur Verschickung ins Fremdlabor, welches dann bei ausreichender Keimzahl die Keimidentifizierung und Resistenztestung durchführt. Das Verfahren zeigt bei korrekter Anwendung mit ca. 95 % eine hohe Übereinstimmung mit konventionell angelegten Kulturen. Es besteht allerdings die Gefahr, dass schwer anzüchtbare Erreger (Tuberkulose, Mykoplasmen, Chlamydien, Anaerobier) nicht erfasst werden. Grampositive Bakterien sind gelegentlich besser auf einem Blutagar anzuzüchten, der auf den Eintauchnährböden nicht regelmäßig vorhanden ist.

Seit den 50er Jahren existiert der Begriff der *signifikanten Bakteriurie* nach Kass (Kass 1957). Bei Kultivierung eines Mittelstrahlurines in der Technik der *quantitativen Kultur* gilt die Keimzahl von 10^5 Kolonie bildende Einheiten (KBE) als beweisend für eine Harnwegsinfektion. Die klinische Bedeutung der Keimzahl hängt aber von verschiedenen Faktoren ab, auch die Art der Probengewinnung spielt eine Rolle (☞ Tab. 3.6). Bei steril gewonnenem Katheterurin (K-Urin) und beim Punktionsurin gelten andere Grenzwerte, so ist beim Punktionsurin jeder Keimnachweis pathologisch.

> Die "Kass'sche Zahl" von 10^5 KBE darf nicht als starrer Grenzwert für eine Harnwegsinfektion verstanden werden, zumal sie durch zahlreiche Faktoren beeinflusst sein kann.

Die Einflussfaktoren reichen von Fehlern in der mikrobiologischen Technik, z.B. falsche Konzentration in der quantitativen Kultur, bis hin zu kurzer Verweildauer des Urins in der Blase (keine ausreichende Zeit für Vermehrung der Bakterien) und dem Verdünnungseffekt durch forcierte Diurese im Rahmen des beginnenden Effektes ("bei Beschwerden viel trinken!"). So ist eine Keimzahl von 10^3 KBE/ml bei einem spezifischen Gewicht des Urins von 1002 eher als pathologisch zu werten, während dieselbe Keimzahl bei einem spezifischen Gewicht von 1025 eher als Kontamination gewertet werden muss. Noch genauer ist die Berücksichtigung der Osmolarität (normal bis zu 1400 mosmol/l), da hier Beimengungen von Zucker, Eiweiß oder Röntgenkontrastmittel das Ergebnis nicht verfälschen (Leitlinie "Diagnostik der Infektionen des Urogenitaltraktes", 1997). Darüberhinaus kann es heute als gesichert angesehen werden, dass auch niedrigere Keimzahlen im Sinne eine "low-count-bacteriurie" durchaus als pathologisch an-

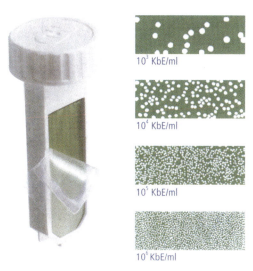

Abb. 3.5: Eintauchnährboden und Keimzahlbestimmung (Fa. Madaus Diagnostik).

	Keimzahl KBE/ml	Bewertung
Mittelstrahl	$< 10^3$	• Im Regelfall keine HWI
	10^3-10^5	• HWI bei entsprechender Klinik möglich
	$\geq 10^5$	• HWI wahrscheinlich, bei asymptomatischen Patienten: 2. Kontrolle nach > 24 Std.
Einmal-Katheterurin	ab 10^4	• Hinweis für HWI
Blasenpunktionsurin	jede Keimzahl	• Hinweis für HWI

Tab. 3.6: Interpretation der Keimzahl (nach Naber 1999). HWI = Harnwegsinfekt.

gesehen werden können (Stamm 1980). Geringere Keimzahlen finden sich bei symptomatischen jungen Frauen häufiger als bei einer Kontrollgruppe (Kunin 1993), ohne das dieses Phänomen durch einen Verdünnungseffekt des Urins zu erklären wäre. Bereits 1990 forderte Hooton (Hooton 1990) eine Herabsetzung des Grenzwertes von 10^5 KBE, da dieser zu wenig empfindlich sei. Weitere Untersuchungen weisen darauf hin, dass in der Frühphase der Zystitis ebenfalls niedrigere Keimzahlen zu erwarten sind (Arav-Boger 1994, Fihn 1988). Andere Autoren empfehlen bei Nachweis von grampositiven Erregern, wie *Staph. saprophyticus*, ebenfalls den Grenzwert herabzusetzen (Baerheim 1992).

Die IDSA-Konsensusdefinition (Infectious Diseases Society of America) empfiehlt eine antibiotische Behandlung der Zystitis ab 10^3 KBE/ml, der Pyelonephritis ab 10^4 KBE/ml (Rubin 1992).

Im Rahmen der Prostatitis- und STD-Diagnostik gelten bei der Untersuchung von Prostatasekret, Ejakulat, Ersturin, Exprimaturin und Fluor urethralis andere Keimzahlen als pathologisch (☞ Kap. 15.3., 14.). Zur Bedeutung der Keimzahl bei Verweilkathetern ☞ Kap. 19.1.

Der Befund der "**sterilen Leukozyturie**" (Leukozytennachweis im Schnelltest und negative Urinkultur) gilt als tuberkuloseverdächtig, findet sich aber auch bei Infektionen mit "atypischen Erregern" (☞ Kap. 14.), chemischer Entzündung, extremer Dehydratation, nephrologischen Erkrankungen (z.B. Glomerulonephritis), Harntransportstörungen, Entzündung benachbarter Organe und in der prämenstruellen Phase (Brühl 1979).

3.3.3. Erregeridentifikation

Die bakteriologischen Techniken zur Erregeridentifikation und Resistenzbestimmung können in der Praxis nur bei Nachweis der entsprechenden Qualifikation erbracht werden. An dieser Stelle wird daher auf Einzelheiten der Keimidentifikation und damit zusammenhängende bakteriologische Techniken nicht eingegangen, es wird auf entsprechende Fachliteratur verwiesen (z.B. Gatermann 1997, Blenk 1997, Beayert 1999). Alle Verfahren basieren auf dem Prinzip der bunten Reihe, bei der über chemische Reaktionsmuster Gattung und Spezies bestimmt werden können. Bei ambulanten unkomplizierten Harnwegsinfektionen ist eine orientierende Differenzierung vertretbar. Bei ambulanten komplizierten sowie nosokomialen Harnwegsinfekten ist eine genaue Erregerbestimmung auf Speziesniveau notwendig (Naber 1999).

3.3.4. Antibiogramm, Resistenzbestimmung

Die Konzentration eines Antibiotikums muss am Wirkort, d.h. in vivo, einen Schwellenwert (breakpoint) überschreiten, um wirksam zu werden. Dieser Schwellenwert wird *in vitro* als *Minimale Hemmkonzentration* (MHK in mg/l), d.h. Wirkstoffkonzentration, welche die Keimvermehrung im Kulturansatz verhindert, charakterisiert und in der Resistenztestung bewertet. Das Ergebnis soll dem Kliniker als Hinweis dienen, dass bei empfindlichen Erregern i.d.R. mit einem Therapieerfolg gerechnet werden kann, wohingegen bei resistenten Erregern bei ca. 50 % kein Erfolg eintritt. Die 50 % Erfolgsrate bei resistentem Erreger basieren auf Spontanheilung und Hemmung der Adhäsion.

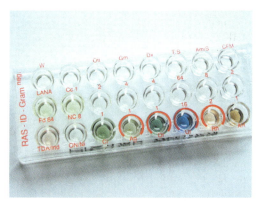

Abb. 3.6: Biotest-System: Kombination von Erregeridentifikation über "Bunte Reihe" und Resistenzbestimmung nach break-point-Methode durch RAS-ID Gram-neg®.

Durch die **break-point-Methode** wird die Bestimmung des MHK auf die Grenzwerte reduziert und der zuvor isolierte Erreger kann als empfindlich, intermediär oder resistent gegenüber der jeweiligen Testsubstanz klassifiziert werden (☞ Abb. 3.6). Die Grenzwerte sind Substanz-spezifisch, im Allgemeinen gelten:

- MHK ≤ 1 µg/ml = *empfindlich*
- MHK ≥ 4 µg/ml = *resistent*

- Werte dazwischen werden als *intermediär* (= mäßig sensibel) gewertet

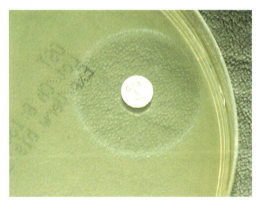

Abb. 3.7: Agardiffussion: Bestimmung des Hemmhofdurchmessers in mm.

Im **Agardiffusionstest** (Hemmhoftest, Blättchentest, ☞ Abb. 3.7) erfolgt die gleiche Bewertung durch die Bestimmung des Hemmhofes (Hemmhofdurchmesser in mm). Das Verfahren ist allerdings mit einer größeren Fehlerrate behaftet als die Bestimmung der MHK.

Die methodischen Details zur Bestimmung der MHK und zum Agardiffusionstest sind in verschiedenen Normen festgelegt (z.B. DIN 58940 Teil 4: Methoden zur Empfindlichkeitsprüfung von bakteriellen Krankheitserregern gegen Chemotherapeutika). Auf die mikrobiologischen Techniken soll aus o.g. Gründen hier nicht eingegangen werden.

Es verbleibt an dieser Stelle noch einmal anzumerken, dass die Resistenztestung ein *in vitro*-Verfahren darstellt und ein klinischer Misserfolg des "*sensibel*" getesteten Präparates dennoch nicht ausgeschlossen ist. Gründe für einen klinischen Misserfolg können sein (Vogel 1999):

- zu geringe Wirkstoffkonzentration am Infektionsort
- erschwerte Diffusion
- Resistenzentwicklung unter Therapie
- Erregerwechsel
- möglicher Antagonismus bei Kombinationsbehandlung
- Arzneimittelinteraktionen
- mangelnde Compliance
- Immundefekte, schwere Grunderkrankung

3.4. Das Keimspektrum

Das Keimspektrum der Harnwegsinfekte hat sich in den vergangenen Jahren nicht geändert. Grundsätzlich sind bei den unkomplizierten Harnwegsinfekten in erster Linie Enterobakterien ("Leitkeime") zu erwarten. Diese rekrutieren sich entsprechend der Pathogenese aus der Anogenitalregion. Vereinzelt findet sich als uropathogener Keim auch *Staph. saprophyticus* (Pead 1985). Bei komplizierten Harnwegsinfekten kommen vermehrt grampositive Erreger wie Staphylokokken und Enterokokken sowie andere Problemkeime wie *Pseudomonas aeruginosa* und gelegentlich Pilze vor.

> Die Kenntnis des Erregerspektrums ist für die Therapieentscheidung bei einer empirischen Antibiotikabehandlung von zentraler Bedeutung.

3.4.1. Keimspektrum der unkomplizierten Harnwegsinfektion der Frau

In einer prospektiven, multinationalen Multicenterstudie (240 Zentren in 17, überwiegend europäischen Ländern; Kahlmeter 2000) wurde das Keimspektrum der akuten Zystitis der Frau untersucht. Eine Zwischenanalyse aus 1.960 Urinproben (Mittelstrahlurin) ergab in 1.463 Kulturen (74,6 %) den Nachweis eines uropathogenen Keimes. *E. coli* stellt gegenüber früheren Untersuchungen unverändert den häufigsten Erreger dar (☞ Abb. 3.8).

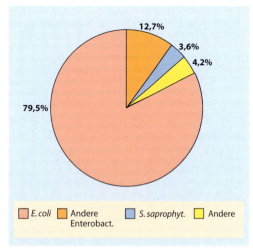

Abb. 3.8: Keimverteilung bei der akuten unkomplizierten Zystitis (n=1463) (aus Kahlmeter 2000).

Er findet sich in 79,5 % aller Isolate. Zusammen mit anderen Enterobakterien (Proteus, Enterobacter, Citrobacter, Klebsiellen) macht diese Erregergruppe 92,2 % aller Erreger aus. *E. coli* fand sich häufiger in den nordeuropäischen Ländern, während andere Enterobakterien häufiger in den Isolaten aus südeuropäischen Ländern nachweisbar waren. *Staph. saprophyticus* ließ sich in 3,6 % der Kulturen nachweisen, fand sich aber häufiger bei jüngeren Patientinnen (p<0,001).

3.4.2. Keimspektrum bei komplizierten Harnwegsinfekten und in der urologischen Praxis

Das Erregerspektrum der komplizierten Harnwegsinfekte unterscheidet sich von dem der unkomplizierten Infekte. *E. coli* ist seltener, neben Enterobakterien finden sich häufiger "Problemkeime": Keime des grampositiven Spektrum (Enterokokken, Staphylokokken) und Pseudomonaden. Exakte Daten zum Erregerspektrum liegen nicht vor, da in entsprechenden Publikationen (z.B. aus Großlaboren, von Kliniken) keine Korrelation mit Diagnosen erfolgen oder überwiegend nosokomiale Infekte erfasst wurden.

Das Keimspektrum einer urologischen Praxis repräsentiert ein buntes Bild (☞ Abb. 3.9). Bemerkenswert ist, dass sich der Anteil des Leitkeimes *E. coli* auf unter 50 % reduziert, während grampositive Erreger mit insgesamt 26,6 % an 2. Stelle rangieren. Korreliert man diese Daten mit den zugehörigen Diagnosen (☞ Abb. 3.10), so wird klar, dass dieses Erregerspektrum das Bild von komplizierten und rezidivierenden Harnwegsinfekten repräsentiert.

Die Datenerhebung erfolgte EDV-gestützt mit dem Programm Uro-Bac der Fa. Orgamed GmbH.

> Bei komplizierten und rezidivierenden Harnwegsinfekten findet sich seltener *E. coli* und häufiger grampositive Erreger als Uropathogen. In urologischen Praxen sollte eine diagnosekorrelierte Erregerstatistik geführt werden, um lokale Besonderheiten bei der Therapieentscheidung berücksichtigen zu können.

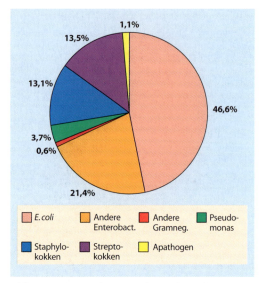

Abb. 3.9: Keimspektrum in der urologischen Praxisgemeinschaft Hamburg-Blankenese, n=548 Isolate, steril gewonnene Urinproben (MS- und K-Urin).

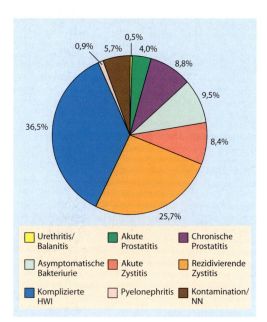

Abb. 3.10: Diagnosespektrum zu Urinisolaten aus Abb. 3.9 der Urologischen Praxisgemeinschaft Hamburg-Blankenese.

3.4.3. Sexuell übertragbare Infektionen

Bei sexuell übertragbaren Infektionen (STD) der Harnröhre und des Genitale kommen weitere bakterielle Erreger, z.B. Gonokokken, *Chlamydia trachomatis*, Mykoplasmen, *Ureaplasma urealyticum*, *Gardnerella vaginalis*, daneben aber auch virale Erreger (HPV, HSV) und *Trichomonas vaginalis* sowie Sproßpilze in Betracht.

Infektionen mit Chlamydien gelten heute als bedeutendste bakterielle Geschlechtserkrankung, gefolgt von Herpes (HSV)- und Papillomviren (HPV) (☞ Kap. 14.).

3.5. Wann ist eine weitergehende Diagnostik erforderlich?

Unter verschiedenen Konstellationen sollte die Diagnostik erweitert werden:
- Verdacht auf komplizierende Faktoren
- persistierende Bakteriurie mit oder ohne Symptomtik
- persistierende Mikrohämaturie
- rezidivierende Harnwegsinfektion
- Harnwegsinfektion des Mannes
- Harnwegsinfektion des Kindes

Die erweiterte Diagnostik hat zum Ziel, funktionelle und anatomische Abnormalitäten aufzudecken. Bei prämenopausalen Frauen sind diese Faktoren allerdings nur selten zu finden (Fowler 1981). Bei postmenopausalen Frauen finden sich häufiger organische Gründe (Stamm 1993, Raz 2001) wie Deszensus der Harnblase, Zystozele und Restharnbildung. Daher sollte bei o.g. Konstellationen eine gynäkologische und urologische Stufendiagnostik durchgeführt werden. Harnwegsinfektionen beim Kind sollten immer durch eine Stufendiagnostik pädiatrisch oder beim pädiatrisch erfahrenen Urologen abgeklärt werden, da bei diesen häufig Fehlbildungen ursächlich sind (Mackenzie 1991, Ahmed 1998). Beim Harnwegsinfekt des Mannes sollte immer eine urologische Diagnostik erfolgen, da eine unkomplizierte Zystitis praktisch nicht vorkommt.

Bei der Pyelonephritis wird der Stellenwert der bildgebenden Verfahren kontrovers diskutiert. Zwar können in der bildgebenden Diagnostik in bis zu 50 % Auffälligkeiten aufgedeckt werden, es handelt sich aber überwiegend um sonographisch erkennbare unspezifische Entzündungsreaktionen (Weidner 1999). Da die Häufigkeit von Fehlbildungen und komplizierten Pyelonephritiden niedrig ist, ist eine sonographische Diagnostik nicht bei jeder Pyelonephritis indiziert. Sie muss aber bei kompliziertem Verlauf, fehlendem Ansprechen auf die Antibiotikatherapie, Rezidivpyelonephritis und bei Notwendigkeit einer stationären Behandlung erfolgen. Ein komplizierter Verlauf kommt in ca. 20 % der Fälle vor.

4. Natürlicher Verlauf einer Harnwegsinfektionen

Bei der typischen unkomplizierten Zystitis der jungen Frau ist mit einer Spontanheilungsrate von ca. 50% zu rechnen. Bei allen anderen Harnwegsinfektionen (Rezidivinfekt, postmenopausaler Infekt, Infekt mit organischen Veränderungen/komplizierter Infekt) ist kaum eine Spontanheilung zu erwarten (Brumfitt 1985).

Bei einer signifikanten Bakteriurie ist innerhalb von 2 Tagen nur in 7 % der Fälle eine Spontanheilung durch sterile Urinkultur nachweisbar (Arav-Boger 1994). Bei etwa 40 % kommt es ohne antibiotische Therapie nach einer Woche zur Spontanheilung.

Andere Autoren bestätigen ohne eine antibiotische Therapie eine Dauer von bis zu fünf Monaten bis zum Nachweis eines sterilen Urins (Mabeck 1972).

Über Spontanheilungsraten gibt es nur wenig verlässliche Daten; vor allem deshalb, weil prospektiv randomisierte, plazebokontrollierte Doppelblindstudien bei einer symptomatischen Harnwegsinfektion, z.B. akuter Zystitis, praktisch kaum durchzuführen sind.

In einer prospektiv randomisierten Studie mit den Behandlungsarmen *Tee* vs. *Cephalosporine* waren in beiden Patientengruppen 50 % nach 3 Tagen beschwerdefrei, jedoch war bei fast allen Patientinnen des Tee-Armes noch eine signifikante Bakteriurie nachweisbar (Rugendorff 1983).

In einer aktuelleren Untersuchung (Christiaens 2002) konnte die Überlegenheit einer antibiotischen Therapie gegenüber Plazebo nachgewiesen werden. Diese Studie wurde in allgemeinmedizinischen Praxen durchgeführt und es wurden ausschließlich Frauen mit unkompliziertem Harnwegsinfekt aufgenommen. In der antibiotisch behandelten Gruppe (3-Tage-Therapie mit Nitrofurantoin) war eine bakterielle Eradikationsrate von 74 %, in der Plazebogruppe von 41 % nachweisbar ($p=0.05$).

5. Allgemeines zur Therapie

"Da alle Cystitiden Infektionen darstellen, so wäre das dringlichste Erfordernis, ein Medikament zu besitzen, welches den Harn steril macht und die in ihm befindlichen und von der Schleimhaut aus immer von neuem zurückkehrenden Mikroorganismen zu töten. Leider gibt es ein solches nicht, wir besitzen zwar zahllose Harnantiseptica, aber kein einziges mit ausreichender Wirksamkeit.....Die stärkste Waffe aber in der Behandlung der chronischen Cystitis bleibt die lokale Behandlung, die Auswaschung der Blase mit reinigenden, sekretionsbeschränkenden, bactericiden Mitteln. Als sicherstes Mittel hat immer noch das Argentum nitricum zu gelten,..."

(L. Casper, in: Spezielle Pathologie und Therapie innerer Krankheiten, Urban und Schwarzenberg Berlin und Wien, VII. Band, 1920).

Die medizinische Forschung hat zwischenzeitlich nicht nur die pathogenetische Sichtweise verändert, sondern auch die damals erträumten Mittel entwickelt. Dennoch sind nicht alle Probleme gelöst.

5.1. Terminologie

Kalkulierte (syn.: empirische) Therapie = Therapie ohne Erreger-/Resistenznachweis = blind anbehandeln entsprechend der lokalen Keim- und Resistenzstatistik (☞ auch Kap. 3.5. und 5.10.).

5.2. Therapieziele

Die Symptomatik von Harnwegsinfektionen tritt oft akut auf und der Leidensdruck ist erheblich, so dass dann eine sofortige und effektive Therapie unumgänglich ist. Die Ziele einer Behandlung sind klar. Es sollen **Schwere und Dauer der Symptome reduziert** werden. Darüber hinaus sollen **Komplikationen vermieden** werden, wie

- Beteiligung parenchymatöser Organe
- Bildung septischer Metastasen
- Niereninsuffizienz
- Steinbildung
- Schwangerschaftskomplikationen

Gleichzeitig soll die Therapie risiko- und nebenwirkungsarm sein und möglichst nicht den normalen Lebensrhythmus, beispielsweise die berufliche Tätigkeit, die häufig trotz Symptomen einer Harnwegsinfektion fortgesetzt werden kann, beeinträchtigen. Darüberhinaus ist bei der Präparateauswahl zu berücksichtigen, dass in der Patientengruppe mit der höchsten Inzidenz, Frauen im gebärfähigem Alter, auch eine Gravidität vorliegen kann.

5.3. Leitlinien

Verschiedene Fachgesellschaften und Organisationen haben evidenzbasierte Leitlinien entwickelt. Diese dienen der Hilfestellung bei Diagnostik und Therapieentscheidung, ohne dass sie im Sinne einer "Kochbuchmedizin" als vereinfachend, regulierend oder die Therapiefreiheit einschränkend verstanden werden sollen. Folgende Leitlinienempfehlungen sind in dieses Buch eingeflossen:

- Leitlinie "Diagnostik der Infektionen des Urogenitaltraktes" der Deutschen Gesellschaft für Urologie, 1997
- Leitlinie "Therapie von Harnwegsinfektionen" der Deutschen Gesellschaft für Urologie, 1997
- Leitlinie "Brennen beim Wasserlassen" der Deutschen Gesellschaft für Allgemeinmedizin und Familienmedizin, 1999
- Empfehlungen der Paul-Ehrlich-Gesellschaft zum rationellen Einsatz von Antibiotika bei Erwachsenen (Vogel 1999, aktualisiert 2002)
- Empfehlungen der Infectious Diseases Society of America (IDSA) (Warren 1999)
- Empfehlungen der American Academy of Pediatrics (AAP) (Roberts 2000)
- Leitlinie "Andrologisch bedeutsame Infektionen" der Deutschen Gesellschaft für Urologie, 1997
- Leitlinie "Condylomata acuminata und andere HPV-assoziierte Krankheitsbilder des Genitale und der Harnröhre", 2000
- Leitlinie "Candidose des weiblichen Genitale", 2000
- Leitlinie "Therapie der Urogenitaltuberkulose" der Deutschen Gesellschaft für Urologie, 1997

5.4. Antibiotika

> Die antibiotische Therapie stellt nicht den einzigen, aber einen wesentlichen Bestandteil der Behandlung von Harnwegsinfekten dar.

Chemotherapeutika sind Substanzen, welche in niedrigen Konzentrationen bestimmte Mikroorganismen, nicht aber den Makroorganismus schädigen (Prinzip der selektiven Toxizität nach Paul Ehrlich). Hier hat es auch in den letzten Jahrzehnten Neuentwicklungen gegeben, die die therapeutische Effektivität wesentlich verbessern.

In diesem Kapitel sollen die Wirksubstanzen dargestellt werden, die für die antibiotische Behandlung von Harnwegsinfekten in Frage kommen, der Schwerpunkt liegt dabei auf der oralen Therapie. Die Bewertung der Präparate erfolgt in Hinblick auf ihren Einsatz bei diesen Infektionen und erhebt somit keinen Anspruch auf Vollständigkeit. Zur Dosierung bei Kindern und Einsatz in der Schwangerschaft ☞ auch gesonderte Kapitel 5.7., 5.8., 12.5.1. und 13.2.

5.4.1. Geschichte der Antibiotikaentwicklung

Heute werden die Begriffe *Antibiotikum* und *Chemotherapeutikum* synonym verwendet. Die historische Unterscheidung *Antibiotikum* (aus Mikroorganismen hergestellte Substanzen) und *Chemotherapeutikum* (im Labor synthetisierte Substanzen) spielt heute keine Rolle mehr. Tabelle 5.1 zeigt die wichtigsten Eckpunkte der Antibiotikaentwicklung.

5.4.2. Wirkmechanismus

Der Wirkungsmechanismus der meisten Antibiotika ist bekannt und lässt 5 verschiedene Angriffspunkte unterscheiden:

- *Zellwand*: Hemmung der Biosynthese
- *Zytoplasmamembran*: Störung der Permeabilität
- *Stoffwechselreaktion*: Hemmung der Proteinsynthese
- *Metabolischer Antagonismus*: Kompetitive Hemmung der Folsäuresynthese
- Störung und Veränderung der DNS-Replikation

Ziel der Behandlung ist es, am erwünschten Wirkort bakterizide Antibiotikakonzentrationen über einen kontinuierlichen Zeitraum aufzubauen und zu erhalten. Die Konzentration des Antibiotikums muss dazu am Wirkort, d.h. *in vivo*, einen Schwellenwert überschreiten, den sog. breakpoint. Dieser wird *in vitro* als *Minimale Hemmkonzentration* (MHK), d.h. Wirkstoffkonzentration, welche die Keimvermehrung im Kulturansatz verhindert, charakterisiert und in der Resistenztestung bewertet. Bei Aminoglykosiden und Fluorchinolonen sollte die Wirkstoffkonzentration am Wirkort idealerweise mindestens den Faktor 5 der MHK betragen.

Neben bakteriziden Wirkstoffen (β-Laktamantibiotika, Cotrimoxazol, Fluorchinolone) spielen auch bakteriostatisch wirksame Präparate (Nitrofurantoin, Tetrazykline) bei der Therapie von Harnwegsinfekten eine Rolle. Das ideale Antibiotikum zur Behandlung von Harnwegsinfekten wird möglichst unverändert und überwiegend renal ausgeschieden.

1929	Penicillin	Alexander Fleming	Bakterizide Eigenschaft des Schimmelpilzes *Penicillium notatum*, Beginn der Antibiotika-Ära
1935	Prontosil	G. Domagk	Beginn der Sulfonamidentwicklung, synthetische Chemotherapeutika
1943	Streptomycin	S.A. Waksman	Erstes Tuberkulosemittel
1948	Cephalosporine	G. Brotzu	
1952	Erythromycin		Erstes Makrolid
1962	Nalidixinsäure		Ausgangssubstanz der Chinolone
1982	Norfloxacin		Erstes Fluorchinolon

Tab. 5.1: Meilensteine der Antibiotikaentwicklung.

5.4.3. Nebenwirkungsspektrum

Das ideale Antibiotikum, welches gezielt ausschließlich das Pathogen ohne jegliche Begleiterscheinungen eliminiert, gibt es nicht. In der täglichen Praxis gehören unerwünschte Wirkungen zu den ständigen Begleitern bei der Therapie mit Antibiotika.

Das Nebenwirkungsspektrum der relevanten Substanzen lässt sich in folgende Gruppen einteilen (Reeves 1994):

- *Gastrointestinal*: Übelkeit, Erbrechen, abdominelle Schmerzen etc.
- *Genitaltrakt der Frau*: Juckreiz, Störung der physiologischen Vaginalflora, Superinfektion
- *Haut*: Allergische Reaktion
- *Verschiedenes*: Kopfschmerz, Schwindel, Müdigkeit, etc.)
- Substanz-spezifische (toxische) Effekte

Es ist kaum möglich, die exakte Häufigkeit der Nebenwirkungen einer Substanz zu ermitteln, da verschiedene, nicht zu kalkulierende Faktoren hierbei eine Rolle spielen. Selbst durch die Gabe von Plazebo lässt sich eine z.T. überraschend hohe Nebenwirkungsrate provozieren. Dennoch lassen sich Tendenzen erkennen, welche im Kap. 5.5. bei den einzelnen Substanzen abgehandelt werden.

Gastrointestinale Nebenwirkungen entstehen durch

- direkte Irritation
- Veränderung der Flora, insbesondere Anaerobier
- direkte Stimulation der glatten Muskulatur
- Veränderung der Gallensäureexkretion

Sie zeigen sich häufiger bei Breitspektrumantibiotika als bei Präparaten mit schmalem Spektrum, da durch Erstere ein größeres Keimspektrum der physiologischen Darmflora, auch obligate Anaerobier (*Bacteroides fragilis*), reduziert werden. Orale Antibiotika verursachen häufiger gastrointestinale Nebenwirkungen als parenteral applizierte Substanzen, es sei denn, sie greifen in den Gallstoffwechsel ein (Erythromycin). Je geringer die Resorption im oberen und je höher die Präsenz im unteren Gastrointestinaltrakt, desto höher ist die gastrointestinale Nebenwirkungsrate. So verursachen β-Laktamantibiotika häufiger gastrointestinale Nebenwirkungen, da sie die physiologische Darmflora erheblich verändern. Darüberhinaus verändern β-Laktamantibiotika häufig die Vaginalflora und die physiologische Keimbesiedlung der distalen Harnröhre (Maskell 1995) mit Begleiterscheinungen, wie Juckreiz, Vaginitis, Schmerzen und Superinfektionen. Im Gegensatz dazu ist bei der Therapie mit Nitrofurantoin nur sehr selten mit Nebenwirkungen im weiblichen Genitale zu rechnen. Trimethoprim und Fluorchinolone selektionieren weniger resistente gramnegative Keime in der Darmflora als Penicilline. Lactobakterien sind primär resistent gegen diese Präparate, sodass kein wesentlicher Einfluss auf das weibliche Genitale zu erwarten ist (Maskell 1995).

> In der Praxis erscheint immer wieder die Frage nach dem Einfluss von Antibiotika auf die Wirksamkeit von Antikonzeptiva. Mit Ausnahme von Rifampicin und Griseofulvin haben Antibiotika keinen sicher nachgewiesenen Einfluss auf hormonelle Kotrazeptiva (Da Rossi 2002).

5.5. Oral einsetzbare Wirkstoffe

Im Folgenden soll eine stichwortartige Kurzcharakteristik der wichtigsten Antibiotika bei der Therapie von Harnwegsinfektionen gegeben werden (u.a. nach: Simon C, Stille W 1999, Reeves 1994, Naber 1995).

5.5.1. β-Laktamantibiotika

■ **Amoxicillin**

▶ Wirkmechanismus

Bakterizid.

▶ Pharmakokinetik

Fast vollständige Resorption, keine Beeinträchtigung durch Nahrungsaufnahme, allgemein relativ gute Gewebegängigkeit (17 % Plasmaeiweißbindung), Gewebespiegel jedoch nicht höher als Serumspiegel.

▶ Urinausscheidung

60-70 % nach 6 h, nur kurzfristig hoher Urinspiegel.

▶ Vorteil

Uneingeschränkt in der Gravidität einsetzbar, gute Wirksamkeit im grampositiven Bereich (Ausnahme: *Enterococcus faecium*).

▶ **Schwäche**

Gramneg. Erreger (Enterobakteriacae), Staphylokokken, Resistenz bei Klebsiellen, Proteus, Pseudomonas.

▶ **Nebenwirkungen**

Häufig gastrointestinale Nebenwirkungen (reversibel!), Zerstörung der natürlichen Vaginal- und Urethralflora (distale Harnröhre) ausgeprägter als bei Sulfonamiden, TMS, Fluorchinolonen (Maskell 1995), Selektion primär resistenter gramneg. Erreger im Darm, Allergie (5-20 % allergische Exantheme, dosisabhängig, häufiger bei höherer Dosierung). Bei gleichzietiger Gabe von Allopurinol vermehrt Hautexantheme, Verminderung der Wirkung von Antikoagulantien.

▶ **Kontraindikation**

Allergie, Mononukleose, Chronische Lymphatische Leukämie.

▶ **Dosierung**

1 bis 3g pro die, verteilt auf 3(-4) Einzelgaben.

▶ **Stellenwert**

Nicht Mittel der ersten Wahl, da nicht selten unwirksam, nicht für Kurzzeittherapie geeignet, in der Gravidität einsetzbar.

■ **Amoxicillin + Clavulansäure**

β-Laktamase bildende Bakterien (*E. coli*, Klebsiellen, *Staph. aureus* u.a.) werden durch die Kombination miterfasst, daher resultiert eine Erweiterung des Spektrums gegenüber Amoxicillin. Allerdings lassen sich nur ein Teil der β-Laktamasen inhibieren. Des Weiteren kann bei bestimmten Bakterienarten sogar β-Laktamasebildung induziert werden, was eine Verschlechterung der Wirksamkeit von Amoxicillin zur Folge hätte. Da unterschiedliche β-Laktamase-Typen von derselben Bakterienart gebildet werden kann, lässt sich die erweiterte Wirksamkeit gegenüber der Einzelsubstanz letztlich nur nach Resistenztestung nachweisen. Clavulansäure selbst besitzt nur eine schwache antibakterielle Aktivität.

▶ **Wirkmechanismus**

Bakterizid.

▶ **Pharmakokinetik**

Amoxicillin ☞ oben, Clavulansäure etwa ähnlich (Plasmaeiweißbindung 20 %).

▶ **Urinausscheidung**

40 %.

▶ **Vorteil**

Hemmung der β-Laktamasen, dadurch geringere Resistenzraten als Amoxicillin allein.

▶ **Nebenwirkungen**

Wie Amoxicillin, häufiger Cholestase. Häufiger gastrointestinale Nebenwirkungen in 10-20 %. Leberfunktionsstörungen sind möglich, sind jedoch im allgemeinen reversibel. Cave: Berichte über schwere Lebernebenwirkungen mit letalem Ausgang (Gresser 2001).

▶ **Kontraindikation**

Schwangerschaft ("*keine ausreichende Erfahrung*", strengste Indikationsstellung), Mononukleose, CLL, Neugeborene.

▶ **Dosierung**

500 mg + 125 mg	3 x/die
875 mg + 125 mg	2 x/die

Zu Beginn der Mahlzeit einzunehmen.

▶ **Stellenwert**

Wie Amoxicillin, aber nicht in der Gravidität.

■ **Cephalosporine**

Es existieren zahlreiche Einzelsubstanzen mit unterschiedlichen Einsatzmöglichkeiten. Die einzelnen Wirkstoffe lassen sich nach ihren biologischen Eigenschaften in insgesamt 7 Gruppen einteilen (Einteilung nach Simon/Stille). Die ersten 5 Gruppen umfassen parenterale Cephalosporine, die letzten 2 Gruppen Oralcephalosporine (☞ Tab. 5.2a). Die PEG teilt die Oralcephalosporine in 3 Gruppen ein (Vogel 2002). Die Einteilung nach "Generationen" ist überholt. In der Literatur finden sich jedoch immer wieder Begriffe wie "Erstgenerationscephalosporine", diese entsprechen in der Regel den klassischen Oralcephalosporinen.

▶ **Wirkmechanismus**

Bakterizid.

▶ **Pharmakokinetik**

Unterschiedliche Resorption (☞ Tab. 5.2b, ca. 50-100 %), Plasmaeiweißbindung 20-63 %.

5.5. Oral einsetzbare Wirkstoffe

Beschreibung	Gruppe	Leitsubstanz	Wirksubstanz	Handelsname
Klassische Oral-cephalosporine	6 (Simon) 1 (PEG)	Cefalexin	Cefalexin Cefadroxil Cefaclor	Ceprorexin®, Oracef® Grüncef®, Bidocef® Panoral® u.a.
	2 (PEG)	Cefuroxim-A.	Cefuroxim-A. Loracarbef	Elobact®, Zinnat® Lorefem®
Oralcephalosporine mit erweitertem Wirkspektrum	7 (Simon) 3 (PEG)	Cefixim	Cefixim Cefpodoxim-P. Cefetamet Ceftibuten	Cephoral®, Suprax Orelox®, Podomexef® Globocef® Keimax®

Tab. 5.2a: Oralcephalosporine (Einteilung modifiziert nach Simon/Stille und nach PEG).

Wirksubstanz	HWZ Std.	Resorption	Urin-Recovery in %	Wirksamkeit bei Enterobakterien	Dosierung Erwachsene
Cefadroxil	1,5	gut	85	schlecht	2 x 1 g
Cefixim	2,5	unvollständig	20	mäßig	1 x 0,4 g
Cefuroxim-A.	1,2	unvollständig	30-40	mäßig	2 x 125/250 mg
Ceftibuten	2,5	gut	60-70	gut	1 x 0,4 g

Tab. 5.2b: Ausgewählte Oralcephalosporine (Gruppe 2/3 nach PEG) bei der Therapie von Harnwegsinfektionen.

▶ **Urinauscheidung**

Unterschiedlich (☞ Tab. 5.2b, 20-70 %).

▶ **Vorteil**

Einsetzbar in Schwangerschaft und bei Kindern

▶ **Schwäche**

Resistenz gegen Enterokokken, Pseudomonas, z.T. Staphylokokken (nicht Gruppe 2 nach PEG). Unterschiedliche Wirksamkeit bei Enterobakterien (☞ Tab. 5.2b).

▶ **Nebenwirkungen**

Gastrointestinale Nebenwirkungen, Allergie (ca. 5 % Kreuzreaktion mit Penicillinen), jedoch seltener Anaphylaxie (0,015-0,04 %), Pseudomembranöse Colitis (*Clostridium difficile*).

▶ **Handelsform**

☞ Tab. 5.2a.

▶ **Dosierung**

Unterschiedlich je nach Präparat (☞ Tab. 5.2b). Einnahme zu/nach den Mahlzeiten.

▶ **Stellenwert**

Nachteilig ist der Einfluss auf die normale Vaginalflora, was zur Kolonisation mit Candida und Enterobakterien führen kann. Oralcephalosporine sind nicht als Mittel der erstenWahl für die empirische Kurzzeittherapie der unkomplizierten Zystitis geeignet. Vorteilhaft ist die Einsatzmöglichkeit in der Gravidität und bei Kindern. In anderen Situationen sollten sie nur nach vorliegender Resistenztestung verordnet werden.

> Für die orale Behandlung von Harnwegsinfekten können heute überwiegend die Cephalosporine der Gruppe 2/3 nach PEG (☞ Tab. 5.2) empfohlen werden.

Diese besitzen ein erweitertes Spektrum gegenüber gramnegativen Keimen (insbesondere Ceftibuten), nachteilig ist eine schwächere Aktivität gegen Staphylokokken (Ausnahme Cefpodoxim, Cefuroxim) sowie eine z.T. inkomplette enterale Resorption.

5.5.2. Nitroxolin

▶ **Wirkstoff**

5-Nitro-8-chinolinol

▶ **Wirkmechanismus**

Bakterizid und Fungizid durch Inhibition essentieller Enzymsysteme der Erreger (Blockierung der Stoffwechselwege), zusätzlich Hemmung der Bakterienadhärenz.

▶ **Pharmakokinetik**

Nahezu vollständige Resorption, keine wirksamen Serum- u. Gewebespiegel, HWZ: 2-2,6 Std., geringe Plasmaeiweißbindung (10 %).

▶ **Urinausscheidung**

Vollständig renale Ausscheidung, max. Urinspiegel nach 2-4 Stunden.

▶ **Vorteil**

Keine Wirkung auf die Darmflora, vermutlich geringe Resistenzentwicklung, Wirkung auf Hefen, keine Arzneimittelinteraktionen.

▶ **Schwäche**

Resistenz bei Pseudomonas, keine aktuellen überregionalen Resistenzdaten verfügbar.

▶ **Kontraindikationen**

Leber und Nierenfuntionsstörung (Kreatinin > 2 mg/100 ml), Schwangerschaft (tierexperimentell keine Teratogenität nachgewiesen, jedoch keine ausreichenden Erkenntnisse beim Menschen), Stillzeit.

▶ **Nebenwirkungen**

Gastrointestinal, Allergie, Thrombozytopenie, reversible Gelbfärbung von Urin, Schweiß, Haut, Nägeln, Haaren.

▶ **Handelsform**

Nitroxolin mini® (80 mg)/midi® (150 mg)/forte® (250 mg).

▶ **Dosierung**

Erwachsene 3 x 250 mg, Kinder ab 14 Jahren 3 x 150 mg, Kinder ab 3 Jahren 3 x 80 mg jeweils vor den Mahlzeiten oder 1-2 Std. danach.

▶ **Stellenwert**

"Hohlraumantibiotikum", Vorteil bei Kombinationsinfektionen unter Beteiligung von Candida (z.B. bei Diabetes mellitus), wegen fehlender Arzneimittelinteraktionen bei multimorbiden Patienten möglich (cave Niereninsuffizienz!), wahrscheinlich günstige Resistenzlage.

5.5.3. Fosfomycin-Trometamol

Orale Applikationsform des Fosfomycin.

▶ **Wirkmechanismus**

Bakterizid (Zellwandsynthesehemmung durch Blockade der Peptidoglycansynthese), auch Verminderung der Bakterienadhäsion.

▶ **Pharmakokinetik**

Mäßige enterale Resorption 32-54 %, Serum-HWZ: 4-8 Stunden, fast ausschließlich renale Ausscheidung. Keine therapeutischen Spiegel im Gewebe.

▶ **Urinausscheidung**

Sehr hohe Urinspiegel (bis 5000 mg/l), therapeutische Wirkspiegel im Urin über mindestens 36 Stunden, bei älteren Patientinnen jedoch um bis zu 50 % geringere Urinspiegel.

▶ **Vorteil**

Breites Spektrum (grampositiv und gramnegativ), geringe Resistenzentwicklung, fehlende Kreuzresistenz, Gabe in der Schwangerschaft möglich.

▶ **Schwäche**

Staph. saprophyticus, Pseudomonas.

▶ **Nebenwirkungen**

Ca. 6 %, überwiegend gastrointestinal (Diarrhoe).

▶ **Kontraindikation**

Kinder < 12 Jahre, eingeschränkte Nierenfunktion (Clearance < 80 ml/min), bekannte Allergie.

▶ **Handelsform**

Monuril®3000.

▶ **Dosierung**

1 x 3 g (2 h vor oder nach Mahlzeit, nicht gleichzeitig mit Metoclopramid).

▶ **Stellenwert**

Nachgewiesene Wirksamkeit bei der unkomplizierten Zystitis bei Frauen im geschlechtsaktivem Alter (Metaanalyse, Stein 1998), Zahl der Studien aber gering (überwiegend Vergleichsstudien mit 7-Tage-Regimen), Resistenzstatistiken nur in wenigen Ländern wie Spanien und Frankreich, verhältnismäßig teuer, Zulassung für Frauen im 12.-65. Lebensjahr mit unkomplizierten Harnwegsinfektionen und daher bei der erstmaligen unkomplizierten Zystitis dieser Patientengruppe zu empfehlen, Einsatz in der Gravidität möglich (kein teratogener Effekt nachgewiesen). In den USA einzige FDA-Zulassung für die single-dose-Therapie der Zystitis.

5.5.4. Nitrofurantoin

▶ **Wirkmechanismus**

Bakteriostatisch (in höherer Dosierung bakterizid).

▶ **Pharmakokinetik**

Gute Resorption, aber keine therapeutischen Serum- oder Gewebespiegel, Plasma-HWZ: 20 min.

▶ **Urinausscheidung**

40 %, therapeutische Urinkonzentrationen für 6-8 Stunden bei normaler Nierenfunktion.

▶ **Vorteil**

Meist auch im grampositiven Spektrum wirksam.

▶ **Schwäche**

Proteus, Pseudomonas, Anaerobier.

▶ **Nebenwirkungen**

Gastrointestinal (Übelkeit, Erbrechen), bei low-dose-Prophylaxe ist die Übelkeit oft nur in der Anfangsphase nachweisbar. Sehr seltene (je 0,001-0,0002 %, kumulativ 0,0028 %, D`Arcy 1985) aber schwere Nebenwirkungen: ZNS (Dosis-abhängig), Polyneuropathie (erhöhtes Risiko bei Niereninsuffizienz und Diabetes), "Nitrofurantoin-Pneumonie", Lungenfibrose (erhöhtes Risiko bei Langzeittherapie > 6 Monate), Autoimmunreaktionen, Agranulozytose, Anämie, Hämolyse. Des weiteren sind Allergie, Leberreaktionen, Autoimmunreaktionen, teratogene Wirkung und Wechselwirkungen mit Chinolonen möglich.

Die Nebenwirkungen scheinen in Makrokristall-Galenik wegen langsamerer Resorption oder Dragee-Galenik mit retardierter Freisetzung des mikrokristallinen Wirkstoffes seltener zu sein.

▶ **Kontraindikation**

Niereninsuffizienz jeden Grades (wegen erhöhten Risikos einer Polyneuropathie durch Kumulation).

▶ **Handelsform**

u.a. Nifurantin® (100 mg), Uro Tablinen® (50 mg), Nifuretten® (20 mg) etc.

▶ **Dosierung**

• zur Therapie:
  - *Erwachsene* 300 mg/die in 3 Einzeldosen, Einnahme mit der Mahlzeit! (erhöht die Bioverfügbarkeit), Laborkontrollen erforderlich!
  - *Kinder*: Tagesdosis 5 mg/kg KG verteilt auf 3 Einzeldosen

• zur Chemoprophylaxe:
  - bei Erwachsene: 50 mg/die
  - bei Kindern: 2 mg/kg KG/die

▶ **Stellenwert**

Der klinische Nutzen wird sehr unterschiedlich eingeschätzt und reicht von der Leitlinienempfehlung (DEGAM) als Mittel der 1. Wahl bis hin zur Wertung "eingeschränktes Indikationsspektrum" (Simon/Stille). Nach eigener Einschätzung kann Nitrofurantoin bei der Therapie der unkomplizierten Zystitis und bei leichten komplizierten Infektionen (nach Vorliegen des Antibiogramm) eine sinnvolle Alternative darstellen, insbesondere vor dem Hintergrund steigender Resistenzraten bei "Breitspektrumpräparaten".

Unbestritten ist der Stellenwert als Mittel der 1. Wahl bei der Rezidivprophylaxe der rezidivierenden Zystitis (☞ Kap. 9.3.2.1.).

5.5.5. Tetrazykline

Tetrazyklin, Minocyclin, **Doxycyclin**, alle mit identischem Wirkspektrum.

▶ **Wirkmechanismus**

Bakteriostatisch.

▶ **Pharmakokinetik**

75 % Resorption (Doxycyclin), gute Gewebediffusion in Niere und Genitalorgane, aber auch Leber, Milz, Knochen, Lunge.

▶ **Urinausscheidung**

40 %, (keine Kumulation bei Niereninsuffizienz).

▶ **Vorteil**

Wirksamkeit auch bei intrazellulären Keimen wie Mykoplasmen, Ureaplasmen, Chlamydien.

▶ **Schwäche**

Keine Wirkung bei Proteus und Pseudomonas, unterschiedliche Empfindlichkeit von *E. coli*, Klebsiellen, Enterokokken, Staphylokokken.

▶ Nebenwirkung

Magen-Darm, Nieren-, Leberschäden, Photodermatose, selten Allergie, Pseudoglukosurie, Interaktion u.a. mit Antikoagulantien, oralen Antidiabetika, Antazida, Digoxin.

▶ Kontraindikation

Schwangerschaft, Kinder bis 7 Jahre.

▶ Dosierung

Doxycyclin 1 x tgl., initial 200 mg am 1. Tag, dann 100-200 mg (2-4 mg/kg KG)/die, ab 70 kg KG 200 mg/die

▶ Stellenwert

Nicht bei Harnwegsinfekten, nur bei STD (☞ Kap. 14.) einzusetzen.

5.5.6. Makrolide

Erythromycin, Azithromycin, Roxithromycin u.a.

▶ Wirkmechanismus

Bakteriostatisch.

▶ Pharmakokinetik

Erythromycin ist säurelabil (Magensaft!), die Resorption unsicher (Roxithromycin mit ca. 60-80 % vergleichsweise gut), Anreicherung in Gewebe und Körperzellen (Granulozyten) höher als Serumspiegel, hohe Plasmaeiweißbindung.

▶ Urinausscheidung

2-7 %.

▶ Vorteil

Erfassen Mykoplasmen, Ureaplasmen, Chlamydien.

▶ Schwäche (Resistenz und fehlende Wirksamkeit)

Resistenz bei Enterobakterien, Pseudomonas, Staphylokokken, Enterokokken.

▶ Nebenwirkungen

Gastrointestinal (5 %), selten allergisches Hautexanthem, Leberfunktionsstörungen (Cholestase, Pankreatitis), Wechselwirkung mit Theophyllin, Cumarin, Antiarrhythmika.

▶ Handelsform

Erythromycin (Monomycin® u.a.), Azithromycin (Zithromax® uno), Roxithromycin (Roxigrün® u.a.).

▶ Dosierung

Erythromycin 4 x 500 mg, Azithromycin 1 g Einmaldosis (1 x 4 Tabl.) Roxithromycin 2 x 150 mg/die oder 1 x 300 mg/die

▶ Stellenwert

Nichtgonorrhoische Urethritis.

Ketolide (Telithromycin) sind eine Weiterentwicklung der Makrolide. Sie sind für den Einsatz bei Harnwegsinfektionen nicht zugelassen.

5.5.7. Trimethoprim (TMS)

▶ Wirkmechanismus

Bakteriostatisch. Folsäureantagonist (Hemmung der Dihydrofolat-Reduktase).

▶ Pharmakokinetik

Nahezu vollständige Resorption, hohe Bioverfügbarkeit, gute Gewebegängigkeit mit Anreicherung im sauren Milieu (bis zu 3,5-facher Serumspiegel in Nieren, Prostatagewebe, Prostatasekret), auch gute Fähigkeit, in die Vaginalwand zu penetrieren und Nachweis im Vaginalsekret (Reeves 1994), Serumspitzenspiegel nach 1-4 Stunden, 40-50 % gebunden, Plasma-HWZ: 10 Stunden.

▶ Urinausscheidung

Überwiegend renale Ausscheidung (75-80 % unverändert), Urinspiegel 100-fach höher als Serumspiegel, therapeutische Urinspiegel über 12 Stunden (nach 160 mg Einzeldosis).

▶ Schwäche

Anaerobier, Pseudomonas, Resistenzentwicklung bei Enterobakterien.

▶ Kontraindikation

Schwangerschaft (1. Trimenon und Ende), Megaloblastenanämie, Granulo-, Thrombozytopenie, Folsäuremangel.

▶ Nebenwirkungen

Gastrointestinal (2-3 %) und Hautreaktionen (1-3 %), äußerst selten schwere hämatologische Veränderungen (Agranulozytose), Interaktion mit p-Aminosalizylsäure, Barbituraten.

▶ Handelsform

Infectotrimet® 50/100/150/200 mg Tabletten/Saft (50/100), TMP-ratiopharm® 50/100/150/20 mg Tabletten, u.a.

▶ Dosierung
- Therapie: 2 x 100-150 mg/die
- Prophylaxe: 1 x 50 mg/die

▶ Stellenwert

Zulassung für unkomplizierte HWI der Frau, Reaszensionsprophylaxe, Rezidivprophylaxe bei rezidivierender bakterieller Prostatitis.

5.5.8. Cotrimoxazol

Sulfamethoxazol SMX (Hemmung der Folsäuresynthese) + Trimethoprim TMP (Hemmung der Dihydrofolat-Reduktase).

▶ Wirkmechanismus

Einzeln bakteriostatisch, gemeinsam bakterizid.

▶ Pharmakokinetik

TMP ☞ oben, Sulfonamidanteil SMX mit geringerer Gewebegängigkeit, niedrige Prostatagewebe- und -sekretspiegel, kein Vaginalsekretspiegel, Plasma-HWZ 10 Stunden.

▶ Urinausscheidung

SMX 80-90 %, TMS ☞ oben.

▶ Vorteil

Gegenüber Einzelsubstanzen synergistische Wirkung, teilweise bakterizide Wirkung.

▶ Schwäche

Resistenzentwicklung bei Enterobacteriaceae. Pseudomonas und Staphylokokken nicht erfasst.

▶ Nebenwirkungen

Allergie gegen den Sulfonamidanteil (bis zu Lyell-Syndrom (Schopf 1987), Stevens-Johnson-Syndrom); Nierenfunktionsstörung (vor allem bei Exsikkose, Nierenvorschädigung); Knochenmarksdepression bei längerer Anwendung: Thrombozytopenie (vor allem bei älteren Patienten und gleichzeitiger Einnahme von Diuretika), selten Agranulozytose mit letalem Ausgang, bei kurzfristiger Anwendung keine Hämatotoxizität; Übelkeit, Erbrechen; Interaktion mit diversen Medikamenten (u.a. Antikoagulantien vom Dicumaroltyp, Phenytoin, Ciclosporin, Sulfonylharnstoffen, Methotrexat); Hypoglykämie (Lee 1997).

▶ Kontraindikation

Im Tierversuch teratogen, daher nicht in der Gravidität (1. Trimenon und letzte 4 Wochen vor errechnetem Geburtstermin), Megaloblastäre Anämie, Hepatitis und schwere Lebererkrankungen, Glukose-6-Phosphat-Dehydrogenase-Mangel, Hämoglobinanomalien, Porphyrie, Granulozytopenie, Niereninsuffizienz.

▶ Handelsform

z.B. Cotrim®, Supracombin® u.a.

▶ Dosierung

"Forte" 160/800 mg 2 x/die

Reaszensionsprophylaxe 80/400 mg ½/Abend (entspricht 40/200 mg).

Bei Therapiedauer über 10 Tage: Blutbildkontrollen!

▶ Stellenwert

Nicht unstrittig, Studien aus den 80er Jahren zeigen keinen Vorteil gegenüber der Monosubstanz TMP (Keenan 1983, Ziak 1987, TMP Study Group 1981, Lacey 1980), durch den Sulfonamidanteil erhöht sich die Nebenwirkungsrate, insbesondere allergische Hautreaktionen (Uhari 1996, Jick 1982, Hunziker 1997). Diese Daten beziehen sich allerdings auf Langzeitbehandlungen bei Kindern oder stationär behandelte Patienten und nicht auf Patienten einer Arztpraxis.

> Nach eigener Einschätzung kommt Cotrimoxazol bei der Therapie von Harnwegsinfektionen häufig zum Einsatz. Bei unkomplizierten Infekten sollte die Verordnung heute jedoch nur in Kenntnis der lokalen Resistenzlage erfolgen. Bei komplizierten Infekten und unter stationären Bedingungen (nosokomiale HWI) ist das Präparat aufgrund der Resistenzentwicklung nicht als Therapie der ersten Wahl zu empfehlen. Cotrimoxazol kann ohne Wirkungsverlust durch Trimethoprim ersetzt werden, möglicherweise werden darüber hinaus die Nebenwirkungen reduziert.

5.5.9. Fluorchinolone (FC)

Weiterentwicklung der Nalidixinsäure (+ Fluor), früher als Gyrasehemmer bezeichnet. Allen FC ist gemeinsam:

- nach oraler Medikation schnelles Erreichen maximaler Serumkonzentrationen
- niedrige Plasmaproteinbindung

- schnelle und konzentrationsabhängige bakterizide Wirkung

In Deutschland befinden sich u.a. derzeit im Handel:

- Norfloxacin
- Ciprofloxacin
- Enoxacin
- Levofloxacin

Enoxacin ist kein Flurchinolon im engsten Sinne.

Gruppe	Charakteristik	Substanzen
I	orale FC, eingeschränkte Indikation, im wesentlichen Harnwegsinfektionen	• Norfloxacin
II	systemisch anwendbare FC, breite Indikationsstellung	• Enoxacin • Ofloxacin • Ciprofloxacin
III	verbesserte Aktivität gegen grampositive und "atypische" Erreger	• Levofloxacin • (Sparfloxacin)
IV	wie III, aber mit verbesserter Aktivität gegen Anaerobier	• Moxifloxacin

Tab. 5.3: Einteilung der Fluorchinolone nach PEG (Naber 1998).

▶ Wirkmechanismus

Bakterizid, Hemmung der DNA-Gyrase (Topoisomerase II) und/oder Topoisomerase IV (Präparate der Gruppe III und IV), wodurch das DNS-"Supercoiling" verhindert und der DNS-Doppelstrang aufgetrennt wird. Die einzelnen Präparate zeichnen sich durch unterschiedliche Aktivität gegenüber den beiden Topoisomerasen aus. Topoisomerasen sind am besten bei *E. coli* erforscht, finden sich aber in nahezu allen Bakterien. Wirkort bei *E. coli* und Pseudomonas ist überwiegend die DNA-Gyrase, bei grampositiven Erregern (z.B. *Staph. aureus*) überwiegend die Topoisomerase IV. Alle FC wirken auf proliferierende Bakterien, neuere FC darüber hinaus auch auf nicht-teilende Bakterien in der Ruhephase.

Die Wirkung aller FC ist konzentrationsabhängig. Der höchste bakterizide Effekt wird bei der OBC (*optimal bactericidal concentration*) erreicht, der meist im Bereich des 8- bis 10-fachen der MHK liegt. Zusätzlich existiert bei den Präparaten der Gruppe III und IV ein postantibiotischer Effekt für 1-6 Stunden (= Suppression des Bakterienwachstums nach Entfernen des Antibiotikums aus der Umgebung der Bakterien).

▶ Pharmakokinetik

Sehr gute Resorption, hohe Vaginalsekretspiegel, hohe Prostatasekretspiegel.

▶ Urinausscheidung

☞ Tab. 5.4

▶ Vorteil

☞ Tab. 5.4

▶ Schwäche

☞ Tab. 5.4, FC der Gruppe I und II bei *Staph. saprophyticus* (Stamm 1993)

▶ Nebenwirkungen

Gesamt ca. 4-10 % (☞ Tab. 5.5), gastrointestinal (dosisabhängig), ZNS (Schwindel, Kopfschmerz, Müdigkeit, Erregtheit bis zu psychotischen Reaktionen, Sehstörungen, Krampfanfälle, Sensibilitätsstörung, eingeschränktes Reaktionsvermögen im Straßenverkehr!), Allergie, Tendovaginitis, Leber, Blutbild, Gelenkbeschwerden, Phototoxizität.

Nebenwirkung	%
Magen-Darm	0,8-6,8
ZNS	0,9-4,7
Blutbildveränderung	0,5-5,3
Haut/Allergie	0,9-4,1
Skelettsystem (u.a. Tendinitis)	0,5-2,0
Kardiovaskulär	0,5-2,0
Nephritis, Kristallurie, Leberfunktionsstörung	0,5-4,5

Tab. 5.5: Nebenwirkungsspektrum der Fluorchinolone (nach Schwabe 1998).

Seltene, schwere Nebenwirkungen wurden beobachtet und haben auch nach der Rücknahme der betroffenen Präparate (Trovafloxacin, Clinafloxacin, Grepafloxacin) aus dem Handel gegenüber der Gruppe der FC insgesamt eine "Nebenwirkungs-Sensibilität" hervorgerufen. Kardiotoxizität mit

5.5. Oral einsetzbare Wirkstoffe

	Norfloxacin	Ciprofloxacin	Levofloxacin
Resorption in %	35-40	70	> 90
Mittlerer Serumspiegel nach 1-3 Std. in mg/l	1,5	1,4-3,6*	2,5-6*
HWZ in h	4	3-4	7
Plasmaeiweißbindung %	14	30	30-40
Urinausscheidung %	30-40	30	>85
Resistenz	• Grampos. Keime • Ureaplasmen • Mykoplasmen • Chlamydien	• Grampos. Keime • Ureaplasmen	• *Staph. aureus* (methi-resistent)
Schwäche	• Pseudomonas	• Streptokokken • Mykoplasmen • Chlamydien • Anaerobier	• *Bacteroides* • *Clostridium difficile*
Nebenwirkungsspektrum	• ☞ oben	• ☞ oben	• ☞ oben
Interaktionen	• Antazida • Theophyllin • Coffein • Ciclosporin • Antikoagulanzien	• Antazida • Theophyllin • Coffein • NSAR • MCP • Glibenclamid	• Antazida • Antikoagulanzien • Sucralfat • Eisen
Dosierung	• 2 x 400 mg	• 2 x 250 mg • 2 x 500 mg	• 1 x 250 mg • 1 x 500 mg
Handelsform	diverse	diverse	Tavanic®

Tab. 5.4: Charakteristika der Fluorchinolone.
* in Abhängigkeit von handelsüblicher Dosierung.

QT-Verlängerung ("Torsade de pointes") bei Grepafloxacin, Lebertoxizität mit Lebernekrosen bei Sparfloxacin, akute eosinophile Hepatitis bei Trovafloxacin sowie akutes Nierenversagen unter Ciprofloxacin (Connor 1994) zählen zu diesen seltenen und schweren Ereignissen. Gatifloxacin (Bonoq®) wurde wegen des Einflusses auf den Blutzucker bei Diabetikern in Deutschland vom Markt genommen.

Tendinopathien sind grundsätzlich bei der Anwendung von FC möglich, wurden allerdings am häufigsten bei Pefloxacin beobachtet, hier auch mit der Folge einer Achillessehnenruptur. Die Häufigkeit einer Tendinitis liegt bei klinischer Anwendung der übrigen FC zwischen 0 % (Norfloxacin) und 0,72 % (Ofloxacin) (van der Linden 1999). Das Risiko ist erhöht bei Patienten jenseits des 60. Lebensjahres, bei Magnesiummangel und bei gleichzeitiger Anwendung von Kortikosteroiden.

Das Ausmaß der Phototoxizität hängt von der Molekülgruppe in Position 8 ab und variiert je nach Präparat.

Zentralnervöse Nebenwirkungen sind ebenfalls bei allen FC möglich. Besonders zu nennen sind dabei extrapyramidale Symptome oder psychotische Reaktionen bis hin zur Suizidalität (unter Levofloxacin 0,01-0,1%).

▶ Kontraindikation

Schwangerschaft, Kinder, Epilepsie, Sehnenbeschwerden nach früherer FC-Anwendung

▶ Arzneimittelinterferenzen

Verstärkte Nebenwirkungen von Theophyllin und Coffein (Cytochrom P 450), Verstärkung der Warfarin-Wirkung, erhöhte Krampfneigung bei Gabe nicht-steroidaler Antiphlogistika (☞ auch Tab. 5.4).

▶ Dosierung

☞ Tab. 5.4

▶ Stellenwert bei HWI

> Fluorchinolone sind sehr potente Wirkstoffe, sollten aber mit Bedacht eingesetzt werden und nicht als "omnipotentes Routinepräparat", um eine rasche Resistenzentwicklung zu vermeiden. Hauptindikationen im Bereich Urologie sind komplizierte HWI, rezidivierende Zystitis, Prostatitis.

▶ Resistenzentwicklung und Kreuzresistenz der Fluorchinolone

Grundsätzlich ist eine Kreuzresistenz zwischen verschiedenen Fluorchinolonen möglich. Sie ist jedoch überwiegend im gramnegativem Spektrum zu erwarten. Da grampositive Erreger nur durch Wirkstoffe der Gruppen III und IV (☞ Tab. 5.3) erreicht werden, kann sich eine Kreuzresistenz auch nur auf diese Substanzen erstrecken, die Datenlage lässt diesbezüglich derzeit noch keine endgültige Beurteilung zu. Aufgrund der natürlichen Resistenz ist bei Erwartung von grampositiven Erregern der Einsatz von Fluorchinolonen der Gruppe III und IV aber dem der Vertreter der Gruppen I und II vorzuziehen. Die Wahrscheinlichkeit für eine Resistenzentwicklung und somit für eine Kreuzresistenz hängt von den im Kap. 5.10. beschriebenen Mechanismen ab.

5.6. Parenteral einsetzbare Wirkstoffe

5.6.1. Aminoglykoside

Gentamycin, Tobramycin, Amikacin, Netilmicin.

▶ Wirkmechanismus

Bakterizid (sowohl in der Proliferations- als auch in der Ruhephase der Bakterien), mehrere Mechanismen, synergistisch mit β-Laktamantibiotika (bei Enterobakterien, Enterokokken und Pseudomonas).

▶ Gewebegängigkeit

Unterschiedlich, Speicherung in den Nieren. Wegen Hydrophilie keine Membranpassage, jedoch ist eine Gewebepenetration via Endozytose/Akkumulation möglich

▶ Urinausscheidung

80-95 %.

▶ Vorteil

Gute Wirksamkeit gegen Enterobakterien (Proteus nur mäßig), Pseudomonas, Staphylokokken.

▶ Schwäche

Enterokokken.

▶ Nebenwirkungen

Vestibularisschädigung, Nephrotoxizität, selten Allergie, neuromuskuläre Blockade bei zu rascher i.v.-Injektion einer hohen Dosis (Antidot: Calciumglukonat).

▶ Kontraindikation

Gravidität, terminale Niereninsuffizienz, Innenohrvorschädigung, keine Kombination mit Furosemid i.v., da die Ototoxizität verstärkt wird, Vorsicht bei Myasthenia gravis und Morbus Parkinson.

▶ Dosierung

Enge therapeutische Breite, d.h. effektiver Wirkspiegel und toxische Grenzkonzentration liegen eng beieinander, "Normaldosierung" 4 mg/kg KG (Idealgewicht) pro die (= 200-400 mg), bei schweren Infektionen 5-10 mg/kg/KG (Idealgewicht) pro die (= 500-800 mg), jeweils als Infusion i.v. über 60 min. Die Einmalgabe zeigt weniger Nebenwirkungen als die Mehrfachgabe (Ototoxizität 13 % vs. 39 %, Nephrotoxizität 5 % vs. 24 %; Prins 1993), Einmalgabe insbesondere bei Kombination mit β-Laktamantibiotika empfohlen! Das Risiko für toxische Schäden steigt wegen Kumulation im Innenohr und Nierenrinde ab 8 Tagen Therapiedauer, die Gesamtdauer von max. 14 Tage sollte nicht überschritten werden.

Bei Adipositas sind 40 % des Übergewichtes bei der Berechnung der Dosierung zu berücksichtigen.

▶ Serumspiegelbestimmungen

1 Stunde nach i.v.-Gabe oder Beginn der Infusion mit Bestimmung des "Spitzenspiegels" (Soll: 4-10 mg/l nicht unterschreiten, sonst Unterdosie-

rung) sowie nach 24 Stunden (Soll: 2 mg/l nicht überschreiten, sonst Überdosierung).

5.6.2. Aminopenicillin

Ampicillin.

Wirksamkeit gegen Enterokokken, Streptokokken und gramnegative Erreger. Allerdings Schwächen im gramnegativen Spektrum und Resistenzen durch β-Laktamasen. Durch Kombination mit β-Laktamaseinhibitoren (Clavulansäure, Sulbactam) werden diese Nachteile zum Teil ausgeglichen

5.6.3. Acylaminopenicillin

Mezlocillin, Azlocillin, Piperacillin.

Gute Wirksamkeit gegen Enterokokken, Enterobakterien und Pseudomonas (außer Mezlocillin). Die Wirkstoffe werden jedoch durch β-Laktamasen hydrolysiert und sollten daher nur in Kombination mit Inhibitoren, z.B. Sulbactam (Combactam®), eingesetzt werden. Auch fixe Kombination stehen zur Verfügung (Tazobac®)

5.6.4. Cephalosporine

☞ Oralcephalosporine (β-Laktamantibiotika).

Die parenteralen Cephalosporine werden in 5 Gruppen eingeteilt (☞ Tab. 5.6), im nachfolgenden Text bezieht sich die Gruppenbezeichnung auf die Einteilung der PEG (Vogel 1999).

Cephalosporine der Gruppe 1 haben Schwächen im gramnegativen Bereich und finden nur eingeschränkte Anwendung. Dieser Nachteil wurde bei den Präparaten der Gruppe 2 ausgeglichen. In der Gruppe 3a ist die Effektivität gegenüber gramnegativen Erregern weiter verbessert, die Staphylokokkenwirksamkeit jedoch schwächer. Vertreter der Gruppe 3b besitzen eine gute Pseudomonas-Aktivität. Cefsulodin (Gruppe 4) wirkt ausschließlich gegen Pseudomonas und hat insofern eine Sonderstellung. Cefoxitin (Gruppe 5) ist auch bei Anaerobiern wirksam, hat jedoch eine Schwäche bei Staphylokokken.

Parenterale Cephalosporine kommen für die Therapie schwerer Krankheitsbilder (z.B. Pyelonephritis, komplizierte Harnwegsinfektionen) in Betracht. Bei der empirischen Therapie (unbekannter Erreger) sind Cephalosporine der Gruppe 2 und 3a geeignet, sollten jedoch aufgrund der Enterokokkenlücke in dieser Situation nur in Kombination, vorzugsweise einem Aminoglykosid, zum Einsatz kommen.

5.6.5. Carbapeneme

Carbapeneme sind Breitspektrumantibiotika, welche den gramnegativen und grampositiven Bereich abdecken. Ihr Einsatz ist auf die empirische Therapie bei lebensbedrohlichen Infektionen beschränkt.

- *Imipenem/Cilastin*: Zienam®
- *Meropenem*: Meronem®

Beschreibung	Gruppe			Wirksubstanzen	Handelsname
	Simon/Stille	PEG	Leitsubstanz		
Basis-Cephalosporin	1	1	Cefazolin	Cephalozolin	Gramaxin® u.a.
Intermediär-Cephalosporin	2	2	Cefuroxim	Cefuroxim	Zinafec®
				Cefotiam	Spizef®
				Cefamandol	Mandokef®
Breitspektrum-Cephalosporin	4	3a	Cefotaxim	Cefotaxim	Claforan®
				Ceftriaxon	Rocephin®
				Ceftizaxim	Ceftix®
				Cefodizim	Opticef®
Pseudomonas-Cephalosporin	5	3b	Ceftazidim	Ceftazidim	Fortum®
				Cefepim	Maxipime®
				Cefoperazon	Cefobis®
		4	Cefsulodin	Cefsulodin	Pseudocef®
Cephamycine	3	5	Cefoxitin	Cefoxitim	Mefoxitin®

Tab. 5.6: Parenterale Cephalosporine.

5.6.6. Fluorchinolone

☞ Kap. 5.5.9.

Parenterale Fluorchinolone sind aus den Gruppen 2 und 3 verfügbar. Die Substanzen der Gruppe 2 haben analog zu den oralen Darreichungsformen eine schwächere Wirkung gegenüber grampositiven und "atypischen" Erregern. Ciprofloxacin (Ciprobay®) zeigt die höchste Pseudomonasaktivität. Aus der Gruppe 3 ist Levofloxacin (Tavanic®) auf dem Markt, aus der Gruppe 4 Trovafloxacin (Trovan®, nicht in Deutschland).

Die Indikation zum parenteralen Einsatz von Fluorchinolonen beschränkt sich auf schwere Infektionen, bei denen eine orale Aufnahme nicht möglich oder die enterale Resorption nicht sicher ist.

5.7. Antibiotika bei Kindern

5.7.1. Säuglinge

Einsetzbar sind: Penicilline (außer Depotpenicilline), Cephalosporine (außer Cefazolin, Cefixim), Aminoglykoside (außer Spectinomycin, Streptomycin), Vancomycin (nach Knopf 1997).

5.7.2. Kinder (nach der Säuglingsperiode)

Oral einsetzbar ☞ Tab. 5.7.

▶ Kontraindikation

Tetrazykline (bis 8. Lebensjahr), Fluorchinolone bis zum Abschluss des Knochenwachstums (18. Lebensjahr).

Parenteral einsetzbar sind:

- *Cefotaxim*: 50 mg/kg KG alle 8 Stunden
- *Ceftriaxon*: 50 mg/kg KG alle 12 oder 24 Stunden
- *Gentamycin*: 2,5 mg/kg KG alle 8 Stunden, möglichst unter Serumspiegelbestimmung

5.8. Antibiotika in der Schwangerschaft und Stillzeit

In der Gravidität und der Stillzeit steht nur ein eingeschränktes Antibiotikarepertoire zur Verfügung. Es sind verschiedene teratogene Effekte einzelner Substanzen, überwiegend tierexperimentell, beschrieben. Bei anderen Präparaten wurden tierexperimentell keine fetotoxischen Auswirkungen nachgewiesen, es fehlen aber ausreichende klinische Daten der Einsetzbarkeit (Knopf 1997). Daraus leiten sich Empfehlungen gemäß Tabelle 5.8 ab. Eine absolute Kontraindikation für die Präparate gibt es nicht. Wenn es die Umstände erfordern (vitale Indikation), ist auch der Einsatz von Präparaten gerechtfertigt, die primär nicht eingesetzt werden sollten. So reichen die Empfehlungen von "*einsetzbar, da keine Schäden bekannt*" über "*nicht zu empfehlen*" bis in zu "*kontraindiziert, nur in vitaler Indikation einsetzbar*".

Im angloamerikanischen Schrifttum existiert eine Risikoklassifizierung von Medikamenten bezüglich ihrer Einsetzbarkeit in der Schwangerschaft (Briggs 1998). Hier finden sich auch verschiedene Antiinfektiva. Penicilline und Cephalosporine befinden sich in der "Risikogruppe B", in welcher tierexperimentell zwar keine fetotoxischen Effekte beobachtet wurden, aber kontrollierte Studien an graviden Frauen fehlen. Derselben Gruppe werden auch Fosfomycin und Nitrofurantoin zugeordnet. Zum Nitrofurantoin existieren Daten der klinischen Anwendung ohne Nachweis fetotoxischer Auswirkungen (Stamm 1985, Harris 1974, Riedasch 1987). Die Hersteller der in Deutschland zugelassenen Handelspräparate weisen in ihren Pro-

Penicilline	Amoxicillin	50 mg/kg KG	Amoxypen® Saft u.a.
Cephalosporine	Cefaclor	50 mg/kg KG	diverse
	Cefuroxim	25 mg/kg KG	Elobact®-Suspension
	Cefixim	8 mg/kg KG	Cephoral®-Suspension
	Ceftibuten	9 mg/kg KG	Keimax®
Cotrimoxazol		5 mg TMP + 25 mg SMX/kg KG	Supracombin® Saft u.a.
Trimethoprim		5 mg/kg KG	Infectotrimet®
Nitrofurantoin		5 mg/kg KG	Nifuretten®

Tab. 5.7: Oral einsetzbare Antibiotika bei Kindern (nach der Säuglingsperiode) und orale Tagesdosen.

Wirkstoff	Schwangerschaft			Stillzeit
	Bis 12. Woche	13.-39. Woche	Letzte Woche vor Geburt	
Penicilline (alle)	+	+	+	+
Penicillin/β-Laktamaseinhibitor	!	!	!	!
Cephalosporine	+	+	+	+
Aminoglykoside	Ø	Ø	Ø	Ø
Makrolid, z.B. Erythromycin	+	+	+	+
Clindamycin	+	+	+	?
Vancomycin	Ø	Ø	Ø	+
Tetrazykline, z.B. Doxycyclin	Ø	Ø	Ø	Ø
Fosfomycin-Trometamol	~	~	~	?
Cotrimoxazol	Ø	~	Ø	Ø
Trimethoprim	Ø	~	Ø	Ø
Nitrofurantoin	~	~	~	~
Fluorchinolone	Ø	Ø	Ø	Ø
Metronidazol	Ø	Ø	Ø	Ø
Nystatin	+	+	+	+
Clotrimazol	+	+	+	+

Tab. 5.8: Antibiotika und Antimykotika in Schwangerschaft und Stillzeit.
Legende:
Ø = kontraindiziert, nur bei vitaler Indikation einsetzbar
! = strengste Indikationsstellung wegen unzureichender Erfahrung
~ = nicht zu empfehlen, aber keine Kontraindikation
+ = verwendbar, bisher keine Schäden bekannt
? = fraglich, nähere Angaben fehlen.

duktmonographien unter der Rubrik "Kontraindikationen" auf fehlende klinische Erfahrungen hin und empfehlen den Einsatz nur bei dringender Notwendigkeit. Beide Präparate können somit nach Abwägung des Nutzen/Risikoverhältnisses in der Schwangerschaft als Mittel der 2. Wahl eingesetzt werden, beispielsweise bei β-Laktamallergien, Unverträglichkeiten oder Resistenzen.

5.9. Antibiotika bei Niereninsuffizienz

In der Arzneimitteltherapie spielt die Nierenfunktion aus zweierlei Hinsicht eine wesentliche Rolle: Bei eingeschränkter Nierenfunktion ist neben potentiell nephrotoxischen Begleiterscheinungen eine Dosisreduktion in Abhängigkeit von der renalen Ausscheidung des Wirkstoffes zu berücksichtigen (☞ Tab. 5.9). Die Kenntnis der glomerulären Filtrationsrate (GFR) ist dabei von entscheidender Bedeutung. Diese lässt sich quantitativ durch eine Isotopennephrographie ermitteln (normale GFR mindestens 120 ml/min/1,73 m^2; GFR < 50 ml/min/1,73 m^2 = chronische Niereninsuffizienz). Pathologische Werte des Serumkreatinin sind erst unter einer GFR von < 70 ml/min zu erwarten, zudem ist das Serumkreatinin altersabhängig und zeigt eine Nierenfunktionsstörung nicht sicher an. Durch Nomogramme (z.B. nach Cockroft-Gault, ☞ Abb. 5.1) kann unter Einbeziehung von Alter und Gewicht die Kreatinin-Clearance ermittelt werden, die einen höheren Informationsgehalt besitzt als das Serumkreatinin allein. Die Kreatinin-Clearance kann auch nach folgender Formel berechnet werden:

$$\frac{0{,}55 \times \text{cm Körpergröße}}{\text{Serum-Kreatinin}} \times \text{Faktor}$$

(bis Pubertät x Faktor 1, dann Mann x Faktor 0,7 und Frau x Faktor 0,57).

Bei der Dosierung von Antibiotika kann auf die Produktinformationen zurückgegriffen werden (Zusammenstellung ☞ Tab. 5.9) oder nach den Grundsätzen der Proportionalitätsregel nach Dettli (Verlängerung des Dosierungsintervalles)

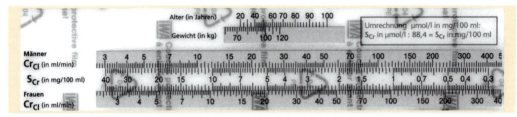

Abb. 5.1: Nomogramm nach Cockroft-Gault zur Ermittlung der Kreatinin-Clearance.

Substanz	Renale Elimination %	Normaldosierung Erwachsene	Dosis bei Niereninsuffizienz		
			GFR (ml/min)	Dosis mg	Dosierungs- intervall (h)
Cotrimoxazol	80-90	2 x 960 mg	15-30	960*	24
Trimethoprim***	60	2 x 160 mg	10-30	80*	12
			< 10	80*	24
Nitrofurantoin	40	3 x 100 mg	kontraindiziert		
Norfloxacin	30-40	2 x 400 mg	< 30	400	24
Ciprofloxacin	55	2 x 250-750 mg	30-60	500	12
			< 30	500	24
Levofloxacin***	> 85	1 x 250-500 mg	20-50	125	24
			< 10	125	48
Gatifloxacin***	> 80	1 x 400 mg	30-50	200	24
			< 30	200	48
Gentamycin	> 90	5-7 mg/kg	> 50	1-2/kg**	24
			10-50	1-2/kg**	24-48
			< 10	1-2/kg**	48-72
Metronidazol	60-80	2-3 x 250-750 mg	< 10	50 % Normdos.	12

Tab. 5.9: Dosisanpassung ausgewählter Antibiotika bei eingeschränkter Nierenfunktion (modifiziert nach Dammer, 2000).
*= nur wenn keine therapeutische Alternative besteht, sonst kontraindiziert!
**= unter Serumspiegelkontrolle, max. Talspiegel 2 mg/l
***= initial Normaldosis, dann Dosisreduktion.

oder der Halbierungsregel nach Kunin (Reduktion der Erhaltungsdosis) verfahren werden.

β-Laktam-Antibiotika spielen bei Harnwegsinfektionen zwar eine untergeordnete Rolle, sie sind bei Niereninsuffizienz aber "vorsichtig" zu dosieren. Ampicillin, Amoxicillin und Cephalosporine können bei leichter Insuffizienz in mittlerer Dosierung verwendet werden. Bei hochgradiger Niereninsuffizienz ist das Dosierungsintervall zusätzlich zu verlängern.

Kinder: bei GFR < 30 ml sind Cotrimoxazol und Nitrofurantoin kontraindiziert.

5.10. Resistenzverhalten der Keime

Resistenz bedeutet Schutz von Organismen gegen Gifte oder Infektionen, im Fall von Mikroorganismen Widerstandsfähigkeit von Bakterien gegen therapeutische im Gewebe bzw. in Körperflüssigkeiten erreichbare Konzentrationen des antibakteriellen Mittels (Definition nach Pschyrembel).

Die **Resistenzprüfung** (Antibiogramm, Resistenzbestimmung) zeigt im Einzelfall an, dass bei "*empfindlichen Erregern*" in der Regel mit einem Therapieerfolg zu rechnen ist, während bei "*resistenten Erregern*" in der Regel kein Therapieerfolg eintritt.

Neben den im Abschnitt ‚Antibiotika' aufgeführten Wirkstoff-typischen natürlichen Resistenzen (**Primäre Resistenz**) ist auch die erworbene Resistenzentwicklung von Bakterien gegenüber einem an sich wirksamen Präparat von Bedeutung (**Sekundäre Resistenz**).

Sekundäre Resistenzentwicklungen spielen heute eine bedeutende Rolle, müssen permanent reflektiert werden und stehen daher im Mittelpunkt des klinischen Interesses. Resistenzentwicklung an sich ist etwas "Normales". Verschiedene Faktoren, wie beispielsweise der Antibiotikaeinsatz in der Veterinärmedizin und Tiermast mit entsprechenden Auswirkungen (z.B. resistente Salmonellen in Tiefkühlkost; Meyer 2001), Verordnungsverhalten und Selbstmedikation tragen jedoch zur schnelleren sekundären Resistenzentwicklung bei. Diesen Effekt kann man eindrucksvoll auch in den Regionen beobachten, in denen der Zugang zu Antibiotika für den Patienten leicht oder das Verordnungsverhalten entsprechend ausgerichtet ist (Südeuropa, USA). Der Einfluss dieser Faktoren betrifft alle bakteriellen Infektionen und kann gegenwärtig auch bei Atemwegsinfektionen mit bedenklicher Zunahme Penicillin-resistenten Pneumokokken beobachtet werden.

Es existieren verschiedene Mechanismen der Resistenzentwicklung (☞ Tab. 5.10), welche in Abhängigkeit von Erreger und Antibiotikum unterschiedlich schnell ablaufen.

Resistenzmechanismus	Betroffenes Antibiotikum
Umgehung des Zielortes Isoenzym-Synthese	• Sulfonamide • Trimethoprim
Synthese passagehindernder Proteine	• Sulfonamide • Tetrazykline
β-Laktamasen	• Penicilline • Cephalosporine (Enterobakterien, *Staph. aureus* u.a.)
Herabsetzung der Membranpermeabilität	• Penicilline • Cephalosporine
Änderung des Zielortes	• Makrolide
Synthese modifizierter Enzyme	• Aminoglykoside
Mutation der DNA-Gyrase	• Fluorchinolone

Tab. 5.10: Resistenzmechanismen.

Besonderes Augenmerk richtet sich auf die **Resistenzentwicklung bei Fluorchinolonen**. Mit zunehmender Häufigkeit des Einsatzes von Fluorchinolonen ist mit einem erhöhten Selektionseffekt resistenter Keime zu rechnen (Bearden 2001). Im Folgenden sollen daher am Beispiel der Fluorchinolone die Vorgänge der Resistenzentwicklung erläutert werden. Die verschiedenen Resistenzmechanismen betreffen:

- *erstens* die Veränderungen der Membraneigenschaften der Bakterien mit der Folge eines verminderten Einstroms des Antibiotikums
- *zweitens* die Veränderung der Topoisomerasen durch Mutationen und
- *drittens* die Etablierung von Pumpmechanismen, die das Antibiotikum aus der Bakterienzelle aktiv heraus transportieren.

Bei der Fluorchinolonresistenz sind 2 Typen der Genmutation bekannt:

- *Typ I*: Topoisomerasen II und IV → Verminderte Affinität der Zielstruktur
- *Typ II*: Gene für Chinolonakkumulation → Verringerter Einstrom/Erhöhter Ausstrom

Typ I-Mutation führen zu einer Kreuzresistenz der Fluorchinolone, wobei allerdings für eine Resistenz gegen Chinolone der Gruppe II bis IV mehrere Mutationen erforderlich sind. Innerhalb der

Typ I-Mutationen ist zwischen Mutationen der Topoisomerase II (= DNA-Gyrase) und der Topoisomerase IV zu unterscheiden. Da die Fluorchinolone sich hinsichtlich ihrer Wirkung auf diese Enzyme unterscheiden (nur Gruppe III und IV erfassen beide Topoisomerasen), können unterschiedliche Resistenzsituationen entstehen, je nachdem welche Topoisomerase bei einer Bakterienart vorherrscht.

Typ II-Mutationen sind von geringerer klinischer Bedeutung, können aber eine Kreuzresistenz mit anderen Substanzgruppen verursachen (Beispiel: Effluxpumpe bei Pseudomonas). Die zunehmende klinisch zu beobachtende Resistenzentwicklung wird jedoch auf eine Kombination beider Resistenzmechanismen zurückgeführt.

Durch die Vermehrung resistenter Stämme und konsekutive Folgemutationen kommt es zu einer Anhebung der MHK (Minimale Hemmkonzentration). Zu diesem Zeitpunkt ist das Antibiotikum noch nicht unwirksam (*low level resistance*).

> Ein klinischer Effekt des Antibiotikums ist noch so lange zu erwarten, wie die MHK am Wirkort durch die entsprechende Dosierung erreicht bzw. überschritten werden kann. Aus diesem Grund ist es von besonderer Bedeutung, auf eine ausreichend hohe Dosierung zu achten und keine subinhibitorischen Wirkstoffkonzentrationen aufrecht zu erhalten, da hierdurch resistente Keime nicht mehr abgetötet werden.

Unter diesem Aspekt müssen die sogenannten "Uro-Formen" von Fluorchinolonen besonders kritisch betrachtet werden. *In vitro*-Versuche konnten klar zeigen, dass durch subinhibitorische Konzentrationen von Fluorchinolonen Resistenzentwicklungen provoziert werden können (Schmitz 2002).

Wird der break-point der MHK überschritten, entsteht die "*high-level resistance*". Resistente Mutanten können aber immer noch durch Wirkstoffkonzentrationen, die bis zu 8- bis 10-fach über der MHK liegen, eliminiert werden (Bearden 2001). Diese Wirkstoffkonzentration wird in vitro auch als OBC (*optimal bactericidal concentration*) bezeichnet.

Während sich das Keimspektrum der Harnwegsinfekte nicht verändert hat, hat es bei der Resistenzlage in den letzten 15 Jahren deutliche Entwicklungen gegeben. Diese Tendenzen erfordern nicht nur eine permanente Beobachtung sondern vor allem eine angepasste Antibiotikaverordnung nach neuesten Erkenntnissen.

5.10.1. Regionale Unterschiede bei ambulant gewonnenen Urinisolaten

Bei der Resistenzentwicklung gibt es eine breite geographische Streuung, welche deutlich mit dem Verordnungsverhalten korreliert. Sie kann in engen regionalen Grenzen (von Stadt zu Stadt), aber auch überregional sehr unterschiedlich sein. Bei der Betrachtung von Resistenzdaten müssen regionale Unterschiede, aber auch die Art des Untersuchungsmaterials (Urin oder Gesamtpathogene eines Labors) und die zugrundeliegende Erkrankung (Diagnose) in die Interpretation einbezogen werden.

In den USA ergab eine Longitudinalstudie (Seattle 1992-1996; Gupta 1999) eine zunehmende Resistenzentwicklung von Uropathogenen bei akuter unkomplizierter Zystitis gegenüber Ampicillin in 29 auf 38 %, gegenüber Cephalotin in 20 auf 28 %, gegenüber TMP/SMX (Cotrimoxazol) in 8 auf 16 %, gegenüber TMP in 9 auf 16 %. Bei Nitrofurantoin und Ciprofloxacin war keine Resistenzentwicklung erkennbar (konstant 6 bzw. 1 %). Bei Urinuntersuchungen der unkomplizierten Pyelonephritis wurden dagegen Resistenzen gegenüber TMP/SMX in 30 % beschrieben (Hooton 1997).

Eine Multicenterstudie aus Großbritannien (Barrett 1999) ergab bei typischem Keimspektrum einer "ambulanten" Harnwegsinfektion eine Resistenz gegenüber Amoxicillin in 48,3 %, Amoxicillin/Clavulansäure in 4,3 %, Nitrofurantoin in 13,2 %, Cephalexin in 22,6 %, Cephadrine 25 %, Trimethoprim in 24,4 % und gegenüber Ciprofloxacin/Norfloxacin in 1,1 %.

5.10.2. Resistenzverhalten von *E. coli* in Europa

Zwei Studien geben eine aktuelle Übersicht über das Resistenzverhalten des wichtigsten Erregers von Harnwegsinfektionen.

In einer Multicenterstudie unter Beteiligung überwiegend europäischer Staaten sowie Kanada als einzigem nichteuropäischen Land wurden ausschließlich Urinisolate untersucht (Kahlmeter 2000). Von den untersuchten 1.960 Urinkulturen enthielten 1.163 Isolate von *E. coli*. Es gab keinen Unterschied in der Keimverteilung zwischen Kanada (11 % der untersuchten positiven Urinkulturen) und den europäischen Ländern (89 % der Kulturen). Die Ergebnisse aus Deutschland, Österreich und den Niederlanden unterschieden sich nicht vom Gesamtergebnis, sodass die Daten der Untersuchung auch für Deutschland als repräsentativ anzusehen sind. In dieser Untersuchung wurde das Resistenzverhalten von *E. coli* analysiert (☞ Tab. 5.11).

Eine weitere Multicenterstudie stammt von der Paul-Ehrlich-Gesellschaft ("Arbeitsgemeinschaft Resistenz"; Kresken 1995, Kresken 2000). Während bei der ersten Erhebung (1990, 74 Laboratorien, 9 Länder, 13.605 Bakterienstämme) auch Isolate aus südeuropäischen Ländern in die Auswertung einflossen, konzentrierte sich die Analyse der jüngsten Arbeit (1998, 29 Laboratorien, 3 Länder, 5.736 Bakterienstämme) auf Deutschland, Österreich und die Schweiz. Die Ergebnisse beider Arbeiten sind in Tab. 5.11 dargestellt und lassen eine Beurteilung der Longitudinalentwicklung in Mitteleuropa zu.

Die z.T. abweichenden Ergebnisse mit höheren Resistenzraten der PEG-Studie basieren auf dem unterschiedlichen Ausgangsmaterial. Während die "Kahlmeterstudie" nur Urine bei unkomplizierter Zystitis analysierte, fließen bei der PEG-Studie zwar überwiegend Urine (25,9 %), aber auch andere Untersuchungsmaterialien (Sputum etc.) und Proben aus dem stationären Bereich (84,5 %) ein, sodass diese Daten eher das Bild nosokomialer Infektionen widerspiegelt.

In Deutschland gibt es (bislang) keine Daten, welche die Situation in Hausarztpraxen aufzeigen. Angaben aus Großlabor lassen sich nicht ohne weiteres auf Patienten einer Allgemeinarztpraxis übertragen.

5.10.3. Resistenzlage in der eigenen urologischen Praxis

Die aktuelle Resistenzlage aller in der eigenen urologischen Praxis isolierten Erreger wird in der Abb. 5.2 dargestellt. Die Datenerfassung und -auswertung erfolgte EDV-gestützt mit dem Programm UroBac der Fa. Orgamed.

Antibiotikum	Resistenzrate (%)		
	Kahlmeter 1999*	Kresken (PEG)	
		1990*	1998*
Ampicillin	29,9	35,8	40,9
Amoxicillin/Clavulansäure	2,1	16,3	16,7
Cephadroxil (Gruppe6)	2,3	-	-
Cefuroxim (Gruppe7)	-	4,6	4,1
Trimethoprim	15,6	22,0	26,4
Sulphamethoxazol	30,3	-	-
TMS/SMX (Cotrimoxazol)	14,6	22,7	26,7
Ciprofloxacin	2,9	5,2	7,7
Nalidixinsäure	6,4	-	-
Nitrofurantoin	1,4	-	-
Fosfomycin	0,4	-	-
Gentamycin	0,9	6,1	5,1

Tab. 5.11: Resistenzentwicklung von *E. coli* (* = Jahr der Datenerhebung).

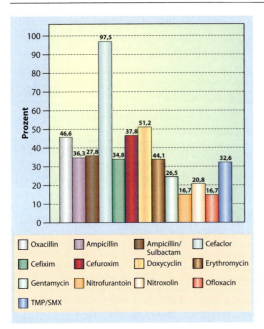

Abb. 5.2: Resistenzlage aller Erreger in der eigenen urologischen Praxis (alle Isolate, n=641, Testsystem RAS ID® der Fa. Biotest).

Die Resistenzrate gegenüber TMP/SMX liegt hier über 30 %, gegenüber dem Fluorchinolon Ofloxacin aber bereits auch über 10 %. Allerdings muss das Diagnosespektrum einer fachurologischen Praxis zugrunde gelegt werden (☞ Kap. 3.5.3.), welches sich sicher von dem einer Allgemeinarztpraxis unterscheidet.

Betrachtet man nur den häufigsten Erreger *E. coli*, reduziert sich die Resistenz gegenüber dem Fluorchinolon auf unter 10 %, während die Resistenz gegenüber TMP/SMX auch hier über 30 % liegt (☞ Tab. 5.3).

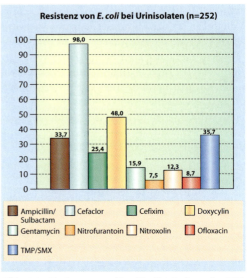

Abb. 5.3: Resistenz von *E. coli* in Urinisolaten (n=252, Testsystem RAS ID® der Fa. Biotest).

5.10.4. Aktuelle Beurteilung der Resistenzlage

In Europa kann heute mit einer Resistenz von *E. coli* gegenüber Ampicillin in 30 % gerechnet werden, sodass die Therapie als obsolet zu betrachten ist. Gleiches gilt für das reine Sulfonamid Sulphamethoxazol; eine Substanzgruppe, aus welcher in Deutschland ohnehin kein Präparat mehr erhältlich ist.

> Trimethoprim und die Kombination mit Sulphamethoxazol (**Cotrimoxazol**) weisen eine Resistenzrate von mindestens 15 % auf. Dies ist eine Zone, die besonderer Beobachtung bedarf, eine Therapie kann nicht uneingeschränkt empfohlen werden.

Hier müssen lokale Resistenzdaten herangezogen werden. "Lokal" bedeutet, dass jeder Verordner sich ein Bild über die Resistenzlage seines Patientenkollektives, seines Einzugsgebietes machen muss, denn es kann erhebliche Schwankungen geben. Wird die mikrobiologische Diagnostik im eigenen Labor durchgeführt, so sollte ohnehin regelmäßig im Rahmen der internen Qualitätssicherung eine Keimstatistik geführt werden. Bei Einsendung in ein Großlabor ist eine Keimstatistik von diesem erhältlich. In Portugal und Spanien liegt die Resistenzrate von *E. coli* gegenüber Trimethoprim (33,7 %) und gegenüber Cotrimoxazol

(34,8 %) in einem Bereich, in dem eine Therapie nicht mehr empfohlen werden kann.

Ähnlich sieht die Resistenzsituation in Mitteleuropa bei Harnwegsinfektionen mit *E. coli* im Krankenhaus (ca. 27 % nach PEG-Studie) und im speziellen urologischen Krankengut (>30 % in der eigenen Praxis) aus. TMP/SMX kann hier nicht als Mittel der ersten Wahl im Rahmen der empirischen Therapie empfohlen werden und sollte erst nach Vorliegen der Resistenztestung zum Einsatz kommen.

Bei den übrigen Präparaten und Substanzgruppen ist z.Z. in Mitteleuropa keine klinisch relevante Resistenz zu erwarten. Im Blickpunkt stehen insbesondere die **Fluorchinolone**, welche sehr effektiv bei Harnwegsinfekten eingesetzt werden. Eine Resistenzentwicklung wäre fatal. Genau dieses ist aber bereits in den südeuropäischen Ländern zu beobachten. Die Isolate von *E. coli* wiesen in der PEG-Studie in der Gruppe aus Portugal und Spanien eine Resistenz von 19,6 % gegenüber Ciprofloxacin auf. Hier bestätigte sich auf breiter Basis, was in Einzelbeschreibungen (Garau 1999, Fernandez 1994, Osterlund 1999) bereits aufgefallen war. In Mittel- und Nordeuropa ist aber derzeit im ambulanten Bereich noch mit einer Resistenz deutlich unter 5 % zu rechnen. Einzelbeschreibungen aus dem stationären Bereich (Niesel 1996) und Daten der PEG-Studie lassen jedoch eine Resistenzentwicklung befürchten, was insbesondere auf den vermehrten Einsatz dieser Substanzgruppe zurückgeführt wird.

> Wegen der Gefahr einer Resistenzentwicklung sollte der Einsatz der inzwischen in einem breiten Spektrum vertretenen Fluorchinolone in Abhängigkeit von der klinischen Erfordernis zurückhaltend gestaltet werden, um die Wirksamkeit dieser Reserveantibiotika nicht zu schnell zu verlieren. Darüberhinaus ist auch gerade bei diesen Substanzen, welche in niedrig dosierten "Uro-Formen" angeboten werden, auf eine ausreichende Dosierung zu achten, denn eine Unterdosierung leistet einer Resistenzentwicklung Vorschub.

5.11. Zusammenfassung

Die sichere kalkulierte Therapie einer Harnwegsinfektion setzt die Kenntnis des Erregerspektrums und der lokalen Resistenzlage voraus. Vor allem im Bereich der Resistenzrate zwischen 10 und 20 % ist die Kenntnis einer lokalen Resistenzstatistik zu fordern. Dies betrifft in Deutschland vor allem Trimethoprim und Cotrimoxazol bei der unkomplizierten Zystitis. In der Hausarztpraxis sollte diese Entwicklung sorgfältig beobachtet werden, die Daten aus überregionalen Resistenzstatistiken lassen sich nicht ohne weiteres auf dieses Patientenkollektiv übertragen. Wird in den Hausarztpraxen keine mikrobiologische Diagnostik durchgeführt bzw. veranlasst, ist die Bewertung allerdings erschwert bzw. nicht möglich.

6. Einteilung - Klassifikation

Harnwegsinfektionen können unter verschiedenen Aspekten eingeteilt werden:

- akut - chronisch
- symptomatisch - asymptomatisch
- oberer Harntrakt - unterer Harntrakt
- isoliert - rezidivierend - persistierend
- Organsystem: Zystitis, Pyelonephritis, Prostatitis etc.
- mit Organbeteiligung - ohne Organbeteiligung ("Hohlrauminfektion")
- kompliziert - unkompliziert

Die klinisch relevanteste Einteilung ist diejenige in unkomplizierte und komplizierte Harnwegsinfektion. Diese Einteilung ist deshalb so wichtig, weil in diesen Kategorien ein unterschiedliches Erregerspektrum zu erwarten ist. Das "zu erwartende Erregerspektrum" ist wiederum therapieentscheidend, da in der Regel eine kalkulierte Chemotherapie durchgeführt wird, bei der der Erreger noch nicht identifiziert ist. Das bedeutet, dass vor einer jeden Therapieentscheidung reflektiert werden muss, ob ein unkomplizierter oder ein komplizierter Infekt vorliegt.

Bei der Einteilung in Gruppen I-III (Arzneimittelkommission der deutschen Ärzteschaft, Arzneiverordnungen 2000) wird diese klinisch relevante Differenzierung nicht klar genug berücksichtigt.

Eine Harnwegsinfektion gilt als unkompliziert, wenn ein normaler Harntrakt ohne funktionelle und anatomische Veränderungen und keine allgemein zu Infektionen führenden Erkrankungen und Zustände vorliegen (Naber 1997). Ein komplizierter Infekt ist durch das Vorliegen **komplizierender Faktoren** gekennzeichnet.

■ Komplizierende Faktoren

- *Veränderungen des Harntraktes, welche die Urodynamik wesentlich beeinflussen*: anatomisch, strukturell und funktionell (d.h. auch bei Fremdmaterial im Harntrakt wie Katheter, nach operativen Eingriffen/Chemotherapie/Radiatio)
- *Nierenfunktionsstörungen*: Parenchymerkrankungen, prä- und postrenale Ursachen
- *Begleiterkrankungen*: Diabetes, Immunsuppression etc.

Definition der komplizierten Harnwegsinfektion (Naber 1996 und Naber 1997)

Gemäß Leitlinie "Brennen beim Wasserlassen" sind Harnwegsinfektionen bei **Kindern** (Jungen und Mädchen) grundsätzlich als kompliziert zu betrachten, da funktionelle oder anatomische Veränderungen relativ häufig vorkommen bzw. sich meist im Kindesalter manifestieren (Ahmed 1998).

Des weiteren gelten Harnwegsinfekte bei **Männern** als kompliziert (Richtlinien der IDSA), häufig liegt eine organische Ursache, z.B. subvesikale Obstruktion, oder eine Prostatitis vor.

Auch im **Krankenhaus erworbene Harnwegsinfekte** (nosokomiale Infektionen) sollten als kompliziert betrachtet werden, da ein verändertes Erregerspektrum zu erwarten ist.

Die Leitlinie der DEGAM deklariert eine Harnwegsinfektion bei vorliegenden Zystennieren ausdrücklich als kompliziert. Im Gegensatz zu den häufig vorkommenden einfachen Nierenzysten stellen die Zystennieren (adulte Form der polyzystische Nierendegeneration, ab dem 40.-50. Lebensjahr beidseitig auftretend, autosomal dominant vererbt) eine schwere und seltene Erkrankung dar, welche regelhaft in einer Niereninsuffizienz endet. Tritt bei Patienten mit Zystennieren eine Harnwegsinfektion auf, ist diese als kompliziert einzustufen. Demgegenüber trifft dies nicht zwangsläufig auf jede einfache Nierenzyste zu (altersabhängige Inzidenz: 20-50 %). Hier gilt eine Harnwegsinfektion nur dann als kompliziert, wenn durch die Zyste eine Harnstauung resultiert (Obstruktion durch die Zyste).

Der Begriff einer komplizierten Infektion führt nicht selten zur Fehlinterpretation. Da die Nomenklatur aber eindeutig sein muss und in den folgenden Kapiteln auf die Einteilung in unkomplizierte und komplizierte Infektionen zurückgegriffen wird, soll an dieser Stelle noch einmal auf die Definition verwiesen werden. Die Schwere von Allgemeinsymptomen (Fieber, Krankheitsempfinden, somatische Störungen etc.) ist kein Kriterium einer komplizierten Infektion. Selbst das Kriterium einer Parenchymbeteiligung bedeutet nicht automatisch, dass der Infekt als kompliziert einzuordnen ist, denn es kann immer noch eine unkomplizierte Pyelonephritis vorliegen. Von einer unkomplizierten Harnwegsinfektion kann nur dann gesprochen werden, wenn komplizierende Faktoren fehlen.

Komplizierte Harnwegsinfektionen sind zwar seltener als unkomplizierte Infektionen, sie stellen jedoch eine größere Herausforderung an die Therapie. Etwa 75 % aller Harnwegsinfekte gelten als unkompliziert.

Das sichere Erkennen komplizierender Faktoren macht in der Regel eine weitergehende Diagnostik erforderlich. Zu einer Zeit, in der die Einmalgabe eines Antibiotikums propagiert wurde, konnte auch auf das "*ex juvantibus*"-Konzept von Bailey (Bailey 1981) verwiesen werden: Bei erfolgloser single-dose-Therapie (Persistenz oder Rezidiv) ist die Diagnose einer unkomplizierten Infektion in Frage gestellt und eine Differentialdiagnostik einzuleiten. Da die Einmaltherapie von unkomplizierten Harnwegsinfekten heute nicht mehr als Standard empfohlen werden kann, entfällt dieses diagnostische Kriterium.

7. Akute unkomplizierte Zystitis

Die akute unkomplizierte Zystitis der Frau stellt das häufigste Krankheitsbild unter den Harnwegsinfektionen dar. Die Hälfte aller Frauen haben mindestens einmal im Leben einen Infekt (Barnett 1997). Prädisponierende Faktoren sind u.a. Geschlechtsverkehr, Benutzung von Diaphragma und Spermiziden, vorangegangene Harnwegsinfekte, genetische Faktoren (☞ Kap. 2.4.).

7.1. Symptomatik

Die Symptomatik der akuten Zystitis ist relativ typisch: häufiger Harndrang (geringe Portionen), imperativer Harndrang ("Urge"), Brennen und Schmerzen bei der Miktion (Dysurie, Algurie) und Unterbauchschmerz. Bei jüngeren Frauen zeigt sich oft auch eine Makrohämaturie als erstes Symptom, welches nicht selten den Auslöser für den Arztbesuch darstellt. Die Symptome beginnen typischerweise abrupt binnen weniger Stunden. Betroffen sind häufig jüngere Frauen im geschlechtsaktiven Alter.

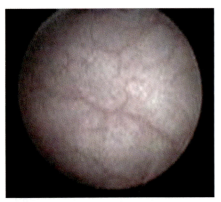

Abb. 7.1: Endoskopisches Bild (Zystoskopie) der normalen Harnblase.

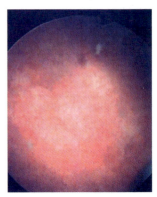

Abb. 7.2: Endoskopisches Bild (Zystoskopie) bei akuter Zystitis: deutliche Hyperämie des Urothel.

7.2. Diagnostik

Anamnese und klinische Untersuchung weisen in der Regel den Weg. Bei Verdachtsdiagnose einer typischen, erstmalig auftretenden Zystitis ist eine orientierende Untersuchung des Mittelstrahlurines durch Schnelluntersuchungsverfahren, z.B. Teststreifen, ausreichend (☞ Kap. 3.2.). Auf die weitergehende mikrobiologische Diagnostik mit Keimzahlbestimmung und Erregeridentifikation sowie Resistenztestung kann verzichtet werden, wenn das Untersuchungsergebnis durch Leukozyten- und/oder Nitritnachweis eindeutig ist (Bailey 1995, Hooton 1997, Johnson 1996). Eine routinemäßige Befundkontrolle nach Therapieende ist nicht erforderlich, sofern die Behandlung klinisch erfolgreich war. Bei fehlendem Erfolg ist eine erweiterte mikrobiologische Diagnostik erforderlich (☞ Kap. 3.3.).

Das zu erwartende **Keimspektrum der unkomplizierten Harnwegsinfektion der Frau** (☞ Kap. 3.4.1.) umfasst:

- *E. coli*
- *Proteus*
- *Klebsiellen*
- *Staph. saprophyticus*

■ Differentialdiagnose

Differentialdiagnostisch müssen grundsätzlich abgegrenzt werden:

- Urethritis

- Vulvovaginitis
- komplizierte Harnwegsinfektion
- Pyelonephritis
- Urethralsyndrom
- Reizblase
- Interstitielle Zystitis
- Blasentumor

Die klinisch relevanteste differentialdiagnostische Abgrenzung betrifft die akute Urethritis und die Vulvo-/Vaginitis (☞ Tab. 7.1). Bei der Urethritis (☞ Kap. 14.) setzen die ähnlichen Symptome eher subakut ein, die Symptome sind in der Intensität eher geringer. Bei der Vaginitis sind die Beschwerden ebenfalls schwächer, hinzu kommen lokale Symptome wie vaginaler Juckreiz, Fluor, Dyspareunie u.a.. Diese Symptome stehen in der Regel in keinem zeitlichen Zusammenhang zur Miktion. Meist fehlen die für die Zystitis typischen Symptome der Pollakisurie und des Urge. Die Erreger der Urethritis sind *Chlamydia trachomatis*, *Neisseria gonorrhoeae* und *Herpes simplex*-Viren. Bei der Vaginitis finden sich u.a. auch Candida spp. und *Trichomonas vaginalis*.

Die Leitlinie "Brennen beim Wasserlassen" empfiehlt in der Anamnese nach komplizierenden Faktoren und Symptomen einer Pyelonephritis zu fragen. Dies ist sinnvoll, erlaubt jedoch keine absolut sichere Zuordnung, lassen sich doch nicht alle komplizierenden Faktoren anamnestisch erfassen. Persistierende Beschwerden unter Therapie sind hochgradig verdächtig auf eine komplizierte Infektion und machen eine weitergehende Diagnostik einschließlich mikrobiologischer Unteruchung erforderlich.

Leitsymptom der Pyelonephritis ist der zusätzliche Flankenschmerz, daneben können unterschiedlich ausgeprägte Allgemeinsymptome und Fieber auftreten (☞ Kap. 8.).

> Eine unkomplizierte Zystitis liegt grundsätzlich nicht vor bei:
> - Kindern
> - Männern
> - Diabetes mellitus
> - Fieber

Bei dem Befund einer "sterilen Leukozyturie" (sterile Kultur mit Nachweis von Leukozyten im Teststreifen oder bei der Mikroskopie) sollte differentialdiagnostisch auch an eine **Urogenital-Tuberkulose** gedacht werden (Merkle 1997). Diagnostisch wegweisend ist die Untersuchung des Urins auf säurefeste Stäbchen (Färbung, Kultur).

Sofern eine Urinkultur angelegt wird, ist ein besonderes Augenmerk auch auf den Nachweis von *Staph. saprophyticus* zu richten, denn diese können leicht der mikrobiologischen Untersuchung entgehen oder der Befund wird fälschlicherweise als Kontamination gewertet.

Hin und wieder lässt sich trotz erheblicher und Zystitis-typischer Symptome mit den herkömmlichen Methoden kein Infekt nachweisen. Differentialdiagnostisch kommen dann ein **Urethralsyndrom** ("abakterielle Zystitis"), eine **Reizblase**, eine **interstitielle Zystitis**, aber auch eine Tuberku-

	Erreger	Pyurie	Hämaturie	Symptomatik, u.a.
Zystitis	• *E. coli* • *Staph. saproph.* • *Proteus sp.* • *Klebsiella sp.*	meistens	gelegentlich	plötzlicher Beginn, heftige Symptome, vielfältige Symptome: Dysurie, Urge, häufiger Drang, suprapubischer Spontan- und Druckschmerz
Urethritis	• *Chlamydia trachomatis* • *N. gonorhoeae* • *Herpes simplex*	meistens	selten	schleichender Beginn, milde Symptome, vaginaler Fluor, neuer Sexualpartner, Herpesläsionen bei Inspektion sichtbar
Vaginitis	• *Candida sp.* • *Trichomonas vaginalis*	selten	selten	vaginaler Fluor, Geruch, Juckreiz, Dyspareunie, kein Urge, kein häufiger Drang, Vulvovaginitis bei Inspektion sichtbar

Tab. 7.1: Differentialdiagnose "Akute Dysurie" bei prämenopausalen Frauen (mod. nach Stamm, 1993).

lose in Betracht. In jedem Fall sollte eine erweiterte mikrobiologische (säurefeste Stäbchen, Urethralabstriche auf Mykoplasmen/Ureaplasmen, Chlamydien, Gonokokken) und auch eine urologische bzw. gynäkologische Diagnostik durchgeführt werden.

Das **Urethralsyndrom** (Maskell 1995) unterscheidet sich bereits in der Symptomatik: Die Patientinnen klagen eher über Urgesymptomatik, ggf. Urgeinkontinenz, perinealen Druck, Nachträufeln und Dyspareunie. Beim Urethralsyndrom wird eine urethrale und periurethrale Entzündungsreaktion postuliert. Im Rahmen der urologischen Abklärung zeigt sich bei der Urethrozystoskopie nicht selten ein entsprechendes endoskopisches Bild mit Rötung der Urethra und des Blasenhalses/Trigonum mit z.T. scharfer Abgrenzung gegen das übrige Urothel des Blasenbodens (☞ Abb. 7.3).

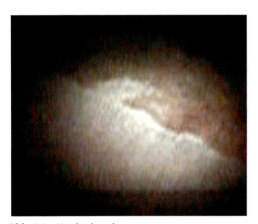

Abb. 7.3: Urethralsyndrom.

Dabei könnten atypische Erreger (☞ oben) eine Rolle spielen, ebenso wie die Zerstörung der natürlichen Urethralflora durch wiederholte antibiotische Behandlung eines Harnwegsinfektes. Einige Autoren sehen in dem Nachweis atypischer Erreger keinen zwangsläufigen kausal-pathogenetischen Zusammenhang.

Die Pathogenese der **interstitiellen Zystitis** (ICC) ist bis heute ebenso wenig geklärt, wie die exakte Charakterisierung der Reizblase. Sie ist in fortgeschrittenen Fällen durch sehr häufige Miktionen (bis 60x/d) und starke, unerträgliche Schmerzen in der Harnblase charakterisiert. Bei der ICC finden sich charakteristische zystoskopische Bilder mit chronisch entzündlichen Veränderungen. Bei zunehmender Blasenfüllung können petechiale und flächige Einblutungen, Einrisse des Urothel und zunehmende Blutungen ins Blasenlumen beobachtet werden (☞ Abb. 7.4).

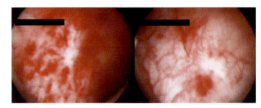

Abb. 7.4: Interstitielle Zystitis.

Obwohl die Urinkulturen negativ ausfallen, wird neben anderen Faktoren eine infektiöse Genese diskutiert, zumal in Kulturen von Blasenbiopsaten *Gardnerella vaginalis* und *Lactobacillus spp.* nachgewiesen wurden. Eine antibiotische Behandlung mit intrazellulär wirksamen Substanzen kann die Symptomatik bei etwa der Hälfte der Patientinnen verbessern.

Die Diagnose einer **Reizblase** stellt eine Ausschlussdiagnose dar und dies macht eine wiederholte mikrobiologische Diagnostik erforderlich. Dabei sollte auch, wie bereits erwähnt, eine Infektion mit *Staph. saprophyticus* sicher ausgeschlossen werden. Die Reizblase ist vor allem als Differentialdiagnose der rezidivierenden Zystitis, weniger der unkomplizierten Zystitis zu sehen. Bei der Reizblase und verwandten Krankheitsbildern wird auch eine psychosomatische Komponente angenommen, die Bedeutung von Ursache und Wirkung wird aber kontrovers diskutiert (Sumners 1992).

Bei der **Chemozystitis** (☞ Abb. 7.5) und bei der **Strahlenzystitis** ist die Anamnese richtungsweisend. Der Urinstatus weist meistens eine Mikrohämaturie auf, die Urinkultur ist in der Regel steril. Bakterielle Superinfektionen kommen vor. Die Zystoskopie mit Nachweis typischer Veränderungen sichert die Diagnose.

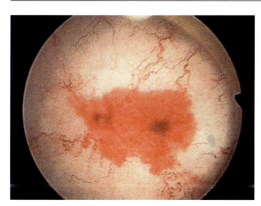

Abb. 7.5: Chemozystitis.

7.3. Auswahl des Antibiotikums

Nach Sicherung der Diagnose sollte die Therapie unverzüglich eingeleitet werden. In der Regel steht die Auswahl eines Antibiotikums an erster Stelle. Die Auswahl des Antibiotikums richtet sich im Sinne der kalkulierten Therapie am zu erwartendem Keimspektrum (☞ auch Kap. 3.5.1.) und der Resistenzlage (☞ auch Kap. 5.10.2.) aus.

Bezüglich Präparateauswahl und Therapiedauer kann auf Leitlinienempfehlungen zurückgegriffen werden:

■ **Leitlinien der DGU "Therapie von Harnwegsinfektionen" (1997)**

- Trimethoprim (TMP)
- Cotrimoxazol (TMP/SMX)
- Fluorchinolone
- Fosfomycin-Trometamol

■ **Empfehlungen der Paul-Ehrlich-Gesellschaft (Vogel 2002)**

- Trimethoprim (TMP) oder Cotrimoxazol (TMP/SMX)
- Fluorchinolone
- Fosfomycin-Trometamol
- *alternativ*: Aminoglykosid single-shot bei Compliance-Problem

■ **Leitlinien "Brennen beim Wasserlassen" der DEGAM (1999, überarbeitet 2004)**

- Nitrofurantoin
- Trimethoprim (TMP)

■ **IDSA-Guidelines (Warren 1999)**

- Cotrimoxazol (TMP/SMX)
- Trimethoprim (TMP)
- Fluorchinolone
- β-Laktamantibiotika
- Nitrofurantoin
- Fosfomycin-Trometamol

Die unkomplizierte Zystitis stellt kein echtes therapeutisches Problem dar. Die Morbidität kann erheblich sein, Folgeschäden sind jedoch nicht zu befürchten. Wichtigstes Erfolgskriterium der Behandlung ist die bakterielle Eradikation. Dies sollte mit möglichst geringer Nebenwirkungsrate erzielt werden. Die Heilung soll dauerhaft, d.h. mit niedrigen Rezidivraten verbunden sein. Diese drei Erfolgskriterien wurden von der IDSA im Rahmen der Erarbeitung der Guidelines (Warren 1999) analysiert. Die IDSA-Guidelines basieren auf einer "*evidenced based*"-Metaanalyse streng selektionierter englischsprachiger Publikationen prospektiv randomisierter, kontrollierter Studien. Das Ergebnis steht grundsätzlich im Einklang mit den Leitlinien der DGU und den Empfehlungen der PEG.

▶ Die Ergebnisse der IDSA (Warren 1999) im Einzelnen

Zwischen TMP und TMP/SMX ist bei vergleichenden Studien kein Unterschied nachweisbar: Die IDSA-Analyse zweier Studien mit Therapiedauer von 7 Tagen ergab keinen statistisch nachweisbaren Unterschied bezüglich der Eradikation (jeweils 88 %) und der Nebenwirkungsrate (15-16 %). Die Analyse ergab ebenfalls keinen Unterschied in Bezug auf Eradikation, Rezidivhäufigkeit und Nebenwirkungen, wenn mit Ofloxacin oder TMP/SMX (je 3 Tage) behandelt wurde. Innerhalb der Gruppe der Fluorchinolone konnte ebenfalls kein Unterschied festgestellt werden. Im Direktvergleich von Norfloxacin über 7 Tage mit Ciprofloxacin über 3 Tage (Irvani 1995) ergaben sich identische Eradikationsraten (95 vs. 96 %), Rezidivraten (15 vs. 12 %) und Nebenwirkungsraten (21 vs. 17 %). Der Vergleich zwischen TMP/SMX und Nitrofurantoin (Hooton 1995) ergab eine niedrige Eradikationsrate bei der Nitrofurantoingruppe (32/38 vs. 39/40, p=0,08) bei einer Therapie jeweils über 3 Tage. Eine Vergleichsstudie zwischen Nitrofurantoin, TMP/SMX und TMP zeigte keine Differenz der Eradikationsrate, diese lag aber auf einem niedrigen Niveau von 77-88 % (Spencer 1994). Die 3-Tage-Therapie mit Amoxicillin ist sowohl in Bezug auf Eradikationsrate, als auch auf Rezidivrate der Therapie mit TMP/SMX unterlegen (Hooton, 1995, Sigurdsson, 1983). Die schlechteren Ergebnisse mögen an der pharmakologischen Eigenschaft mit kurzer Verweildauer im Urin und dem eingeschränkten Wirkungsspektrum im gramnegativen Bereich liegen. Die höhere Rezidivrate wird auf die verminderte Reduktion der vaginalen und enteralen gramnegativen Flora (Hooton, 1996) zurückgeführt. Dadurch wird eine resistente Flora selektioniert. Fosfomycintrometamol (Einmalgabe) zeigte im Vergleich zu Norfloxacin über 5-7 Tage (Boerema, 1990; De Jong, 1991) bei identischer Eradikationsrate (97 vs. 93 %) eine höhere Nebenwirkungsrate von 26 % gegenüber 11 % (p=0,004). Die Metaanalyse von vergleichenden Therapiestudien konnte diese Nebenwirkungsrate jedoch nicht bestätigen (Stein, 1998) und ergab eine Äquieffektivität zu Nitrofurantoin, Norfloxacin und TMP/SMX (jeweils über 7-10 Tage).

Die IDSA stellte aber auch fest, dass bei älteren Patientinnen mit niedrigeren Eradikationsraten zu rechnen ist (Piippo 1990, Saginur 1992, Nicolle 1993). Liegt eine Infektion mit *Staph. saprophyticus* vor, einem Keim der vor allem bei jungen Patientinnen neben *E. coli* gefunden werden kann, ist ebenfalls eine niedrigere Eradikationsrate zu erwarten. Dies konnte auch bei der 3-Tage-Therapie mit Fluorchinolonen nachgewiesen werden (Inter-Nordic 1988, Piipo 1990). Die IDSA empfiehlt daher, bei älteren Patientinnen und bei Infektionen mit *Staph. saprophyticus* die Therapiedauer auf 7 Tage auszudehnen. Allerdings basieren diese Beobachtungen lediglich auf dem Einsatz älterer Fluorchinolone der Gruppe 1 und 2, bei neueren Substanzen der Gruppe 3 und 4 ist zu erwarten, dass auch *Staph. saprophyticus* sicher eradiziert wird.

■ **Zusammenfassung zur Präparateauswahl**

> Derzeit sind Trimethoprim und Cotrimoxazol noch ausreichend sicher bei der unkomplizierten Zystitis einsetzbar und können daher noch als Standardtherapie empfohlen werden. Fluorchinolone sind ebenso wirksam wie Cotrimoxazol und Trimethoprim. Entscheidend ist aber die lokale Resistenzlage, diese muss jedem Verordner bekannt sein (☞ auch Kap. 5.10.).

Liegt die Resistenzrate über 10-20 % sollte auf Alternativen, beispielsweise Fosfomycin-Trometamol, Nitrofurantoin (7 Tage) oder Fluorchinolone ausgewichen werden. Fluorchinolone sollten grundsätzlich sparsam eingesetzt werden, um eine Resistenzentwicklung zu vermeiden oder zumindest zu verzögern. Innerhalb der Gruppe der Fluorchinolone (Ofloxacin, Norfloxacin, Ciprofloxacin) sind keine Unterschiede der Wirksamkeit festzustellen. Allerdings konnten neuere Chinolone (z.B. Levofloxacin) bei der Guideline-Erarbeitung noch nicht ausgewertet werden. Levofloxacin ist für die 3-Tagestherapie der unkomplizierten Harnwegsinfektion mit einer Dosis von 250 mg zugelassen. **Nicht geeignet** sind Doxycyclin und Makrolide. β-Laktamantibiotika sind weniger effektiv als o.g. Substanzen und sind mit höheren Rezidiv- und Nebenwirkungsraten verbunden (z.B. Ceftibuten). Einige neuere Oralcephalosporine zeigen ebenfalls gute Ergebnisse, sind in die Leitlinienempfehlungen aber bislang nicht aufgenommen worden (Wagenlehner 2001).

7.4. Therapiedauer

7.4.1. Einmalgabe vs. Kurzzeitbehandlung

> Die akute unkomplizierte Zystitis ist die Domäne der Kurzzeittherapie, d.h. über einen Zeitraum von 1-5 Tagen, z.B. 3-Tage-Therapie.

Die Kurzzeitbehandlung geht auf eine Publikation aus den 60er Jahren zurück (Grüneberg 1967). Die Autoren verglichen eine Sulfonamid-Einmalgabe mit der 7-Tage-Therapie mit Ampicillin und erzielten unter beiden Regimen in einem 6-Wochen *follow-up* mit 88 % denselben Erfolg.

Die Frage, ob eine Einmalgabe für die Therapie ausreicht, war lange Zeit in der Diskussion. Eine Metaanalyse (Norrby 1990) ergab 2 Wochen nach Einmalgabe von TMP/SMX schlechtere Resultate als eine 3- bis 5-Tage-Therapie. Nach 4-6 Wochen jedoch war kein signifikanter Unterschied mehr nachzuweisen. Die Analyse der IDSA ergab eindeutig, dass die Einmalgabe weniger effektiv als eine längere Behandlung mit demselben Wirkstoff ist (Arav-Boger 1994, Saginur 1992).

Der Einmalgabe wurde eine höhere Akzeptanz auf Patientenseite nachgesagt nach dem Motto: "*Mög-*

lichst kein Antibiotikum, höchstens eine Tablette!" Die eigene Praxis zeigt aber, dass die Patientinnen, wenn erst einmal die Entscheidung für ein Antibiotikum gefallen ist, eine längerfristige Gabe in der Regel ebenso akzeptieren. Die Harnwegsinfektion in der Schwangerschaft (asymptomatische Bakteriurie, akute Zystitis) mag dabei eine Ausnahme darstellen, da das psychologische Moment der Sorge um eine Schädigung des Feten durch ein Antibiotikum eher im Vordergrund steht. Im Gegensatz dazu entsteht, zumindest bei nicht graviden Patientinnen, eine erhebliche Unsicherheit um die Suffizienz der *single-dose*-Behandlung, da in den allermeisten Fällen nach einem Tag noch keine Beschwerdefreiheit zu erwarten ist.

Fosfomycin-Trometamol wird zwar nur einmalig eingenommen, wirkt aber durch die Kinetik mit anhaltend hohen Urinspiegeln über mindestens 3 Tage und kann somit nicht mit der Einmalgabe anderer Präparate gleichgesetzt werden. Mit einem klinischen Therapieerfolg ist in über 90 % zu rechnen (Naber 1990, Stein 1998).

Unbestreitbarer Vorteil der Einmalgabe bleibt die Möglichkeit, bei Einnahme unter Aufsicht Complianceprobleme zu kontrollieren. Allerdings kann dies auch bei der 3-Tage-Therapie mit der ersten Tabletteneinnahme sichergestellt werden.

7.4.2. Kurzzeittherapie vs. Langzeitbehandlung

Zahlreiche Studien haben gezeigt, dass eine 3-Tage-Therapie ebenso wirksam ist, wie eine längere Gabe desselben Präparates (Norrby 1990, Nicolle 1998). Die 3-Tage-Therapie gilt daher heute als Standard bei der Behandlung der akuten unkomplizierten Zystitis der Frau. Compliance, Nebenwirkungsrate und Beeinträchtigung der körpereigenen Flora sprechen für die 3-Tage-Therapie (Gossius 1984).

Die IDSA hat sich bei der Erarbeitung der aktuellen Guidelines in einer Metaanalyse unter strengen Auswahlkriterien mit dem Thema der Therapiedauer beschäftigt. Die Tabelle 7.2 zeigt die Ergebnisse in der Zusammenfassung.

Bei der Therapie mit TMP/SMX sind die Eradikationsraten nach 3- und 7-Tage-Therapie identisch. Bei der 7-Tage-Therapie ist die Rezidivrate signifikant niedriger, die Nebenwirkungsrate signifikant höher als nach 3-Tage-Therapie.

Bei Fluorchinolonen konnte eindrucksvoll die statistisch signifikant schlechtere Eradikationsrate der Einmalgabe bestätigt werden. Eine längere Behandlung über 5 oder 7 Tage ergab keine besseren Ergebnisse als die 3-Tage-Behandlung (Inter-Nordic 1988, Piippo 1990). Die Rezidivrate ergab lediglich bei der 3-Tage-Therapie mit Norfloxacin gegenüber der 7-Tage-Therapie eine statistisch signifikant höhere Rate (16 vs. 8 %), liegt aber jeweils in einem niedrigem Niveau. Ein Unterschied der Nebenwirkungsrate ließ sich bei keinem Regime nachweisen. Zur Therapiedauer von Nitrofurantoin und Fosfomycintrometamol erfüllte keine Studie die Kriterien der IDSA. Nitrofurantoin wird in der Leitlinie *"Brennen beim Wasserlassen"* als Therapie der 1. Wahl über 3 Tage empfohlen. Die Dosierung von 2 x 100 mg entspricht nicht der allgemeinen Therapieempfehlung von 300 mg/die. Die Empfehlung zur Therapiedauer über 3 Tage erscheint für diesen Wirkstoff zudem zu kurz.

Cephalosporine sind für eine 3-Tage-Therapie nicht geeignet.

■ Zusammenfassung unter Berücksichtigung der Therapiedauer

TMP/SMX 2 x 960 mg für mindestens 3 Tage kann als Standardtherapie der akuten unkomplizierten Zystitis betrachtet werden. Dabei kann mit einer bakteriellen Eradikationsrate von über 90 % gerechnet werden. TMP 2 x 150 mg/d bzw. 3 x 100 mg/d für mindestens 3 Tage ist ebenso effektiv und hat möglicherweise eine geringere Nebenwirkungsrate. Bei beiden Präparaten muss aber die lokale Resistenzlage überprüft werden. Dies könnte aber Probleme aufwerfen, da eine Urinkultur bei der unkomplizierten Zystitis nicht obligat anzulegen ist (☞ Kap. 3.3.). Fosfomycin-Trometamol 1 x 3 g stellt eine sinnvolle Alternative dar, da nach jetzigem Kenntnisstand keine relevanten Resistenzen vorliegen. Muss auf Fluorchinolone zurückgegriffen werden, sollte mit Norfloxacin 2 x 400 mg über 3-5 Tage behandelt werden, bei Ciprofloxacin 2 x 250 mg sind 3 Tage sicher ausreichend. Eine längere Therapie (z.B. 7 Tage oder länger) erbringt bei keinem der genannten Präparate bessere Resultate als die Therapie über mindestens 3 Tage. Um einer Resistenzentwicklung keinen Vorschub zu leisten, muss auf eine ausreichende Dosierung geachtet werden. Die sog. "Uroformen" (z.B. 100 mg Ciprofloxacin) sind hier kritisch einzuschätzen. Bei

Bakterielle Eradikationsrate in %				
	Einmalgabe	3 Tage	> 6 Tage	p
TMP/SMX	87	-	94	0.014
		93	94	NS
TMP	83	-	93*	< 0,001
Norfloxacin	82	95	-	< 0,001
		97	98	NS
Ciprofloxacin	89	99	-	0,001
	-	95	95*	NS
β-Laktamantibiotika	77	86	-	0.004
Rezidivrate in %				
	Einmalgabe	3 Tage	> 6 Tage	p
TMP/SMX	17	-	13	NS
	-	19	12	0,053
TMP	10	-	8*	NS
Norfloxacin	28	14	-	< 0,01
	-	16	8	0,018
Ciprofloxacin	8	6	-	NS
	-	14	18*	NS
β-Laktamantibiotika	19	12	-	NS
Nebenwirkungsrate in %				
	Einmalgabe	3 Tage	> 6 Tage	p
TMP/SMX	11	-	28	< 0,001
	-	18	30	0,057
TMP	13	-	19*	NS
Norfloxacin	17	29	-	NS
	-	17	18	NS
Ciprofloxacin	17	11	-	NS
	-	23	17*	NS
β-Laktamantibiotika	9	17	-	0,024

Tab. 7.2: Metaanalyse der IDSA zur Therapiedauer. Bei statistisch nachweisbaren Unterschieden (Signifikanzniveau) sind die korrespondierenden Felder farblich markiert.
Die graphische Darstellung der IDSA-Analyse in den Tabellen erlaubt keinen Vergleich der Einzelsubstanzen. Hierzu müssen Vergleichsstudien herangezogen werden (☞ oben).
* entspricht > 4 Tage.

Nitrofurantoin sollte über 7 Tage mit 3x100 mg/d behandelt werden, die 3-Tage-Therapie ist hier nicht ausreichend. β-Laktamantibiotika (z.B. Amoxicillin, Cephadroxil) können außerhalb einer Schwangerschaft nicht empfohlen werden.

Bei älteren Patientinnen und bei Infektionen mit *Staph. saprophyticus* sollte länger behandelt werden (Nicolle 1992).

Bei Therapieversagen einer Kurzzeitbehandlung ist immer an eine Resistenz und an mögliche komplizierende Faktoren zu denken und eine erweiterte Diagnostik einschließlich Kultur und Suche nach komplizierenden Faktoren einzuleiten. Eine Selektion oder gar eine Reinfektion mit resistenten Erregern als Folge einer Kurzzeittherapie der akuten unkomplizierten Zystitis ist bisher mit keinem der o.g. Antibiotika nachgewiesen worden (Naber 1997).

7.5. Therapie mit pflanzlichen Medikamenten

Zu der Behandlung mit pflanzlichen Medikamenten und Tees existieren keine randomisiert-kontrollierten Studien. Sie genügen nicht den Anforderungen an eine rationale Pharmakotherapie und können daher nicht in der Routinetherapie empfohlen werden. Studien zu Cranberry-Extrakten (Avorn 1994, Walker 1997) und Bakterienextrakten (Schulman 1993, Tammen 1990) sind nicht von ausreichender Qualität im Sinne einer Evidenz-basierten Analyse. Diese Präparate haben eher einen Stellenwert bei der Rezidivprophylaxe (☞ Kap. 9.3.2.2.) als bei der Primärtherapie der unkomplizierten Zystitis.

Trotz des fehlenden evidenz-basierten Wirkungsnachweises kann es unter bestimmten Bedingungen sinnvoll sein, ein Phytotherapeutikum, insbesondere Präparate mit **Bärentraubenblätterextrakt** (*Uvae ursi folium*) einzusetzen. Eine Zulassung des Bundesgesundheitsamtes liegt für diesen Wirkstoff zum Einsatz bei entzündlichen Erkrankungen vor. Zubereitungen aus Bärentraubenblättern wirken in vitro antibakteriell gegen *E. coli, Proteus vulgaris, Klebsiella pneumoniae, Pseudomonas aeruginosa, Staphylococcus aureus, Enterococcus faecalis*, Streptococcusstämme, *Candida albicans, Ureaplasma urealyticum und Mycoplasma hominis* (Bundesanzeiger 109, 15.06.1994, Seite 6213ff). Dieser Effekt beruht auf dem Gehalt von Hydrochinonglykosiden (Arbutinin und Methylarbutinin). Im alkalischen Milieu (pH>8) entfaltet das freie Hydrochinon seine antimikrobielle Wirkung. Gerbstoffkomponenten, welche 10-20 % der Inhaltsstoffe in Bärentraubenblättern ausmachen, können zusätzlich die bakterielle Adhärenz vermindern.

▶ Handelsform

Cystinol akut®-Dragees

▶ Dosierung

3 x 2/die

▶ Kontraindikation

Schwangerschaft, Stillzeit, Kinder unter 12 Jahren.

Mögliche Nebenwirkungen sind Übelkeit und Erbrechen, eine zusätzliche Harnansäuerung ist nicht zu empfehlen, da sie die Wirksamkeit des Präparates verringert.

7.6. Begleitende Maßnahmen

Neben der antibiotischen Behandlung und der Aufklärung über die Erkrankung sind weitere Maßnahmen sinnvoll:

- ausreichende Trinkmenge (mind. 2 Liter/die) über den Tag gleichmäßig verteilt und unter Berücksichtigung von Kontraindikationen (z.B. Herzinsuffizienz)
- vollständige und regelmäßige Blasenentleerung
- Wärmeapplikation lokal
- ggf. Spasmolyse (β-Sympatholytika)
- Miktion nach Geschlechtsverkehr
- keine übertriebene Genitalhygiene

☞ auch Kap. 9.3.1.

8. Akute unkomplizierte Pyelonephritis

Die akute unkomplizierte Pyelonephritis zeigt ein sehr wechselhaftes klinisches Bild, welches von einer milden Zystitis-Symptomatik mit Flankenschmerz bis zur gramnegativen Urosepsis reicht. Eine akute unkomplizierte Pyelonephritis ist durch folgende Befunde charakterisiert (nach Leitlinie *"Therapie von Harnwegsinfektionen"*, 1997):

- Fieber, Allgemeinsymptome (Übelkeit, Erbrechen)
- Flankenschmerz, Klopfschmerzhaftes Nierenlager
- Leukozyturie, Bakteriurie, $\geq 10^4$ KBE/ml

Prädisponiert sind, wie bei der unkomplizierten Zystitis, ebenfalls jüngere Frauen zwischen 18 und 40 Jahren (Rubin 1992). Häufig berichten die Patientinnen über eine initiale Symptomatik im Bereich des unteren Harntraktes, diese kann aber auch vollständig fehlen.

> Fieber und Flankenschmerz mit unterschiedlich ausgeprägter Beeinträchtigung des Allgemeinzustandes zählen zu den Leitsymptomen.

Fieber ist nicht obligat, bestehendes Fieber im Rahmen eines Harnwegsinfektes ist aber ein sicheres Zeichen einer Parenchyminfektion, d.h. eine "einfache" Zystitis kann nicht mehr vorliegen.

Häufigster Erreger ist *E. coli* (70-85 %), gefolgt von *Proteus mirabilis* (10-18 %) und *Klebsiella pneumoniae*. Grampositive Erreger und Pseudomonas kommen praktisch nicht vor. Ursächliche *E. coli* besitzen besondere Virulenzfaktoren (u.a. P-Fimbrien), die sie zur Adhärenz an Zellen der Niere befähigt (☞ Kap. 2.2.).

Leichte Fälle können ambulant und oral antibiotisch behandelt werden, bei schwerer Allgemeinsymptomatik sollte eine stationäre Aufnahme und parenterale Therapie erfolgen. Die Pyelonephritis in der Schwangerschaft wird gesondert (☞ Kapitel 12.) abgehandelt.

8.1. Diagnostik

Neben der klinischen Untersuchung ist die Urinmikroskopie (Leukozyturie, Bakteriurie) sowie Anlage einer Urinkultur (Erregeridentifikation und Antibiogramm) obligat durchzuführen. Allerdings ist in 20 % der Fälle eine Keimzahl unter 10^5 KBE zu erwarten. Obwohl grampositive Erreger kaum vorkommen, kann eine Gramfärbung einen schnellen Hinweis auf das Vorliegen einer Infektion mit Enterokokken liefern. Dies ist bei schwerer Symptomatik sinnvoll, da zum Einen bei der initialen Therapie in diesem Fall auf Cephalosporine verzichtet werden sollte und zum Anderen dadurch das Vorliegen einer komplizierten Pyelonephritis wahrscheinlicher wird. Zusätzlich ist grundsätzlich eine Bestimmung der CRP, der Leukozyten (kleines Blutbild) und des Serumkreatinins zu empfehlen. Bei schwerer Allgemeinsymptomatik sollte auch eine Blutkultur angelegt werden (Bailey 1993).

Eine Sonographie der Nieren sollte bei V.a. Pyelonephritis immer durchgeführt werden. Eine Pyelonephritis kann nur dann als unkompliziert bezeichnet werden, wenn diese Infektion bei einer Patientin mit ansonsten normalen Harntrakt auftritt. Ziel der Sonographie ist das **Erkennen von komplizierenden Faktoren**, in erster Linie einer **Harnstauung**. Mit einer komplizierten Pyelonephritis muss in ca. 20 % der Fälle gerechnet werden (Nicolle 1997).

Bei schwerer Allgemeinsymptomatik, die auch eine stationäre Aufnahme erforderlich macht, und bei fehlendem klinischen Ansprechen auf eine antibiotische Therapie sollten immer bildgebende Verfahren eingesetzt werden. Dies gilt auch für Patienten mit **prädisponierenden Faktoren**, wie beispielsweise Harntransportstörungen, Fehlbildungen im Harntrakt, vorausgegangene operative Eingriffe an den Harnwegen, Diabetes, Immunsuppression. Die Sonographie steht hier an erster Stelle, daneben können auch eine Computertomographie mit Kontrastmittelgabe oder eine DMSA-Szintigraphie durchgeführt werden (Weidner 1999). Die Durchführung eines Urogramm ist bei diesen Fragestellungen im Rahmen der Primärdiagnostik nicht sinnvoll.

> Bildgebende Diagnostik bei:
> - Sonographie immer empfohlen!
> - schwerer Allgemeinsymptomatik
> - fehlendem klinischen Ansprechen unter antibiotischer Therapie
> - prädisponierenden Faktoren
> - Kindern

8.1.1. Sonographie

Auffällige Befunde finden sich in ca. 50 % aller Untersuchungen (Donovan 1993, Merenech 1991). Der größte Teil betrifft allerdings unspezifische Entzündungsreaktionen wie Parenchymverdickungen, Streuechos und Echoabschwächungen durch Ödembildung. Das Augenmerk der Untersuchung richtet sich aber nicht auf den Nachweis dieser unspezifischen **Entzündungsreaktionen**, sondern auf den **Nachweis komplizierender Faktoren**. Durch die Sonographie der Nieren kann eine Harnstauung (Pyonephrose?) leicht erkannt werden. Eine unauffällige Sonographie schließt komplizierende Faktoren jedoch nicht mit letzter Sicherheit aus. Beispielsweise kann zu Beginn einer Harnstauung durch einen in den Harnleiter eingetretenen Stein das Nierenbeckenkelchsystem noch nicht dilatiert sein. Eine Abszedierung kann durch die Sonographie nachgewiesen oder ausgeschlossen werden. Bei Nachweis einer Abszedierung kann die sonographische Größenbestimmung die weitere Therapieentscheidung (perkutane oder offene Drainage) beeinflussen.

8.1.2. Computertomographie (CT)

Bei der CT werden schwerwiegende Veränderungen erkennbar. Neben der Frage einer möglichen Abszedierung wird bei der Computertomographie nach Entzündungsherden gesucht, aus denen eine Narbenentwicklung möglich ist. Solche Herde stellen sich durch vermindertes Enhancing als Ausdruck verminderter Perfusion (Ischämie) im Spätscan nach 3-6 Stunden dar. Die CT ist die entscheidende Untersuchung bei der Diagnostik einer **emphysematösen Pyelonephritis** (Luftnachweis), einem seltenen schweren Krankheitsbild, das einer sofortigen Intervention (Nephrektomie) bedarf.

Die Society of Uroradiology hat die Kriterien und die Nomenklatur zur Beurteilung der Computertomographie publiziert (Talner 1994).

8.1.3. NMR

Nicht als Routineverfahren, sinnvoll aber bei Kindern, Gravidität oder eingeschränkter Nierenfunktion und zur Beurteilung, ob bei starker Funktionseinschränkung die Nephrektomie sinnvoll ist.

8.1.4. DMSA-Szintigraphie

Bei der Harnwegsinfektion des Kindes (☞ Kap. 13.) ist der Stellenwert dieser Methode gesichert. Das Ausmaß einer Nekrose (Narbenbildung) kann bereits in den ersten Tagen der Infektion sicher nachgewiesen werden. Ähnliche Ergebnisse können nach ersten Untersuchungen auch bei der unkomplizierten Pyelonephritis nachgewiesen werden. Eine endgültige Beurteilung des prognostischen Stellenwertes liegt noch nicht vor (Weidner 1999), sodass die Untersuchung derzeit nicht als Standardverfahren bei Erwachsenen zu empfehlen ist.

8.2. Auswahl des Antibiotikums

Auch hier existieren Leitlinienempfehlungen verschiedener Gesellschaften. Diese Empfehlungen gelten nicht für die Therapie bei Kindern und bei der Schwangerschaftspyelonephritis; hier wird auf Kap. 12. und 13. verwiesen.

■ **Leitlinien der DGU (Leitlinie "Therapie von Harnwegsinfektionen", 1997)**
- Fluorchinolone
- Aminoglykosid (parenteral)
- Cephalosporine der 2. und 3. Gruppe (parenteral)

■ **Therapieempfehlung der Paul-Ehrlich-Gesellschaft (Vogel 2002)**
- Mittel der Wahl:
  - Fluorchinolon (Ciprofloxacin, Levofloxacin)
  - TMP, TMP/SMX nur nach Austestung
- Alternativ:
  - Cephalosporine Gruppe 2/3
  - β-Lactamase-stabiles Aminopenicillin

■ **Leitlinie "Brennen beim Wasserlassen" der DEGAM (1999, überarbeitet 2004)**
- *1. Wahl:* Cotrimoxazol
- *2. Wahl:* Fluorchinolone

■ IDSA-Guidelines (Warren 1999)

- Fluorchinolon (oral/parenteral)
- TMP/SMX (oral, nach Austestung)
- Aminoglykosid, ggf. + Ampicillin
- Cephalosporin, ggf. + Aminoglykosid
- Ampicillin/Sulbactam, ggf. + Aminoglykosid (bei grampos. Erregern)

Die Initialtherapie erfolgt kalkuliert (empirisch) und sollte, sofern es vertretbar ist, oral erfolgen.

> Da bei korrekter Diagnose nahezu ausschließlich Enterobakterien zu erwarten sind, sollten Antibiotika eingesetzt werden, die gegen diese Erreger sicher wirksam sind. Bei ambulanter Behandlung gilt die orale Therapie mit einem Fluorchinolon als Therapie der Wahl.

Die Arzneimittelkommisssion der Deutschen Ärzteschaft (Arzneiverordnungen 2000) empfiehlt den Einsatz von Fluorchinolonen insbesondere auch dann als erste Wahl, wenn der Patient multimorbide und abwehrgeschwächt ist.

Alternativen sind Cephalosporine und Amoxicillin-Clavulansäure, insbesondere dann, wenn grampositive Erreger zu erwarten oder in der Kultur nachgewiesen sind. Von der IDSA und der DEGAM wird unter Berücksichtigung der lokalen Resistenzlage auch die Gabe von TMP/SMX empfohlen (Ronald 1992). Die Therapie mit Ampicillin bzw. Amoxicillin ist der Behandlung mit TMP/SMX aufgrund höherer Resistenzraten und höheren Rezidivraten unterlegen (Warren 1999). TMP/SMX kann aber nur noch dann empfohlen werden, wenn die Resistenzlage gegenüber *E. coli* unter 10 % liegt. In Deutschland dürfte die Resistenzrate meist über 10 % liegen.

Bei schwerer Symptomatik, die eine stationäre Behandlung erforderlich macht, sollte initial durch parenterale Gabe eines Antibiotikum behandelt werden. Hier ist die erste Empfehlung ebenfalls ein Fluorchinolon, alternativ Aminoglykosid ggf. in Kombination mit Ampicillin. Eine weitere Alternative stellt die Gabe von Breitspektrumcephalosporinen mit oder ohne Aminoglykosidkombination dar.

8.3. Dauer der Behandlung

Die klassische Therapie der Pyelonephritis ging über 4-6 Wochen. Heute besteht die Standardtherapie in einer 10 (-14) tägigen Gabe des Antibiotikums (Warren 1999). Bei milder Symptomatik oder bei Kindern kann sogar eine 5-7 tägige Behandlung ausreichen (Bailey 1987, Bailey 1994). Eine länger als 2 Wochen dauernde Therapie hat zumindest keinen Benefit ergeben, selbst dann nicht, wenn initial eine Septikämie vorlag.

Wurde wegen schwerer Allgemeinsymptomatik und Fieber initial mit einer parenteralen Behandlung begonnen, sollte ein fieberfreies Intervall von 48-72 Stunden abgewartet werden, bevor auf eine orale Therapie umgesetzt wird.

Zwei Wochen nach Beendigung der Therapie ist eine mikrobiologische Befundkontrolle durchzuführen.

9. Rezidivierende Zystitis

Die rezidivierende Zystitis stellt, im Gegensatz zur unkomplizierten einmaligen Zystitis, auch heute in der täglichen Praxis eine besondere Herausforderung dar. Die Suche nach einer idealen, nebenwirkungsarmen und effektiven, insbesondere kausaltherapeutischen Rezidivprophylaxe steht im Mittelpunkt des klinisch-wissenschaftlichen Interesses.

Viele Frauen leiden unter rezidivierenden Blasenentzündungen. 12 % der Patientinnen, die bereits einmal an einer Zystitis erkrankt waren, erleben innerhalb eines Jahres eine erneute Infektion. Waren bereits mehrere Infekte vorausgegangen, erhöht sich der Anteil auf 48 % (Ikaheime 1996). Durchschnittlich entwickeln 20-25 % der Frauen, die einmal eine Zystitis gehabt haben, eine rezidivierende Zystitis. Bei Frauen mit rezidivierenden Harnwegsinfekten finden sich häufiger Risikofaktoren (☞ Kap. 2.4.). In der täglichen Praxis wird immer wieder der Begriff der "Chronifizierung" aufgeworfen, wodurch eine deutliche Klarstellung der Terminologie erforderlich wird.

9.1. Terminologie, Pathogenese und Diagnostik

Terminologisch sind grundsätzlich zu unterscheiden (Stamm 1993):

- anhaltende Bakteriurie = Erregernachweis unter Therapie
- bakterielle Persistenz = Fokus (stets derselbe Keim)
- bakterielle Reinfektion = jeweils neue Aszension

Die anhaltende Bakteriurie und die bakterielle Persistenz weisen auf eine Erkrankung der Harnwege im Sinne eines Fokus (= komplizierte Harnwegsinfektion, "Chronifizierung") hin. Bei jeder rezidivierend auftretenden Zystitis ist daher ein komplizierender Faktor auszuschließen (☞ Kap. 2.4.2.). **Komplizierende Faktoren** führen zu bakterieller Persistenz und anhaltender Bakteriurie. Aber auch bei bakterieller Reinfektion können komplizierende Faktoren vorliegen. Dabei ist beispielsweise an einen bislang nicht aufgefallenen Diabetes mellitus zu denken.

In jedem Fall ist eine urologische **Stufendiagnostik** durchzuführen, um weitere komplizierende Faktoren zu erkennen:

- körperliche Untersuchung einschließlich vaginaler Inspektion
- Harnröhrenkalibrierung
- Urethrozystoskopie
- *bildgebende Verfahren*: Sonographie, ggf. Urogramm
- *erweiterte mikrobiologische Diagnostik*: u.a. Harnröhrenabstriche (Suche nach atypischen Erregern)
- ggf. urodynamische Untersuchung, Refluxzystogramm

Über die **Prävalenz von organpathologischen Korrelaten** im Sinne komplizierender Faktoren gibt es unterschiedliche Angaben. Fowler (1981) konnte zeigen, dass sich durch die Stufendiagnostik bei jüngeren Frauen nur sehr selten anatomische oder funktionelle Veränderungen nachweisen ließen. Raz (Raz 2001) konnte in einer Studie bei postmenopausalen Frauen belegen, dass die drei Faktoren **Inkontinenz** ($p<0,001$), **Zystozele** ($p<0,001$) und **Restharn** ($p=0,00008$) im Vergleich zu einer Kontrollgruppe hoch signifikant mit der rezidivierenden Zystitis korrelieren. In dem Patientenkollektiv postmenopausaler Frauen mit rezidivierender Zystitis fanden sich diese Faktoren in 88 % (41 % Inkontinenz, 19 % Zystozele, 28 % Restharn), in der Kontrollgruppe lediglich in 11 %.

Eine interessante **Kasuistik** einer 40-jährigen, aus Osteuropa stammenden Patientin mit rezidivierender Harnwegsinfektion, anamnestisch 2 Jahre zuvor Sectio cesarea, zeigt, dass durchaus auch bei prämenopausalen Frauen an komplizierende Faktoren gedacht werden muss. Die Patientin erhielt wiederholt Antibiotika, bis die weiterführende Diagnostik letztlich eine organische Ursache zutage förderte: Die Zystoskopie ergab eine wandständige Verkalkung im Bereich der Blasenhinterwand. Ursächlich war eine nicht resorbierte Naht, die offensichtlich im Zusammenhang mit der Sectio transmural in die Harnblase gesetzt wurde (☞ Abb. 9.1a+b).

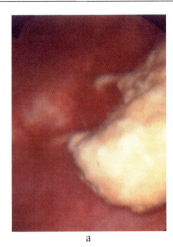

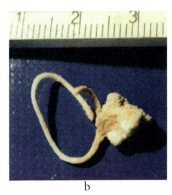

Abb. 9.1a+b: Endoskopisches Bild (**a**) und OP-Präparat (**b**): Steinbildung bei nicht resorbierter Blasennaht im Rahmen der Sectio cesarea, Chronische Zystitis.

Klassischerweise konnte hier durch Beseitigung des ursächlichen komplizierenden Faktor "Blasenstein/Fremdkörper" eine Heilung erreicht werden.

Differentialdiagnostisch soll an dieser Stelle auch auf die Möglichkeit eines Blasenkarzinomes hingewiesen werden; nicht selten bestehen ähnliche Beschwerden wie bei rezidivierender Zystitis. Bei gesicherten Blasenkarzinomen findet man aber auch floride Harnwegsinfekte, da sich Bakterien im Tumor besser einnisten können (= Fokus!).

Nach heutiger Vorstellung ist bei der rezidivierenden Zystitis in der Regel (> 90 %) von einer erneuten Aszension auszugehen (=Bakterielle Reinfektion; Huland 1984). Es handelt sich somit in den allermeisten Fällen nicht um eine "chronische Harnwegsinfektion". Dies entspricht auch der Beobachtung in der Praxis, dass die Kontrolluntersuchung des Urins bei diesen Patientinnen nach antibiotischer Behandlung des Infektes eine Keimfreiheit bestätigt. Frühestens nach 2 Wochen bis zu Monaten später kommt es dann zu einem symptomatischen Rezidiv. Die auch als Rückfall bezeichnete bakterielle Persistenz macht sich dagegen meist innerhalb von 2 Wochen bemerkbar, es ist stets derselbe Keim nachweisbar. Möglicherweise ist eine schlechtere Erreichbarkeit des Erregerreservoires in der weiblichen Harnröhre für das frühe Rezidiv verantwortlich (Fihn 1988)

Wie bei der unkomplizierten Zystitis geht der erneuten Aszension eine Besiedlung des vaginalen Introitus des pathogenen Keimes voraus (☞ auch Kap. 2.1.). Gesunde und infektanfällige Frauen unterscheiden sich nur durch das Vorhandensein adhärierender uropathogener Keime im Bereich Vagina, Periurethra und Urethra. Es ist immer noch ungeklärt, wovon diese erhöhte Bakterienadhärenz der Erreger an den Vaginalepithelien infektanfälliger Frauen abhängt.

> Faktoren, welche die natürliche Vaginalflora mit der Präsenz von Lactobakterien zerstören, scheinen die wichtigste Rolle zu spielen und können heute als eine wesentliche Ursache der rezidivierenden Zystitis angesehen werden. Gesichert ist der Zusammenhang mit der Benutzung von Intravaginalpessaren und Spermiziden bei rezidivierenden unkomplizierten Zystitiden der geschlechtsaktiven Frau. Postmenopausal kommt dem lokalen Östrogenmangel neben organpathologischen Veränderungen (☞ Kap. 2.4.2.) die größte ursächliche Bedeutung zu.

Kein gesicherten Zusammenhang besteht mit der Benutzung von Binden oder Tampons während der Menstruation, mit Fahrradfahren, mit Kaffee- oder Teegenuss und mit dem Tragen von synthetischer Unterwäsche (Strumpfhosen) (Nicolle 1998).

Häufig berichten betroffene Patientinnen über eine Infektanfälligkeit bei "Unterkühlung", insbesondere der unteren Extremitäten. Ob eine Unterkühlung der Füße oder eine Kongestion im Beckenbereich tatsächlich zu einer erhöhten Infektanfälligkeit führt, ist nicht geklärt. Eine offene, kontrollierte Studie mit gezielter Abkühlung der Füße in kaltem Wasser hat bei Patientinnen mit rezidivierenden Zystitiden nach 2-3 Tagen zu einer akuten Symptomatik geführt (Baerheim 1992). Die Datenlage der Studie ist allerdings zu schwach, um hieraus einen sicheren Zusammenhang abzuleiten. Infektanfällige Frauen berichten häufiger über eine generelle "Kälteempfindlichkeit", wie sie auch im Rahmen vegetativer Fehlsteuerungen (erhöhter Sympathikotonus) beobachtet werden kann. Hier ist ein psychosomatischer Zusammenhang zu vermuten, denn es ist unstrittig, dass psychische Belastungssituationen zu einer erhöhten Infektanfälligkeit führen.

Bekannt ist auch eine "nächtliche Anfälligkeit", denn bei 20 % der Frauen ist im Morgenpunktionsurin eine Bakteriurie nachweisbar, was allerdings auf die längere Verweildauer des Urins in der Blase zurückgeführt wird.

■ **Erregerspektrum**

Das Erregerspektrum unterscheidet sich von dem der unkomplizierten, nicht-rezidivierenden Zystitis (☞ Kap. 3.4.1.). *E. coli* ist zwar weiterhin der Leitkeim, kommt jedoch weniger häufig vor. Neben anderen Enterobakterien sind vermehrt Problemkeime, insbesondere Keime des grampositiven Spektrums, nachweisbar (☞ Abb. 9.2).

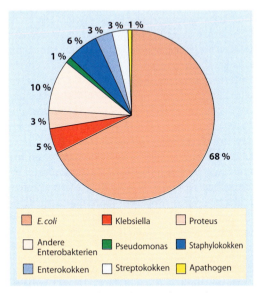

Abb. 9.2: Keimspektrum bei rezidivierender Zystitis in der urologischen Praxisgemeinschaft Hamburg-Blankenese (n=619).

9.2. Primärtherapie des Rezidives

Es gilt als gesichert, dass ca. 90 % der rezidivierenden Infekte aufgrund erneuter Keimaszensionen entstehen und somit echte Reinfektionen darstellen. Bei diesen Rezidiven, die meist mehr als 2 Wochen nach dem letzten Infekt auftreten, ist wiederum eine Kurzzeitbehandlung möglich (Vahlensieck 1994). Dabei kann mit demselben Medikament empirisch therapiert werden, da meist ein identischer Keim mit unveränderter Resistenzsituation vorliegt (Schaeffer 1999). Bei der empirischen Therapie des Rezidives sollte eher auf Fluorchinolone zurückgegriffen werden (Stamm 1993).

Die Strategie hängt aber auch davon ab, ob es sich um ein Rezidiv mit komplizierenden Faktoren oder um ein "unkompliziertes" Rezidiv handelt. Rückfälle (bakterielle Persistenz), die innerhalb von 2 Wochen auftreten, und Rezidive mit gesicherten komplizierenden Faktoren sollten nach Antibiogramm über 10 Tage oder ggf. länger behandelt werden. An dieser Stelle soll noch einmal darauf hingewiesen werden, dass bei postmenopausalen Frauen relativ häufig mit komplizierenden Faktoren zu rechnen ist.

Eine Alternative stellt die sog. "*self start*-Therapie" dar (Wong 1985, Schaeffer 1999). Stamm empfiehlt dieses Konzept bei Patientinnen mit 2 oder weniger Infekten pro Jahr (Stamm 1993). Dabei wird bei Beginn einer Symptomatik von der Patientin selbst entschieden, ein zuvor rezeptiertes Bedarfsantibiotikum einzunehmen. Nachteilig ist aber gerade bei diesen Patientinnen mit seltenen Rezidiven, dass die Patienten-Arzt-Verbindung dabei erheblich eingeschränkt sein kann. Ein solches Konzept kann nach eigener Einschätzung bei ausgewählten prämenopausalen Patientinnen mit häufigen Rezidiven und guter Compliance sinnvoll sein.

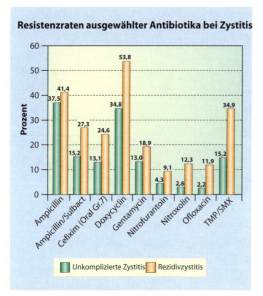

Abb. 9.3: Resistenzrate ausgewählter Antibiotika bei unkomplizierter und rezidivierender Zystitis in der Urologischen Praxisgemeinschaft Hamburg Blankenese (189 Isolate).

Die Resistenzdaten aus der eigenen Praxis bestätigen eine **Resistenzentwicklung nach wiederholter Antibiotikagabe** (☞ Abb. 9.3). Während die Resistenzraten bei der unkomplizierten Zystitis quasi identische Werte wie bei internationalen Resistenzstudien ergab (☞ Kap. 5.10.) liegen die Raten bei der rezidivierenden Zystitis durchweg höher. Ein entscheidender Sprung über die 20 %-Grenze findet bei TMP/SMX statt, sodass eine kalkulierte Therapie des Zystitisrezidives mit diesem Präparat in einem hohen Anteil Therapieversager erwarten lässt.

Gelegentlich kommt es bei der obligaten Verlaufskontrolle nach Rezidivbehandlung zu einer unklaren Situation. Nach klinisch erfolgreicher Therapie zeigt sich in der mikrobiologischen Kontrolle ein anderer Erreger als vor Therapiebeginn (Erregerwechsel ohne Symptomatik). In diesem Fall ist eine weitere Kontrolluntersuchung nach 2-4 Wochen zu empfehlen.

9.3. Rezidivprophylaxe

Prophylaxemaßnahmen können in zwei Gruppen eingeteilt werden:

- Verhaltensmaßregeln
- medikamentöse und vergleichbare Prophylaxemaßnahmen

Eine ideale Prophylaxemaßnahme mit hoher Effektivität und fehlender Nebenwirkung existiert derzeit nicht. Oftmals muss ein polypragmatisches Konzept verfolgt werden. Es gibt jedoch Tendenzen in die eine oder andere Richtung, wobei insbesondere berücksichtigt werden sollte, ob die Patientin sich in der Menopause befindet oder ob eine prämenopausale Situation vorliegt.

9.3.1. Verhaltensmaßregeln

Die empfohlenen Verhaltensmaßnahmen betreffen Ernährung, Hygiene, Toilettengang, Sexualität und Psyche. Über die persönliche Beratung hinaus, bei der ohne Zeitdruck die möglichen Ursachen und Prophylaxemaßnahmen erörtert werden sollten, hat es sich in der Praxis bewährt, den betroffenen Patientinnen ein Merkblatt mitzugeben. Das in der eigenen Praxis verwendete Blatt (☞ Tab. 9.1) wird insbesondere Frauen im geschlechtsaktiven Alter ergänzend zum Beratungsgespräch ausgehändigt. Darüber hinaus ist eine aktuelle Patienteninformation "Nieren- und Harnwegsinfektion" erhältlich (http://www.urologenportal.de).

Der Wert einer verhaltensorientierten Beratung ("Patientenschulung") darf nicht unterschätzt werden und ist bezüglich der Effektivität statistisch nachgewiesen (Lumsden 1985.) Die Maßnahmen betreffen vorrangig die **Intimhygiene** und haben zum Ziel, eine Kontamination des äußeren Genitale mit Stuhl und eine Zerstörung der natürlichen Vaginalflora (Säureschutz) zu vermeiden. Neben den im Merkblatt ausgewiesenen Empfehlungen kann auf die ausschließliche Verwendung von Intimwaschlotionen auf Naturmolkebasis (z.B. Dercome®Femme) oder Verwendung von milchsäurehaltigen Vaginaltabletten oder Lösungen (z.B. EubiolacVerla®, Lactisan®, Vagisan®) verwiesen werden. Darüberhinaus sollte immer die Möglichkeit des Zusammenhangs mit Sexualpraktiken und Verhütungsmethoden erörtert werden.

Nicht alle Verhaltensmaßnahmen können wissenschaftlich als abgesichert gelten. So gelten beispielsweise diuretische Maßnahmen, in erster Linie durch die Erhöhung der Trinkmenge zwecks "Ausspülung" der Mikroorganismen, gemeinhin als Grundlage einer Rezidivprophylaxe. Durch eine konsequente Hydratation mit einem spezifischen Gewicht des Urins <1.015 konnte bei prämenopausalen Frauen eine signifikante Reduktion der Rezidivhäufigkeit erzielt werden (Eckford, 1995). Als zusätzlicher positiver Effekt werden durch die Spülung darüber hinaus Salze und Substrate reduziert, welche Bakterien für ihre Stoffwechselvorgänge benötigen (Gargan, 1993). Dagegen konnte Habash (1999) zeigen, dass unter erhöhter Flüssigkeitsaufnahme im Urin bessere in-vitro-Bedingungen für die Adhäsion von *E. coli* und Enterokokken an Oberflächen bestehen. Darüberhinaus werden von dem Verdünnungseffekt durch erhöhte Diurese auch körpereigene Abwehrsysteme wie das Tamm-Horsfall-Glykoprotein betroffen, sodass der Stellenwert der Maßnahme letztlich nicht gesichert ist.

Kein positiver Effekt kann von der lokalen Anwendung desinfizierender Mittel, z.B. mit Jod-haltigen Präparaten, erzielt werden, wenngleich eine solche

---

Sehr geehrte Frau Patientin,
Sie leiden an gehäuften **Blasenentzündungen**. Deshalb empfehlen wir Ihnen, die folgenden Anweisungen genau einzuhalten, damit die Behandlung mit Medikamenten erfolgreich sein kann und keine oder seltener neue Entzündungen auftreten:

Die 13 Regeln zum Erfolg:

1. Wenn Sie keine bekannte Herzerkrankungen haben, trinken Sie mindestens 2,5 Liter Flüssigkeit am Tag. Es sollten etwa 1,5 Liter Harn pro Tag ausgeschieden werden.
2. Schützen Sie sich vor Unterkühlung. Nasse Kleidung so schnell wie möglich oder Badeanzüge sofort nach dem Bad wechseln.
3. Bei Harndrang sofort zu Toilette gehen, nicht zu lange einhalten. Normal ist 4- bis 6-maliges Wasserlassen am Tag.
4. Beim Wasserlassen nicht mit der Bauchmuskulatur pressen, nicht in angespannter Hockstellung Wasser lassen.
5. Vermeiden Sie Stuhlverstopfungen, am besten durch reichliches Essen von Obst und Gemüse. Nach dem Stuhlgang von vorne (Scheide) nach hinten (After) abwischen, nie dasselbe Stück Toilettenpapier zweimal benutzen.
6. Keine Intravaginalpessare zur Empfängnisverhütung verwenden.
7. Gehen Sie nach jedem intimen Zusammensein innerhalb von 15 Minuten zum Wasserlassen.
8. Falls Analverkehr durchgeführt wird, sollte nicht direkt danach ein vaginaler Geschlechtsverkehr erfolgen.
9. Nicht übertreiben häufig den Intimbereich waschen, insbesondere nicht mit Seife und Desinfektionsmittel, Intimsprays oder Intimlotionen, auch keine Bidets benutzen. Mit all diesen Maßnahmen machen Sie nur den Säureschutzmantel Ihrer Haut kaputt. Am besten nur mit den Händen und mit warmem Wasser waschen und danach die Haut nur abtupfen.
10. Denken Sie bitte daran, dass jede Körperregion ihren eigenen spezifischen Geruch hat. Dieser ist Teil des Abwehrmechanismus von Erkrankungen. Wenn Sie den Geruch beseitigt haben, mögen Sie vielleicht besonders rein sein, aber dann haben Sie auch alle Abwehrmechanismen beseitigt. Im Intimbereich braucht man nicht nach den neuesten Modeparfüms zu duften.
11. Die beste Reinigung für den Intimbereich ist ein Sitzbad ohne jede Zusätze in warmem Wasser, das gilt auch für Wannenbäder.
12. Täglich frische, weite Baumwollunterwäsche tragen, keine Kunstfasern oder Kunststoffe.
13. Alle Männer sollten täglich die Vorhaut, bzw. die Eichel bis zur Kranzfurche reinigen. Auch hier ist übertriebene Hygiene zu meiden. Eine Reinigung vor dem Geschlechtsverkehr ist selbstverständlich. Partner von Patientinnen mit häufig wiederkehrenden Harnblasenentzündungen und Vorhautverengungen oder häufigen Entzündungen an der Eichel sollten sich umgehend beim Urologen zur Untersuchung und Behandlung vorstellen.

Tab. 9.1: Patientenmerkblatt bei rezidivierender Zystitis (aus: Vahlensieck 1994).

Maßnahme unter der Intention eines anschließenden gezielten Aufbaus einer physiologischen Vaginalflora in Einzelfällen gerechtfertigt sein kann.

Nicht gesichert, aber sinnvoll sind Empfehlungen, die auf positiven Erfahrungen in der Therapie onkologischer Erkrankungen basieren. Dazu gehören: Stimulierung des Immunsystem durch lektinreiche pflanzenbetonte Kost, regelmäßige sportliche Aktivität und psychosoziale Maßnahmen wie Pflege von Sozialkontakten und Erreichen einer positiven Lebenseinstellung.

9.3.2. Medikamentöse Prophylaxe

Ab einer Häufigkeit von mehr als **2 x/Halbjahr oder 3 x/Jahr** sind nach Ausschluss komplizierender Faktoren durch fachurologische Diagnostik weitere Maßnahmen im Sinne einer medikamentösen Rezidivprophylaxe zu empfehlen. Hierzu existieren heute verschiedene Strategien, deren Ansätze sich in fünf Kategorien einteilen lassen (Reid 1999):

- Antibiotika in niedriger Dosierung (Chemoprophylaxe)
- Funktionsnahrung ("*functional food*")
- Impfungen
- Probiotika
- sonstige Maßnahmen

9.3.2.1. Antibiotika in niedriger Dosierung (Chemoprophylaxe)

Synonym: Reaszensionsprophylaxe, Langzeitprophylaxe.

Es handelt sich hier um die **klassische Methode der Rezidivprophylaxe**, bei der ein bei Harnwegsinfekten gebräuchlicher Wirkstoff in einer erniedrigten Dosierung, in der Regel ¼ der üblichen Dosierung, eingesetzt wird (Stamm 1980, Brumfitt 1998). Therapeutische Ziele sind:

- Reduktion uropathogener Keime in der Darmflora (= Reservoir)
- Reduktion uropathogener Keime in der Vaginalflora (= erste "Infektionsstation")
- Therapeutische Urinspiegel in Risikophasen (längere Verweildauer des Urin nachts, Geschlechtsverkehr)
- Vermeidung einer Resistenzentwicklung (durch Selektion resistenter Fäkalkeime)
- Erhaltung der natürlichen Vaginalflora

Wünschenswert sind darüber hinaus eine gute Verträglichkeit, eine hohe Sicherheit (möglichst keine Nebenwirkungen) und vor allem keinerlei Schäden durch die Langzeiteinnahme sowie auch eine kostengünstige Präparation.

Zahlreiche Studien aus den 70er Jahren haben die Effektivität der Chemoprophylaxe unter Beweis gestellt und eine 10- bis 20- fache Senkung der Rezidivrate nachgewiesen (Übersicht in Breithaupt 1987).

> Zur Prophylaxe empfohlen werden:
> Nitrofurantoin 50 mg   ⎫
> Trimethoprim 50 mg   ⎬ 1. Wahl
> TMP/SMX 40+200 mg
> Norfloxacin 200 mg
> Ciprofloxacin 125 mg
> Levofloxacin 125 mg
> Cephalexin 150/250 mg   (bei Gravidität)

Fluorchinolone, Trimethoprim und Nitrofurantoin (keine Vaginalspiegel!) erfüllen die meisten der oben geschilderten Forderungen. Es erscheint sinnvoll, bei der Prophylaxe in der ersten Wahl auf Nitrofurantoin oder Trimethoprim zurückzugreifen, um eine Resistenzentwicklung gegenüber Fluorchinolonen zu vermeiden. Oralcephalosporine erreichen ein eingeschränktes Keimspektrum sowie keine Spiegel im Vaginalsekret und stehen daher als Medikament 2. Wahl oder bei Gravidität zur Verfügung.

Nicht geeignet sind reine Sulfonamide, Tetrazykline und Amoxicillin. Sie erfüllen die Eingangskriterien nicht. Die Anwendung dieser Präparate als Langzeitprophylaxe führt darüber hinaus nachweislich zur Selektion resistenter Stämme in Darm- und Vaginalflora (Lincoln 1979).

Wegen der "nächtlichen Anfälligkeit" sollte das **Präparat abends eingenommen** werden. Die Prophylaxe sollte direkt nach der Sanierung des akuten Infektes, d.h. ohne freies Intervall, beginnen. Allerdings sollte der Therapieerfolg der Initialbehandlung durch eine entsprechende Urinuntersuchung bestätigt sein. In der eigenen Praxis empfehlen wir eine Urinuntersuchung ca. 3 Tage nach Beendigung der Akutbehandlung, aber bereits unter der begonnenen Rezidivprophylaxe. Unter der Prophylaxe sind weitere Verlaufskontrollen erforderlich, wobei die Frequenz vom klinischen Verlauf abhängt. Dabei kann auch eine antibakterielle Aktivität im Urin kontrolliert werden, wenn die Patientencompliance dies sinnvoll erscheinen lässt (z.B. mit Urotest AB®, Fa. Merck Darmstadt[Micur® außer Handel]). Die Resistenztestung des Erregers der akuten Infektion spielt für die Auswahl des Prophylaxepräparates nur eine untergeordnete Rolle. Bei der Durchführung einer Rezidivprophylaxe sind Kenntnisse über substanzspezifische Langzeitwirkungen (☞ Kap. 5.5.) und Resistenzentwicklungen erforderlich. Nitrofurantoin war wegen der Gefahr ernster Nebenwirkungen etwas in Verruf geraten. Das Risiko unerwünschter Nebenwirkungen ist in der Dauerbehandlung mit niedrig dosiertem Nitrofurantoin vermutlich als sehr gering einzustufen (Breithaupt 1987). Auch bei älteren Patientinnen (über 65 Jahre) war unter einer Langzeitprophylaxe keine erhöhte Nebenwirkungsrate erkennbar (Brumfitt 1998).

Die **Dauer der Antibiotikaprophylaxe** wird kontrovers diskutiert (Krcmery 1999). In der Regel wird eine 6- bis 12-monatige Dauer empfohlen, in Einzelfällen kann aber auch eine längerdauernde Behandlung bis zu 5 Jahren sinnvoll sein (Nicolle 1988). Aufgrund des dreifachen Ansatzes von TMP (Darmflora, Vaginalspiegel und Urinspiegel) wurde auch ein Konzept mit nur 3x wöchentlicher Einnahme von TMP verfolgt, nachteilig ist aber eine verminderte Compliance unter diesem Konzept (Huland 1987). Unter Berücksichtigung der Spontanheilungsrate rezidivierender Zystitiden (bis 80 % bei Mädchen; Huland 1987) sollte zumindest in dieser Altersstufe grundsätzlich von einer überbrückenden, zeitlich limitierten Prophylaxedauer ausgegangen werden. Auch diese Tatsache sollte den Patientinnen transparent gemacht werden, was letzten Endes nur Compliance-fördernd sein kann.

Eine Alternative bei jüngeren Frauen stellt die medikamentöse **Prophylaxe nach dem Geschlechtsverkehr** dar. Diese Strategie geht auf Publikationen von Vosti (Vosti 1975) und Pfau (Pfau 1983) zurück. Der Zusammenhang von Geschlechtsverkehr und rezidivierendem Harnwegsinfekt ist seit der Untersuchung von Hooton (Hooton 1996) zweifelsfrei belegt (☞ Kap. 2.4.1.). Die Einnahme von TMP 100 mg nach dem Verkehr kann als Prophylaxemaßnahme sinnvoll sein (Stapleton 1990). Nitrofurantoin scheint bei postkoitaler Einnahme weniger effektiv als die tägliche Einnahme. Sulfonamide werden nicht empfohlen (Pfau 1987). Die Vaginalflora wurde durch die postkoitale Prophylaxe mit den genannten Präparaten nicht verändert (Pfau 1983). Die postkoitale Prophylaxe mit 125 mg Ciprofloxacin ist äquieffektiv zur täglichen Prophylaxe mit demselben Präparat; die Kosten wurden gesenkt, ohne dass eine Resistenzentwicklung zu beobachten war (Melekos 1997). Dabei wurde die vaginale Besiedlung mit Enterobakterien in beiden Gruppen auf unter 10 % reduziert. Inwieweit niedrig dosierte Fluorchinolonpräparate (sogenannte "uro"-Formen) für den Einsatz zur postkoitalen Prophylaxe geeignet sind, ist bislang nicht geklärt. Die Dauer der Maßnahme sollte ebenfalls 6-12 Monate betragen. Der Stellenwert einer ärztlichen Betreuung muss bei einem solchen Therapiekonzept im Einzelfall klar definiert sein.

Eine weitere alternative Strategie für dieses Klientel stellt die "**self-start**"-**Therapie** dar (Wong 1985). Der Patientin wird dabei, ähnlich wie bei der postkoitalen Prophylaxe, ein Antibiotikum für den Bedarfsfall verordnet. Die Entscheidung zur Therapie muss hier aber im Fall von auftretenden Symptomen von der Patientin selbst abgewogen werden. Diese Strategie setzt ein hohes Maß an Aufklärungsarbeit, Verständnis und Compliance voraus. Darüber hinaus ist obligat eine mikrobiologische Diagnostik zu fordern, d.h. vor Beginn der Therapie ist von der Patientin eine Urinprobe zu sichern bzw. ein Eintauchnährboden anzulegen und ins Labor zu versenden. Nach Abschluss der Behandlung ist ebenso eine mikrobiologische Befundkontrolle durchzuführen. Unter diesen Voraussetzungen kann eine niedrige Antibiotikaeinnahmefrequenz und ein hohes Maß von Therapieerfolgen erwartet werden (2,3 Episoden/Jahr, 92 % klinischer Erfolg; Schaeffer 1999), wobei gleichzeitig die Kosten gesenkt und das Risiko der Resistenzentwicklung minimiert wird. Das Konzept scheint gut geeignet zu sein, im Anschluss an eine initiale Chemoprophylaxe zum Tragen zu kommen, denn während dieser Phase können o.g. Voraussetzungen (Compliance etc.) gut überprüft bzw. entwickelt werden.

Kontrovers diskutiert wird die Möglichkeit der **Resistenzentwicklung unter einer Rezidivprophylaxe**. Nachweislich kommt es unter einer antibiotischen Behandlung zu einer erhöhte Rate resistenter Stämme in Rektum, Perineum und Urethra (Gupta 1999, Reid 1990). Dies hängt aber auch, wie bereits oben beschrieben, von der Auswahl des Präparates, der Dosierung und der Dauer der Behandlung ab. Es liegen nur wenige Daten zur Resistenzentwicklung unter niedrig dosierter Langzeitprophylaxe vor, zumal derartige Untersuchungen auch immer eine "natürliche" Resistenz, d.h. Analyse der Darmbakterien vor Einleitung der Prophylaxe berücksichtigen müssen und daher sehr aufwändig sind. Resistenzentwicklungen sind theoretisch um so eher zu erwarten, desto größer der Einfluss des Präparates auf die Darmflora ist. Schäfer (Schäfer 1987) konnte zeigen, dass eine Resistenzentwicklung von *E. coli* unter TMP-Prophylaxe (50 mg/ die) zumindest grundsätzlich möglich und bei etwa jeder 20. Patientin zu erwarten ist. Untersuchungen im Rahmen der Rezidivprophylaxe bei Kindern ergaben einen Trend zur Resistenzentwicklung bei Verwendung von Cotrimoxazol (Olbing 1987). Andere klinische gewonnene Daten sprechen gegen eine Resistenzentwicklung (Westenfelder 1987). Eine Übersicht (Brumfitt 1998) mit Erfahrungen aus 18 Jahren des Einsatzes von Nitrofurantoin in der Chemoprophylaxe ergab keine Hinweise für eine erworbene oder intrinsische Resistenzentwicklung. Bei Durchbruchsinfektionen (59 % durch *E. coli*) waren 80 % der Keime gegen Nitrofurantoin sensibel. Diese Beobachtung beruht möglicherweise auf der fehlenden Wirkung von Nitrofurantoin auf die Darmflora, da es nahezu vollständig resorbiert wird. 16 % der Patientinnen sprachen auf die Prophylaxe mit Nitrofurantoin in keiner Weise an, ohne dass Ursachen dafür auszumachen waren.

Über die Resistenzentwicklung bei *low-dose*-Langzeitgabe von Fluorchinolonen gibt es derzeit keine gesicherten Daten.

Durchbruchinfektionen unter Reaszensionsprophylaxe kommen vor, da trotz Prophylaxe das Risiko nicht auf Null gesenkt werden kann. Dieses muss vor Einleitung der Behandlung mit der Patientin klar besprochen werden. Westenfelder (Westenfelder 1987) konnte aber auch zeigen, dass Therapieversager häufig auf eine mangelnde Medikamenteneinnahme zurückgeführt werden kann, sodass neben anderen Ursachen auch die Patientencompliance zu hinterfragen und ggf. zu kontrollieren ist.

Weitere mögliche Ursachen sind: Nicht sanierter Primärinfekt, Resistenzentwicklung, Fehldiagnose (ggf. Kontrolle durch Abnahme eines K-Urin), falsche Dosierung oder Präparateauswahl.

Bei Durchbruchsinfektionen wird hochdosiert entsprechend der bekannten Empfehlungen (☞ Kap. 7.3. und 7.4.) therapiert, die Prophylaxe dann aber unverzüglich fortgesetzt. Die Leitlinie "Therapie von Harnwegsinfektionen" (1997) empfiehlt bei Durchbruchsinfektionen als 1. Wahl Fluorchinolone.

Weitere Indikationen zur Chemoprophylaxe bestehen bei einigen Erkrankungen mit komplizierten Harnwegsinfektionen im Sinne einer Suppressionsbehandlung. Diese ist indiziert bei:

- rezidivierender Pyelonephritis bei Diabetes mellitus oder bei Querschnittslähmung oder nach operativer Harnableitung in Darmsegmente mit Refluxnachweis

- nicht-sanierbaren Infektsteinen mit rezidivierenden klinischen Harnwegsinfekten (☞ Abb. 9.4)

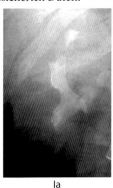
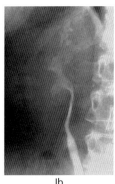
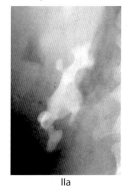
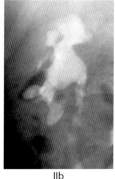

Ia Ib IIa IIb

Abb. 9.4: Infekt-Nierenbeckenausgusssteine (Struvit) bei zwei Patienten (**I** und **II**). Röntgenleeraufnahme (**a**) und Kontrastdarstellung (**b**) des Nierenbeckenkelchsystems.

- rezidivierendem Harnwegsinfekt bei Kindern mit Refluxnephropathie
- asymptomatischer Schwangerschaftsbakteriurie und Harnstauung
- rezidivierender bakterieller Prostatitis
- Querschnittslähmung und rezidivierender unterer Harnwegsinfektion

Medikamentenauswahl und Behandlung entsprechen weitestgehend der Reaszensionsprophylaxe (*cave*: eingeschränkte Auswahl in der Schwangerschaft).

> Die Reaszensionsprophylaxe mit Nitrofurantoin oder Trimethoprim, alternativ Fluorchinolonen, stellt die Maßnahme der ersten Wahl bei der medikamentösen Prophylaxe der rezidivierenden unkomplizierten Zystitis dar. Unter Beachtung o.g. Regeln ist sie effektiv und nebenwirkungsarm.

9.3.2.2. Funktionsnahrung (*functional foods*)

■ Preiselbeer(Cranberry)-Saft

Cranberries oder großfrüchtige Moosbeeren (*Vaccinium macrocarpon*) gehören zu den drei häufigsten Früchten in Nordamerika. Unter indianischen Völkern war die heilende Wirkung bei verschiedenen Erkrankungen bekannt. Dem Genuss von Moosbeersaft wird seit Anfang des 20. Jahrhunderts eine protektive Wirkung gegenüber Harnwegsinfekten zugesagt. Blatherwick berichtete 1914 über einen hohen Benzoesäureanteil im Preiselbeersaft, der schützende Effekt wurde daher zunächst auf eine ansäuernde Wirkung des Urins zurückgeführt. Dies kann heute als Fehleinschätzung gewertet werden. Bei täglichem Konsum von 4 Litern (!) Moosbeersaft in einer Verdünnung 1:2 konnte Bodel (1959) lediglich eine diskrete Senkung des Urin-pH von +0,1 bis -0,5 nachweisen.

Reiner Moosbeersaft hat einen pH < 2,5 und ist ungenießbar. Seit den 50er Jahren wurden "Cocktails" produziert und im Handel angeboten, die neben einem ca. 25 %igen Anteil des Saftes auch Wasser, Süßstoffe und Vitamin C enthielten. Klinische Studienergebnisse, die einen positiven Effekt unter Verwendung eines solchen Cocktails aufzeigten, wurden auch deshalb in Frage gestellt, weil Vitamin C das Infektionsrisiko ebenso allein senken kann (Reid 1999). Andere Autoren konnten tierexperimentell nachweisen, dass der Effekt des Saftes auf einer verminderten Bindungsfähigkeit der Bakterien beruht, ein Phänomen, das nicht durch VitaminC hervorgerufen sein kann (Sobota 1984). Es gilt heute als gesichert, dass Bestandteile des Preiselbeersaftes, insbesondere Fruktose (Ofek 1996) und kondensierte Tannine, die Bindungsfähigkeit von *E. coli* mit Typ1-Fimbrien an die Urothelzelle vermindern (direkte Ankopplung von Proanthozyanid; Howell 1998) und somit das Risiko senken. Ein direkter antibakterieller Effekt ist nicht nachgewiesen. Ungeklärt ist dabei, wie die verantwortliche Wirksubstanz Proanthozyanid unmetabolisiert aus dem Saft in die Blase gelangt. Des weiteren wird eine Selektion von Keimen mit geringerer Pathogenität in der Darmflora als positiver Effekt von Moosbeersaft diskutiert.

Bei anderen Säften wie Grapefruit, Orange oder Ananas wurde kein vergleichbarer Effekt nachgewiesen. Lediglich bei der verwandten Blau- oder Heidelbeere konnte *in vitro* ein ähnliches Phänomen aufgezeigt werden (Ofek 1996).

Plazebokontrollierte Studien unter Verwendung von 300 ml eines Cocktails konnten eine signifikante Verringerung der Infektrate bei älteren Patientinnen (Durchschnittsalter 78,5 Jahre) nachweisen (Avorn 1994). Bei Frauen im geschlechtsaktiven Alter konnte dieser Effekt mit einer Mischung aus Preiselbeer- und Moosbeersaft (*Vaccinium vitis-idea* und *V. oxycoccos*) ebenfalls nachvollzogen werden (Kontiokari 2001): In einem 6-monatigen *follow-up* war das absolute Risiko eines Rezidivinfektes in der Verumgruppe (50 ml/die) um 20 % niedriger als in der Kontrollgruppe (16 % vs. 36 % Rezidive). In einer offenen Studie konnte auch ein positiver Effekt eines postkoitalen Konsums von Moosbeersaft im Sinne einer Prophylaxemaßnahme aufgezeigt werden (Foxman 1995), diese Beobachtung bedarf allerdings einer Kontrolle durch prospektiv randomisierte Studien.

Kein Effekt konnte bei Kindern mit neurogener Blasenentleerungsstörung und Notwendigkeit des Einmalkatheterismus erzielt werden (Schlager 1999).

Allerdings wurde auch über ein erhöhtes Risiko der Nierensteinbildung berichtet, wenn Preiselbeersaft in größeren Mengen konsumiert wird und eine positive Steinanamnese besteht. Preiselbeersaft enthält reichlich Oxalsäure, was zur Übersättigung des Urins mit Kalziumoxalat führen kann.

> Der Konsum von Preiselbeersaftgetränken scheint einen positiven Effekt hinsichtlich Senkung einer Rezidivhäufigkeit zu haben (Lowe 2001). Die Wirksamkeit beruht nicht auf einer verminderten Keimaszension und ist somit nicht als kausaltherapeutisch zu bezeichnen. Nachgewiesen ist eine Blockierung der Adhäsionsvorgänge von uropathogenen *E. coli*. Bislang fehlen dreiarmige, prospektiv kontrollierte Studien im Vergleich mit Plazebo und Antibiotikaprophylaxe. Derzeit kann keine eindeutige Empfehlung gegeben werden.

■ Sonstige

- *Knoblauch*: Die Beobachtung eines positiven Effektes von Knoblauch und Zwiebeln geht auf die 60er Jahre zurück (Johnson 1969) und hat heute keine praktisch-klinische Bedeutung
- *Senföl aus Meerrettich und Kapuzinerkresse* (Angocin®): Bei derzeitiger Datenlage ist keine generelle Empfehlung möglich.
- *Echinacea* (Esberitox®) wirkt immunstimulierend u.a. durch eine unspezifische Makrophagenaktivierung, zum Stellenwert bei Harnwegsinfektionen existieren keine gesicherten Daten

9.3.2.3. Immuntherapie und "Impfstoffe"

Der gemeinsame Angriffspunkt dieser Konzepte richtet sich auf die Adhäsionsvorgänge uropathogener Keime. Dabei werden zwei Strategien verfolgt:

- Impfstoffe gegen "Adhäsionswerkzeuge" der Bakterien und
- Stimulation der körpereigenen Abwehrmechanismen

Beide Konzepte wirken somit nicht kausaltherapeutisch einer Keimaszension entgegen, sondern setzen erst in einem Stadium ein, in dem der Infektionszyklus bereits begonnen hat.

▶ Das erste Konzept wird seit den 70er Jahren verfolgt und basiert auf der Entdeckung und Erforschung der bakteriellen Adhäsine (z.B. Typ 1- und P-Fimbrien). Es wurden **Antikörper gegen Fimbrien** und Rezeptoranaloga entwickelt, experimentell konnte im Laborversuch eine verminderte bakterielle Adhärenz erzielt werden (Langermann 2001). Aus verschiedenen Gründen (z.B. Phasenvariation der Adhäsine) konnte das Konzept bis heute den Status des Laborversuches und Tierexperimentes nicht verlassen und ist vom routinemäßigen klinischen Einsatz weit entfernt. Darüberhinaus ist nicht zu erwarten, dass alle relevanten Keime durch solche Maßnahmen erfasst werden können.

▶ Die grundlegende Vorstellung des zweiten Konzeptes basiert auf einer potentiellen Stimulation der körpereigenen Abwehrmechanismen unter hypothetischer Annahme einer verminderten lokalen Abwehr der Harnblase bei infektanfälligen Frauen. Über einen erniedrigten sIgA-Titer im Urin von Patientinnen mit Zystitiden existieren widersprüchliche Angaben (☞ Kap. 2.3.). Es erscheint fraglich, ob tatsächlich eine immunologische Abwehrschwäche im Bereich der ableitenden Harnwege existiert. Tierexperimentell wurde eine vermehrte **Sezernierung von IgA** in den Urin nach oraler Gabe von Bakterienfragmenten aus *E. coli* (OM89) nachgewiesen (Bosch 1988, Rüttgers 1987). Dabei konnte gezeigt werden, dass der IgA-Gehalt im Harn nach 2-3 monatiger Behandlung steigt. Zusätzliche immunpharmakologische (*in vitro*) Beobachtungen wie Stimulation von Makrophagen, B-Lymphozyten, Aktivierung von T-Lymphozyten sowie Steigerung der Interferonsynthese werden als **immunstimulierender Effekt des MALT-Systems** (= *mucosa associated lymphoid tissue*) durch die Behandlung bewertet (Magasi 1994, Rugendorff 1997). Zielort der Antigengabe sind dementsprechend Peyersche Plaques des Dünndarms (Rüttgers 1987).

Die orale Applikationsform Uro-Vaxom® mit Zellwandfraktionen von 18 uropathogenen *E. coli* enthält ist als Imunntherapeutikum zugelassen. Die parenteralen Darreichungsformen (Strovac®, Perison®) mit mehreren inaktivierten Erregern sind als Impfstoff zugelassen. Durch die Fraktionierung bei Uro-Vaxom® soll eine Imitation anderer gramnegativer Bakterien erzielt werden, sodass eine globale Immunreaktion resultiert. In plazebokontrollierten Doppelblindstudien konnte eine signifikante Senkung der Rezidivrate um 64-81 % (bezogen auf signifikante Bakteriurie 10^4-10^5 KBE/ml) durch UroVaxom® nachgewiesen werden. Nebenwirkungen traten in 2,2-8,1 % auf, darunter zumeist Schwindel und Hautreaktionen (Magasi 1994, Schulman 1993, Tammen 1990, Bauer, 2002). Kritisch muss zu diesen Studien bemerkt werden, dass jeweils eine heterogene Patientengruppe (durchschnittliches Alter > 40 Jahre, 15-20 % Männer) aufgenommen wurde. In einer retrospektiven monozentrischen Langzeit-Beobachtungsstudie einer urologischen Praxis (unkomplizierte rezidivierende Zystitis bei 38 Patientinnen, Altersgipfel 21-30 Jahre) konnte darüber hinaus eine Verlängerung der rezidivfreien Intervalle nachgewiesen werden (Rugendorff 1997). Eine prospektiv randomisierte Studie mit Vergleich von UroVaxom® und Antibiotikagabe mit Nitrofurantoin (1 mg/kg/die) bei der Prophylaxe Harnwegsinfektionen bei Mädchen (Durchschnittsalter 6,5 Jahre) ergab äquieffektive Ergebnisse in beiden Gruppen (Lettgen 1996). Eine aktuell publizierte prospektive plazebokontrollierte Multicenterstudie belegt eine Reduktion von symptomatischen Infekten um 34% (mittlere kumulative Infektrate von 0,7 unter OM-89 versus 1,5 unter Plazebo) (Bauer, 2005).

▶ **Handelsform**

Uro-Vaxom® (6 mg), Strovac®

▶ **Therapieschema**

- Uro-Vaxom®
  - 1 x 1 Kapsel morgens nüchtern für 3 Monate
  - dann 3 Monate Therapiepause
  - *Boosterung*: 7. bis 9. Monat für jeweils 10 Tage
  - ggf. weitere Boosterungen mit therapiefreien 3-monatigen Intervallen
- Strovac®
  - 3 x 1 intramuskuläre Injektion in den Oberarm in wöchentlichen Abständen
  - Boosterung nach 1 Jahr

Die Prophylaxe kann bei florider Harnwegsinfektion mit oder ohne Antibiotikagabe beginnen und sollte auch bei Auftreten einer Durchbruchsinfektion nicht unterbrochen werden.

▶ **Stellenwert**

> In der täglichen Praxis stellt die Prophylaxe mit Uro-Vaxom®/Strovac® eine Alternative für Patientinnen dar, bei denen eine Stärkung der Immunkompetenz sinnvoll erscheint und/oder eine Antibiotikaprophylaxe nicht durchgeführt werden kann.

Sie zeichnet sich durch eine hohe Patientenakzeptanz aus und ist auch bei Kindern durchführbar. Als *second line*-Maßnahme kann die Behandlung auch in Kombination mit der Antibiotikaprophylaxe durchgeführt werden. Die Therapie ist jedoch nicht "evidenzbasiert" gesichert.

Seit kurzem steht mit der autogenen Vakzine (Uni-Vaccin®) eine weitere Variante der Immunmodulation für den klinischen Einsatz zur Verfügung. Der Erreger eines symptomatischen Zystitisrezidives wird zu einem therapeutischen Impfstoff verarbeitet, welcher subcutan in steigender Dosierung appliziert wird. Zur Zeit stehen allerdings keine validen Daten bezüglich der Effektivität zur Verfügung, so dass eine abschließende Berteilung noch nicht möglich ist.

9.3.2.4. Probiotika

Probiotika sind lebende Mikroorganismen, welche nach oraler Aufnahme im menschlichen Organismus einen gesundheitsfördernden Effekt ausüben sollen, indem das Gleichgewicht der natürlichen bakteriellen Darmflora zugunsten dieser positiven Mikroorganismen verschoben wird. Klassischerweise ist dies bei Konsum von Joghurt u.ä. mit Effekt auf die Darmflora bekannt (Fuller 1989). Im Rahmen von Harnwegsinfektionen der Frau und Antibiotikatherapie gibt es ebenfalls Ansätze mit Probiotika (Elmer 1996), insbesondere Lactobakterien. Lactobakterien (und neuerdings Bifidobakterien) werden aber im Gegensatz zum klassischen Konzept vaginal appliziert, eine orale Aufnahme ist nicht effektiv (Kontiokari 2001). Es wurde eine Reihe von Lactobakterien gefunden, die in diesem Sinne probiotisch wirksam sind, der Wirkmechanismus ist aber bis heute nicht geklärt (Reid 1999). Probiotisch wirksame Lactobakterien können auch zur Verhinderung einer Candidavaginitis eingesetzt werden (Reid 1995), möglicherweise auch im Zusammenhang mit einer Antibiotikatherapie.

Lactobakterien kommen bekannterweise in der natürlichen Vaginalflora vor (☞ Kap. 2.1.). Es bleibt gegenwärtig unklar, warum durch eine zusätzliche Gabe von Lactobakterien bei prämenopausalen Frauen die Anfälligkeit gegenüber uropathogenen Bakterien vermindert werden kann. Bei Frauen in der Postmenopause ist die Wirksamkeit besser nachvollziehbar und via lokaler Östrogensubstitution sicher nachgewiesen (Raz 1993).

Eine prospektiv kontrollierte Studie mit Langzeitbeobachtungen dieses Prophylaxekonzeptes im Vergleich zur Antibiotikaprophylaxe steht noch aus.

9.3.2.5. Weitere Maßnahmen

■ **Ansäuerung des Urins**

Die Ansäuerung des Urin mit dem Ziel, Harnwegsinfekte zu vermeiden, ist ein lange bekanntes Konzept (Murphy 1965). Der Wirkmechanismus ist nicht endgültig geklärt, eine verminderte bakterielle Adhärenz im sauren Urin wird diskutiert. Als Einzelmaßnahme zur Prophylaxe ist die Urinansäuerung von fraglichem Effekt. Harnwegsinfekte können auch bei niedrigem Urin- und Vaginal-pH auftreten (Reid 1995). Eine generelle Empfehlung zur adjuvanten Ansäuerung des Harns kann nicht gegeben werden, da evidenzbasierte Daten fehlen.

In einer plazebokontrollierten Doppelblindstudie unter Einschluss einer ausgewählten Patientengruppe mit neurogener Blasenentleerungsstörung (querschnittsgelähmte Patienten, n=89) konnte die Wirksamkeit von L-Methionin durch Reduktion der Rezidivinfekte nachgewiesen werden (Günther 2002). Diese Daten beziehen sich aber auf ein spezielles Patientenkollektiv mit "komplizierten Harnwegsinfekten" und lassen sich nicht auf rezidivierende "unkomplizierte" Zystitiden übertragen.

▶ Kombination mit Chemoprophylaxe

Viele Antibiotika wirken optimal im leicht sauren Milieu (pH 5,5-7), hierzu zählen auch die bei Harnwegsinfekten eingesetzten Substanzen Sulfonamide und Nitrofurantoin. Hieraus könnte eine verbesserte Wirkung der antibiotischen Reaszensionsprophylaxe mit ansäuernden Präparaten resultieren.

▶ Prophylaxe bei Fremdmaterial (Katheter)

Durch orale Aufnahme von Vitamin C kann der Urin-pH abgesenkt und *in vitro* die Bindungsfähigkeit von Bakterien an Biomaterial wie Silikon vermindert werden (Habash 1999). Der Effekt war nur bei *E. coli* und *Enterococcus faecalis* nachweisbar, nicht bei *Pseudomonas aeruginosa, Staph. epidermidis* und *Candida albicans*.

Bei gesicherten Infektsteinen (Phosphatsteine) ist der therapeutische Nutzen der Harnansäuerung in der Therapie und Rezidivprophylaxe (Urin-pH < 6,2) nachgewiesen (Bach 1985).

- L-Methionin 500 mg, 3 x 1 bis 3 x 2/die vor der Mahlzeit (Acimethin®, Uromethin® u.a.)
  Kontraindikationen beachten: Hyperurikämie, Metabolische Azidose, Leberinsuffizienz, Harnsäure- oder Zystinsteine, Homozysteinurie u.a.

- Vitamin C (Ascorbinsäure) 500 mg 2 x/die

■ **Phytotherapie**

Die Heilbehandlung mit Präparaten pflanzlichen Ursprunges (Phytotherapie) steht in der Patientengunst sehr weit oben. Die Präparate wirken teils diuretisch, teils "harndesinfizierend". Wirkungsnachweise über kontrollierte klinische Studien sind spärlich.

Die echte **Bärentraube** (*Arctostaphylos uva-ursi*), ein Erikagewächs, kann gegen entzündliche Erkrankungen der Harnwege wirksam sein. Eine harndesinfizierende Wirkung wird allerdings nur im alkalischen Urin erwartet, bei längerer Anwendung besteht eine Neigung zur Obstipation. Der eigentliche Wirkstoff Hydrochinon entsteht durch Umwandlung aus Phenolglykosiden der Bärentraube. Die Wirksamkeit ist bei akuter Zystitis der einer antibiotischen Therapie unterlegen (☞ Kap. 7.4.3.). In einer doppelblinden, prospektiv randomisierten Studie (Larsson 1993) wurde der prophylaktische Effekt eines Kombinationspräparates (Zusatz von Löwenzahnextrakt) bei der rezidivierenden Zystitis überprüft. Eingeschlossen wurden Patientinnen mit mindestens 3 Episoden/Jahr. Nach einmonatiger Anwendung war innerhalb eines Nachbeobachtungszeitraumes von 12 Monaten in der Verumgruppe kein Rezidiv mehr aufgetreten, während in der Plazebogruppe 23 % Rezidive registriert wurden. Die Studie basiert allerdings auf einer sehr dünnen Datenlage und das hervorragende Ergebnis wurde bislang nicht bestätigt.

Goldrutenkraut (*Solidaginis virgaureae herba* L.) wirkt diuretisch, spasmolytisch, antiphlogistisch, antifungal und antioxidativ. Inhaltsstoffe sind u.a. Flavonoide, Saponide und Phenolglykoside. Der diuretische Effekt wird auf das Phenolglykosid Leiocarposid zurückgeführt. Tierexperimentell erreichte das Harnvolumen annähernd gleiche Mengen, wie nach Gabe von Furosemid.

> Goldrute (z.B. Cystinol long®, Aqualibra®) ist, ähnlich wie die Bärentraube, von der Komission E des Bundesgesundheitsamtes (jetzt BfArM) positiv monographiert und zur Durchspülungstherapie bei entzündlichen Zuständen der ableitenden Harnwege und bei Harnsteinen/Nierengrieß zugelassen. Über den Stellenwert bei der rezidivierenden Zystitis der Frau liegen allerdings bis dato keine validen Daten (prospektiv randomisierte, kontrollierte Studien) vor. Eine evidenzbasierte Therapieempfehlung kann nicht gegeben werden.

■ Natürliche Peptide

Natürliche Peptide wirken bakterizid und wurden erstmalig in der Cecropia-Motte identifiziert, sie scheinen eine wichtige Rolle bei Abwehrmechanismen in Schleimhäuten auch des Menschen zu spielen (Reid 1999). So wurden zwei Peptide gefunden (FALL-39, ceropin P1), die eine antibakterielle Aktivität gegen uropathogene Keime, nicht jedoch gegen Lactobakterien besitzen. Möglicherweise kann hieraus zukünftig ein therapeutisches Konzept, analog zu Antibiotika, entwickelt werden.

■ Akupunktur

Über die klinische Anwendung der Akupunktur bei rezidivierender Zystitis existieren nur spärliche Erfahrungen. In einer kleinen dreiarmigen Studie mit 67 Patientinnen konnte die Infektrate in der Behandlungsgruppe auf 15 % gesenkt werden (Aune 1998), während eine Scheinbehandlungsgruppe 42 % Rezidive aufwies. Der Nachbeobachtungszeitraum von 6 Monaten war jedoch kurz und die Patientengruppen klein (Verumbehandlung bei 27 Patientinnen). Der Wirkungsmechanismus ist nicht geklärt, in anderen tierexperimentellen Studien konnte ein kurzfristiger Anstieg von Immunoglobulinen und Leukozyten sowie ein Einfluss auf die Detrusorfunktion registriert werden. Es ist bislang ungeklärt, ob diese Effekte bei der Rezidivprophylaxe eine Rolle spielen.

■ Stationäre Rehabilitation

Während und bis 1 Jahr nach einem urologischen Rehabilitationsaufenthalt wurde die HWI-Rate durch eine Kombination physiotherapeutischer Anwendungen (Trinkkur, Kohlensäurebäder, Fangopackungen, Bewegungstherapie) statistisch signifikant gesenkt (Median von 3 HWI/Jahr auf 1 HWI/Jahr). Die T-Helferzellrate stieg bei 20 dieser diesbezüglich untersuchten Patienten im Serum signifikant an. Diese Ergebnisse unterstreichen die Bedeutung einer systemischen Stärkung der körpereigenen Immunabwehr für die Rezidivprophylaxe (Kramer 1990).

■ Östrogensubstitution

Nach der Menopause kommt es durch den Hormonabfall zu einer Atrophie des Introitus und zur Reduktion der vaginalen Döderleinflora. Assoziierte Symptome können noch 10 oder mehr Jahre nach der letzten Menstruation auftreten. Neben vaginalen Beschwerden wie Juckreiz, Brennen, "trockenes Gefühl" bis zur Dyspareunie können auch Miktionsbeschwerden und rezidivierende Harnwegsinfekte auftreten. Etwa 10-40 % aller postmenopausalen Frauen haben solche Symptome in Verbindung mit einer urogenitalen Atrophie (Greendale 1993). Der pathogenetische Zusammenhang zwischen veränderter Vaginalflora und Entstehung von Harnwegsinfektionen kann als gesichert angesehen werden (☞ Kap. 2.1.).

Dementsprechend stellt die **vaginale Applikation** von Östrogenen ein sinnvolles Konzept der Rezidivprophylaxe in der Menopause dar und hat heute einen eindeutigen praktisch-klinischen Stellenwert. Der breite klinische Einsatz geht besonders auf die positiven Ergebnisse einer randomisierten, doppelblinden und plazebokontrollierten Studie von Raz (Raz 1993) zurück. Durch die lokale Östrogenbehandlung konnte eine Reduktion der Infektanfälligkeit bei postmenopausalen Frauen auf 0,5 Episoden/Jahr im Vergleich zu 5,9 Episoden/Jahr in der Kontrollgruppe nachgewiesen werden. Weiterhin konnte Raz zeigen, dass die vaginale Kolonisation von Enterobakterien durch die Behandlung auf 31 % versus 67 % reduziert wird. Der vaginale pH-Wert sinkt von 5,5 auf 3,8 und Lactobakterien, die vorher nicht mehr nachweisbar waren, kehren zurück. 20 % der Estriolbehandelten Frauen berichteten über vaginale Irritationen, Juckreiz oder Brennen. Systemische Nebenwirkungen wurden nicht beobachtet. Die prophylaktische Wirksamkeit dieses Konzeptes ist inzwischen durch Metaanalysen zahlreicher valider Studien überprüft und bestätigt (Cardozo 1998, Cardozo 2001). Ein Effekt ist innerhalb von ein bis drei Monaten zu erwarten.

> Bei der Zielsetzung einer Rezidivprophylaxe rezidivierender Zystitiden ist eine vaginale Applikation von Estriol gegenüber einer oralen oder perkutanen Darreichung zu bevorzugen (Raz 2001).

Estriol wird gut aus der Vaginalschleimhaut resorbiert, eine Applikation von 0,5 mg Estriol führt zu einem Serumspiegel für unkonjugiertes Estriol, der einer oralen Gabe von 8-12 mg entspricht. Im Gegensatz zur oralen Applikation sind geringere Dosierungen erforderlich, da der enterohepatische Kreislauf umgangen wird. Systemische Wirkungen sind bei korrekter vaginaler Anwendung (*cave*: nur Wirkstoff Estriol verwenden, nicht Estradiol!) und Dosierung nicht zu erwarten (Trevoux 1982), da Estriol eine spezifisch urogenitale Aktivität besitzt: Estriolrezeptoren existieren nur in der Vagina, nicht im Endometrium, sodass keine Proliferation des Endometrium resultiert. Bei oraler Einnahme oder Pflasterbehandlung aus anderer Intention ("gynäkologische Indikation" der Hormonsubstitution) sind bei Patientinnen mit rezidivierender Zystitis gelegentlich vaginale Zeichen des Östrogenmangels (Vaginal-pH, Zytologie) nachweisbar. Die orale/ perkutane Gabe von Estradiol, ggf. in Kombination mit Progesteron, scheint daher für den Aufbau der Vaginalflora nicht immer auszureichen.

Vor Einleitung einer solchen Prophylaxemaßnahme sollte eine vaginale Atrophie diagnostisch sicher nachgewiesen und Kontraindikationen der Behandlung ausgeschlossen sein. Hierzu empfiehlt sich die enge Kooperation vor Beginn und im Behandlungsverlauf mit dem/der behandelnden Gynäkologen/-in. Diagnostische Zeichen des Östrogenmangels sind: sichtbare Veränderungen im Bereich des Introitus, Veränderungen in der Vaginalzytologie (u.a. erniedrigter karyopyknotischer Index) und ein erhöhter vaginaler pH-Wert > 5. Ein vaginaler pH-Wert unter 4,5 spricht für das Vorliegen von Laktobakterien. Die interdisziplinäre Kooperation ist umso wichtiger, wenn eine Vorbehandlung mit Östrogenen (oral/perkutan) besteht. Wenn eine vaginale Applikation nicht in Frage kommt (z.B. Tremor, Demenz), kann auch eine niedrige orale Dosierung von Estriol hilfreich sein.

Risiken einer Östrogenbehandlung sind u.a. Mammakarzinom, Endometriumkarzinom, Thromboembolien, Hypertonie und Hyperglykämie. Unter Verwendung von Estriol ist allerdings bisher kein erhöhtes Karzinomrisiko nachgewiesen (Raz 2001).

▶ Handelsformen für die Lokaltherapie

- Estriol:
  - Creme 0,5 mg: Ovestin®, Orthogynest® u.a.
  - Ovula: Ovestin®, Oekolp forte 0,5 Ovula®, Orthogynest® u.a.
- Estradiol
  - Ring: Estring®, 2 mg, alle 3 Monate, Indikation nur bei atrophischer Vaginitis
- Therapieschema:
  - Östrogencreme (0,5 mg/g Estriol) jeden Abend für 2 Wochen
  - dann 2 x wöchentlich für 8 Monate

Empfehlungen sowohl zur Dosierung als auch zur Dauer der Behandlung basieren auf empirisch ermittelten Daten. Bislang fehlen hierzu prospektive Studien, ebenso wie eine vergleichende Studie mit der Antibiotikaprophylaxe.

9.3.3. Zusammenfassung

Bei der Rezidivprophylaxe der Zystitis ist ein polypragmatisches Konzept zu verfolgen.

Grundlage bildet die vertrauensvolle und von Sachkompetenz geprägte Patienten-Arztbeziehung, welche auf einer Analyse von Verhaltensweisen und der Beratung zu den möglichen Zusammenhängen basiert.

Welcher der o.g. Wege eingeschlagen wird, lässt sich letztlich nur im Einzelfall entscheiden, ggf. kommen auch Kombinationen der geschilderten Maßnahmen in Frage. Die Prophylaxeregime wurden allenfalls prospektiv gegen Plazebo kontrolliert, vergleichende Studien fehlen bislang.

Prämenopausal liegt der Schwerpunkt in der Modifikation von Verhaltensweisen im Zusammenhang mit der Genitalhygiene und dem Geschlechtsverkehr.

Postmenopausal scheinen häufiger organische Ursachen vorzuliegen (Inkontinenz, Zystozele, Restharn). Des weiteren sollte zunächst die Möglichkeit einer lokalen Östrogentherapie überprüft und ggf. durchgeführt werden. Erst bei Versagen dieser Maßnahme oder nach Ausschluss eines lokalen Östrogenmangels ist bei dieser Patientengruppe zusätzlich eine Antibiotikaprophylaxe indiziert.

10. Komplizierte Harnwegsinfektionen

Patienten/innen mit einer komplizierte Harnwegsinfektion bilden eine sehr heterogene Patientengruppe, deren gemeinsames Merkmal die Gegenwart komplizierender Faktoren darstellt.

■ Definition

(☞ auch Kap. 2.4.2. unter "Komplizierende Faktoren" und Kap. 6.)

> Komplizierende Faktoren:
> - *Veränderungen des Harntraktes, welche die Urodynamik wesentlich beeinflussen*: anatomisch, strukturell und funktionell (d.h. auch bei Fremdmaterial im Harntrakt wie Katheter, nach operativen Eingriffen/Chemotherapie/Radiatio)
> - *Nierenfunktionsstörungen*: Parenchymerkrankungen, prä- und postrenale Ursachen
> - *Begleiterkrankungen*: Diabetes, Immunsuppression etc.
>
> Definition der komplizierten Harnwegsinfektionen (Naber 1996 und Naber 1997)

Darüber hinaus ist jede Harnwegsinfektion des Mannes und bei Kindern sowie eine während oder nach Krankenhausaufenthalt erworbene Harnwegsinfektion als komplizierte Infektion zu bewerten.

Eine komplizierte Harnwegsinfektion tritt meist als Folge einer anatomischen oder funktionellen Anomalie mit konsekutiver Störung der Urodynamik auf. Im Rahmen der Diagnostik sind nicht nur komplizierende Faktoren zu suchen, sondern auch eine Erregeridentifizierung und Resistenzprüfung zu fordern.

> Die Schwere von Allgemeinsymptomen, wie das Vorhandensein von Fieber oder Einschränkung des Allgemeinzustandes sind kein Kriterium einer komplizierten Infektion.

Diese Symptome weisen zwar auf eine parenchymatöse Beteiligung hin und finden sich auch bei komplizierten Harnwegsinfektionen, können aber ebenso bei der unkomplizierten Pyelonephritis nachweisbar sein.

Es wurde eine Einteilung der komplizierten Harnwegsinfektionen in drei Gruppen empfohlen:

- 1. Patienten mit Risikofaktoren, die keine Uropathien darstellen (z.B. Diabetes mellitus, Postmenopause).
- 2. Patienten mit Anomalien im Bereich der Harnwege (Uropathien), die während der antimikrobiellen Therapie beseitigt oder deutlich verbessert werden können (z.B. Obstruktion durch einen Harnleiterstein, der entfernt werden kann, passagerer Katheter).
- 3. Patienten, bei denen während der Therapie die Uropathie nicht beseitigt werden kann (z.B. permanenter Katheter, Schiene oder Urinableitung, neurogene Harnblasenentleerungsstörung).

10.1. Diagnostik

Patienten mit einer vermuteten komplizierten Harnwegsinfektion sollten immer auch fachurologisch untersucht werden, mit dem Ziel, die komplizierenden Faktoren zu identifizieren.

Eine mikrobiologische Diagnostik muss immer durchgeführt werden.

Komplizierte Harnwegsinfektionen sind zudem durch ein sehr breites Spektrum an möglichen Erregern und erhöhte Resistenzraten charakterisiert.

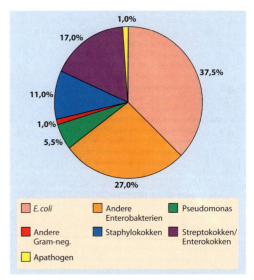

Abb. 10.1: Keimspektrum bei komplizierten Harnwegsinfektionen, Urinisolate, n=200, Urologische Praxisgemeinschaft Hamburg Blankenese.

Das **Keimspektrum** (☞ Abb. 10.1) zeigt einen erhöhten Anteil grampositiver Erreger (28 %). Der Leitkeim E. coli findet sich in weniger als 40 % der positiven Urinkulturen. Bei der Resistenzbestimmung ergab die Analyse des eigenen Patientenklientels (☞ Abb. 10.2) eine **Resistenzrate** für TMP/SMX und Ampicillin/Silbactam von über 30 %. Das Fluorchinolon Ofloxacin war in 20 % der Isolate resistent ausgetestet.

einer Balkenblase (☞ Abb. 10.3b). Infektsanierung durch operative Behandlung der Striktur (☞ Abb. 10.3c+d).

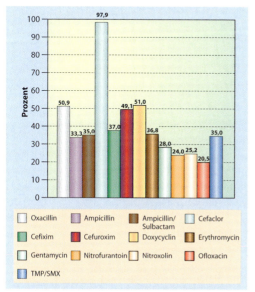

Abb. 10.2: Resistenzlage bei Erregern komplizierter Harnwegsinfektionen, Urinisolate, n=200, Urologische Praxisgemeinschaft Hamburg-Blankenese.

10.2. Therapieprinzipien

Es gilt der therapeutische Grundsatz, dass der komplizierende Faktor beseitigt werden muss. Dies bedeutet unter Umständen auch einen operativen Eingriff, gelegentlich genügt aber auch die Entfernung oder der Wechsel des ursächlichen Fremdkörpers, beispielsweise des Dauerkatheters. Der medikamentösen Behandlung/Antibiose kommt grundsätzlich nur eine begleitende Rolle zu.

■ Kasuistik

21-jähriger Patient, rezidivierende symptomatische Harnwegsinfektionen, anamnestisch früher Urethritis, urologische Diagnostik mit Nachweis einer Urethrastriktur (☞ Abb. 10.3a) und konsekutiver Blasenwandhypertrophie u. Ausbildung

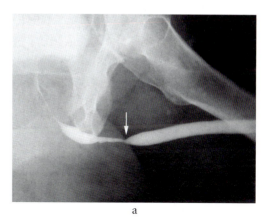

a

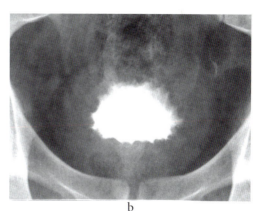

b

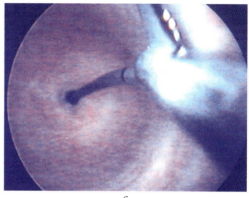

c

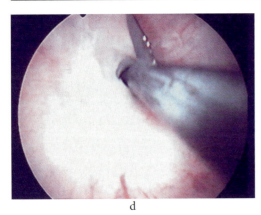

Abb. 10.3a-d: Harnröhrenstriktur: Urethrogramm (**a**) mit Nachweis der Striktur (Pfeil) im Bereich Pars bulbosa, Urogramm mit Nachweis der Trabekulierung und Blasenwandhypertrophie (**b**) und (**c,d**) Endoskopische Therapie durch Urethrotomie.

Da eine operative Sanierung (☞ Kasuistik) nicht immer möglich ist, kommt der antibiotischen Therapie dann doch die führende Rolle zu. Sie bleibt dann aber palliativ und ist nicht kurativ.

Leitlinien-Empfehlungen zur Therapie komplizierter Harnwegsinfektionen sind nur bedingt vorhanden und können aufgrund der Heterogenität dieser Entität nur allgemeine Hinweise geben (Leitlinie "Therapie von Harnwegsinfektionen", 1997, Vogel 2002). Ein therapeutisches Konzept muss im Einzelfall entwickelt werden. Kontrollierte klinische Studien müssen zukünftig die optimalen Therapiestrategien in Abhängigkeit vom vorliegenden komplizierenden Faktor ermitteln.

Grundsätzlich wird ein **Interventions-Deeskalationskonzept** verfolgt, d.h. nach dem Prinzip initial "breit" beginnen, dann gezielt nach Antibiogramm weiterbehandeln, wobei auf "schmale" und orale Präparate zurückgegangen ("deeskaliert") werden kann.

Nach klinischem Ansprechen der Therapie und Berücksichtigung der mikrobiologischen Ergebnisse (Erregercharakterisierung, Antibiogramm) kann gezielt im Sinne der **Sequenztherapie** weiterbehandelt werden. Dabei ist es nicht zwingend erforderlich, innerhalb derselben Substanzgruppe zu bleiben.

Überholt ist das "eskalierende Therapiekonzept", d.h. schmal anfangen und bei Bedarf breiter werden.

Die Therapiedauer sollte grundsätzlich 10-14 Tage erreichen, bei der fokal-abszedierenden Pyelonephritis jedoch mehrere Wochen. Bei Pseudomonas oder Enterokokkeninfektion kann ebenfalls eine längerdauernde Therapie erforderlich sein. Eine mikrobiologische Befundkontrolle sollte spätestens 2 Wochen nach erfolgreichem Therapieende erfolgen. Entscheidend bleibt in jedem Fall die Beseitigung des ursächlich komplizierenden Faktors.

> Klinisch-praktisch ist es sinnvoll, eine Einteilung in leichte, mittelschwere und schwere Infektionen vorzunehmen.

10.3. Leichte bis mittelschwere Infektionen

Die leichten bis mittelschweren Infektionen stellen die häufigste Form dar. Da auch Harnwegsinfektionen des Kindes (☞ Kap. 13.) und bei Männern (☞ Kap. 15.) grundsätzlich als kompliziert gelten, kann die Symptomatik durchaus leicht ausfallen. So findet sich häufig eine Harnwegsinfektion bei Blasenentleerungsstörung wegen Prostatahyperplasie (☞ Abb. 10.4) mit ausgesprochen milder Symptomatik.

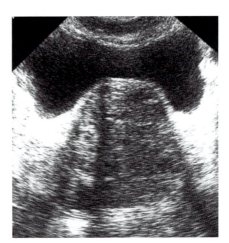

Abb. 10.4: Sonographie bei endovesikaler Prostatahyperplasie und Restharnbildung als Ursache einer komplizierten Harnwegsinfektion.

Bei **leichter Symptomatik** kann die empirische Therapie mit einer oralen Antibiotikatherapie beginnen. Bei der oralen Therapie gelten die Oralcephalosporine Gruppe 2/3 (PEG) und Fluorchinolone als Mittel der Wahl. Dabei können vor allem die neueren Fluorchinolone der Gruppe 3 (z.B. Levofloxacin) empfohlen werden, da diese auch das grampositive Keimspektrum erfassen. Liegt ein Antibiogramm vor und ist TMP/SMX sensibel ausgetestet, kann auch dementsprechend deeskaliend auf diese Substanz gewechselt werden.

Bei **mittelschwerer Symptomatik** und Notwendigkeit einer parenteralen Behandlung ist initial ein Cephalosporin der Gruppe 2 oder 3a (nach Simon/Stille, ☞ Tab. 5.6) zu empfehlen. Alternativ kommt ein Aminopenicillin/β-Lactamaseinhibitor oder ein Fluorchinolon (außer Norfloxacin) in Betracht. Dabei sollte vor allem die regionale Erreger- und Resistenzsituation berücksichtigt werden (Vogel 2002). Tritt nach 1-2 Tagen kein Therapieerfolg ein und liegt das Antibiogramm noch nicht vor, ist auf ein Cephalosporin der Gruppe 3b, ein(en) Acylaminopenicillin/β-Lactamaseinhibitor oder ein Carbapenem umzustellen. Ansonsten kann entsprechend dem Antibiogramm korrigiert werden.

10.4. Schwere Infektionen

Während mittelschwere Infektionen u.U. noch ambulant behandelt werden können, ist bei schwerer Symptomatik eine stationäre Behandlung erforderlich (zur Strategie bei Urosepsis ☞ Kap. 11.).

Hierunter fällt beispielsweise die **komplizierte Pyelonephritis** (☞ Abb. 10.5.a+b): auf der Grundlage einer Obstruktion kommt es zur Keimaszension und Entzündungsreaktion. Die obstruktive Pyelonephritis kann oligosymptomatisch bis asymptomatisch verlaufen, aber dramatisch enden. Eine normale Sonographie schließt eine Obstruktion mit letzter Sicherheit nicht aus, in der Frühphase einer Stauung kann das Nierenbeckenkelchsystem noch nicht dilatiert sein. Die Beseitigung der Obstruktion ist elementarer Teil der Behandlung, die Antibiotikagabe ergänzt das Therapiekonzept.

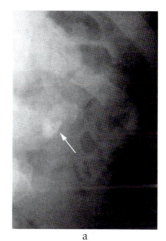

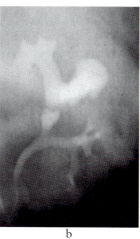

Abb. 10.5a+b: Komplizierte Pyelonephritis bei Harnabflussstörung durch Kelchhalsstein li. Niere. Röntgenleeraufnahme (**a**) und Kontrastdarstellung (**b**).

Bei der empirischen Behandlung ist eine parenterale Kombinations-Behandlung zu empfehlen, die das mögliche Keimspektrum, vor allem aber Problemkeime wie *Pseudomonas aeruginosa* und grampositive Erreger sicher abdeckt.

- *1. Wahl*: Aminoglykosid + Cephalosporin/β-Laktam
- *Alternativ*: Aminoglykosid + Fluorchinolon Gruppe 2 und 3
- Es können aber auch andere Kombinationen mit einem Aminoglykosid oder Chinolon (z.B. + Makrolid) eingesetzt werden. Bei vermuteter *Pseudomonas*-Infektion ist als 1. Wahl die Kombination eines neueren Chinolons mit einem Aminoglykosid zu empfehlen.

10.5. Biofilminfektionen

In den letzten 10 Jahren stehen sog. Biofilminfektionen im Mittelpunkt des wissenschaftlichen Interesses. Biofilminfektionen spielen vor allem bei komplizierten und Katheter-assoziierten Harnwegsinfektionen (☞ Kap. 19.) eine Rolle, werden aber auch im Zusammenhang mit der bakteriellen Prostatitis diskutiert.

Ein Biofilm ist eine Mischung aus organischem (ca. 10-25 %) und anorganischem Material (ca. 75-90 %, u.a. Apatit, Struvit), welches sich an Oberflächen, beispielsweise von Kathetern, oder anderem Fremdmaterial anlagert und in dem Bakterien eingebettet sind (Costerton 1995). Biofilm findet sich bei infizierten Steinen, Inkrustationen (☞ Abb. 10.6+10.7), Harnobstruktion, Narbengewebe und Nekrosen. Darüberhinaus scheinen Biofilme auch bei der Prostatitis eine Rolle zu spielen.

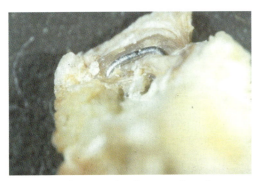

Abb. 10.6: Klammernahtreihe aus einer Ileumneoblase mit Inkrustation.

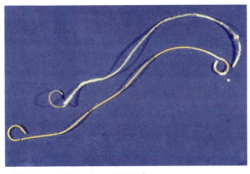

Abb. 10.7: Inkrustierte DJ-Katheter.

Die antibiotische Therapie ist bei Biofilminfektionen mit besonderen Anforderungen verbunden: Bakterien, eingebettet im Biofilm, haben ein gänzlich anderes Wachstumsverhalten, als Bakterien, die sich frei im Harntrakt oder an Urothelzellen adhärent befinden. Im Labor gewonnene Ergebnisse von Empfindlichkeitstestungen können daher nicht ohne weiteres auf Biofilminfektionen übertragen werden (Naber 1997, Reid 1997).

Bei Biofilminfektionen findet sich offenbar ein verändertes Keimspektrum. Darüber hinaus benötigen Bakterien im Biofilm höhere Antibiotikakonzentrationen, um am Wachstum gehindert zu werden. Nicht alle Antibiotika sind in der Lage, in den Biofilm zu penetrieren.

- *Geeignete Antibiotika*: Fluorchinolone, Makrolide
- *Unwirksame Antibiotika*: Cotrimoxazol u.a.

10.6. "Chronische Pyelonephritis" - Interstitielle Nephritis

Die Bezeichnung "chronische Pyelonephritis" ist irreführend und sollte besser durch den Begriff **interstitielle Nephritis** ersetzt werden. Diese Empfehlung beruht auf der Erkenntnis, dass ein Nierenschaden nicht durch die Harnwegsinfektion (akute Pyelonephritis) *per se*, sondern im Rahmen einer reinen Parenchymentzündung (= interstitiellen Nephritis) durch Interleukin vermittelte Entzündungsreaktionen hervorgerufen wird. Das Pyelon selbst ist dabei unbeteiligt. Ausgehend von einer bakteriellen Infektion kommt es zu einer Einwanderung von Granulozyten, Makrophagen, Lymphozyten und Plasmazellen mit dem Ziel, den Infektherd zu beseitigen. Makrophagen entwickeln aber nicht nur phagozytotische und bakterizide Aktivitäten, sondern präsentieren mit zunehmender Persistenz Antigene gegen T-Lymphozyten. Die nachfolgende **Antikörperbildung** beeinflusst das Ausmaß der Parenchymreaktion. Eine Aktivierung von Zytokinen (Interleukine), TNF und PDGF kann in Zusammenhang mit prädisponierenden Faktoren über Proliferationsinduktion mitotisch aktiver Fibroblastenpopulationen zu einer **Fibrosierung von Parenchymabschnitten** führen, obwohl die ursächlichen Mikroorganismen bereits eliminiert worden sind.

Um eine solche Reaktion zu vermeiden ist eine suffiziente Therapie der Pyelonephritis (unkompliziert/kompliziert) zu fordern. Diese ist um so wichtiger, wenn prädisponierende Faktoren für die Entwicklung einer interstitiellen Pyelonephritis vorliegen. Die interstitielle Pyelonephritis kann herdförmig auftreten und progredient verlaufen.

Die antibiotische Therapie orientiert sich an den Empfehlungen bei komplizierten Harnwegsinfekten. Es sind ausschließlich gewebegängige Präparate (Fluorchinolone, TMP) einzusetzen.

Eine Sonderform stellte die **granulomatöse Pyelonephritis** dar, welche in 0,6-0,8 % aller Pyelonephritiden vorkommt. Die differentialdiagnostische Abgrenzung gegen ein Nierenzellkarzinom ist i.d.R. nur histologisch möglich, die Therapie besteht in einer Nephrektomie.

11. Urosepsis

Eine Sepsis, deren bakterieller Fokus im Bereich der Harnwege sitzt, bezeichnet man als Urosepsis. Grundsätzlich können alle urogenitalen Infektionen Quelle einer Urosepsis sein. Nach Übertritt der Erreger in die Blutbahn kommt es durch verschiedene Mechanismen (Endotoxine etc.) zu einem schweren, septischen Krankheitsbild, welches primär unter stationären, ggf. intensivmedizinischen Bedingungen behandelt werden muss. Wird die Verdachtsdiagnose in der Praxis gestellt, können entscheidende diagnostische und therapeutische Schritte eingeleitet werden. Die stationäre Aufnahme darf dabei nicht verzögert werden.

Im Hinblick auf die Zielgruppe dieses Buches soll daher im Folgenden nur ein orientierender Überblick gegeben werden. Details finden sich in der intensivmedizinischen und urologischen Fachliteratur.

11.1. Ätiologie

Die prädisponierenden Faktoren sind denen der komplizierten Harnwegsinfektion vergleichbar. Auch hier sind **Harntransportstörungen** (☞ Abb. 11.1a-c), **Immunschwäche** (Diabetes, Niereninsuffizienz) und **Fremdkörper** (Dauerkatheter) zu nennen. An erster Stelle stehen Harnabflussstörungen. Kommt es bei bestehender Harnstauung zu einer Infektion des Urogenitalsystems, können sich eine abszedierende Pyelonephritis und eine konsekutive Urosepsis entwickeln (Jonitz 2001). In der Regel besteht eine unbehandelte komplizierte Harnwegsinfektion, aus der dann eine Urosepsis resultiert. Zur komplizierten Harnwegsinfektion besteht somit lediglich ein gradueller Unterschied in der Schwere der Symptomatik. Man kann die Urosepsis auch als schwerste komplizierte Harnwegsinfektion bezeichnen.

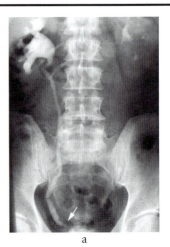

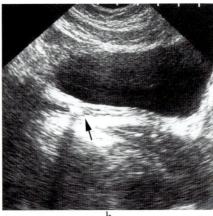

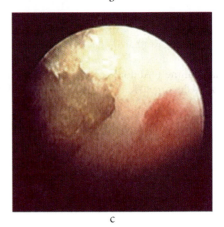

Abb. 11.1a-c: Septische Harnstauungsniere bei prävesikalem Harnleiterstein rechts: Urogramm (**a**), Sonographie (**b**) und Endoskopie (**c**).

11.2. Klinik einschließlich Komplikationen

Intermittierend auftretendes "septisches" Fieber, gelegentlich mit Schüttelfrost, ist als Leitsymptom anzusehen. Im weiteren Verlauf kommt es zur Zentralisation des Kreislaufs mit peripherer Minderperfusion (blasse livide Haut, kalte Akren, Kaltschweißigkeit), Tachykardie und Tachypnoe, Hypotonie und Bewusstseinstrübung. Spätzeichen sind Oligo- und Anurie, Verbrauchskoagulopathie und septischer Schock. Die häufigste Sepsiskomplikation betrifft die Nieren mit Nierenversagen, Urämie und akuter tubulärer Azidose. Daneben kann das Herz betroffen sein (Arrhythmie, septisches Herzversagen) sowie die Lungen (septische Schocklunge).

■ Erregerspektrum

Hier spiegelt sich das Bild des Erregerspektrums der komplizierten Harnwegsinfektionen wieder: Gramnegative Erreger wie *E. coli*, Klebsiellen, *Pseudomonas aeruginosa*, *Proteus* und *Enterobacter*, daneben auch gampositive Keime wie Enterokokken und Staphylokokken.

11.3. Diagnostik

Bei unklarer Sepsis besteht der erste und wesentliche Schritt der Diagnostik darin, an eine Beteiligung der Harnorgane zu denken und ggf. einen urologischen Facharzt hinzuzuziehen.

Der erste Schritt der apparativen und bildgebenden Diagnostik besteht in einer sorgfältigen orientierenden Sonographie. Hier können Harnabflussstörungen (Harnstauungsniere, Blasenentleerungsstörung, Restharn) oder Abszedierungen gesichert oder ausgeschlossen werden. Eine Röntgenaufnahme ("Abdomen im Liegen") kann ergänzend durchgeführt werden, um schattengebende Steine in Projektion auf den Harntrakt zu suchen. Dies sollte vor allem dann gemacht werden, wenn der Patient/die Patientin ohnehin bereits im Rahmen der interdisziplinären Diagnostik in der Computertomographie liegt. Eine Ausscheidungsurographie ist in der Akutdiagnostik nicht erforderlich. Ergänzend erfolgt obligat eine Labordiagnostik (☞ Tab. 11.1).

11.4. Therapie

> Die Therapie der Urosepsis steht auf drei Säulen und bedarf einer interdisziplinären Koordination zwischen Urologen, Intensivmedizinern/Anästhesisten und ggf. Radiologen.

Primäres Ziel ist, analog zum therapeutischen Vorgehen bei komplizierten Harwegsinfekten, die Beseitigung des septischen Herdes und der zugrundeliegenden Harnabflussstörung (*Säule 1*). Hinzu kommt eine effektive Bekämpfung der Bakteriämie durch eine antibiotische Therapie (*Säule 2*). Begleitend muss auf das gesamte intensivmedizinische Repertoire (ZVD, Bilanzierung, Kreislaufstabilisierung, Korrektur einer Gerinnungsstörung, Heparinisierung, Ausgleich einer Azidose etc.) zur Behandlung der Sepsisfolgen zurückgegriffen werden (*Säule 3*).

Konkrete Maßnahmen bestehen in der **sofortigen Entlastung einer infizierten Harnstauungsniere** durch Einlage einer inneren Schiene oder besser einer perkutanen Nephrostomie in einer urologischen Fachabteilung. Bei Anlage einer Nephrostomie kann die Ausscheidung exakter und seitengetrennt kontrolliert werden, die Urindrainage kann darüber hinaus sicherer gewährleistet werden als bei interner Drainage durch Ureterenkatheter oder DJ-Katheter. Eine Blasenentleerungsstörung kann durch Einlage eines transurethralen oder su-

	Verfahren	Diagnostisches Kriterium
Bildgebung	Sonographie, ggf. Rö Abdomen, ggf. CT	Harnstau, Abszess
Labor	Urinstatus, Urinkultur	Keimsicherung
	Blutkultur (aerob, anaerob)	Keimsicherung
	Blutbild, CRP	Leukozytose, -penie, Thrombozytopenie
	Retentionswerte	Urämie
	Gerinnung	Quickabfall, PTT-Anstieg
	Säure-Basenhaushalt	Azidose

Tab. 11.1: Diagnostische Maßnahmen bei Verdacht auf Urosepsis.

präpubischen Katheters (*cave*: Gerinnungsstörung!) erfolgen. Bei Abszedierung muß die Abszessspaltung, ggf. auch Nephrektomie erfolgen. Sowohl die Entlastung des oberen, als auch des unteren Harntraktes sollte unter antibiotischem Schutz erfolgen. Urin- und ggf. Blutkulturen sind vorher sicherzustellen, um die Primärdiagnostik nicht zu verschleiern. Nicht selten kommt es nach einer Entlastung einer Harnstauung zu einer klinischen Exazerbation der Sepsis mit Verschlechterung des Allgemeinzustandes und Notwendigkeit intensivmedizinischer Versorgung. Darauf sollte man in der Praxis unbedingt eingestellt sein, wenn hier bereits Erstmaßnahmen durchgeführt werden.

■ Wahl des Antibiotikums

Hier ist auf das **Interventions-Deeskalationsprinzip** (☞ Kap. 10.2.) zurückzugreifen. Am Beginn der kalkulierten Antibiotikatherapie geht es darum, die in Frage kommenden Erreger suffizient zu erfassen. Im Rahmen der Urosepsis ist dies am sichersten auf parenteralem Weg zu erzielen. Gemäß des erwarteten Erregerspektrums kommen verschiedene Einzelsubstanzen und Kombinationen in Betracht (☞ auch Kap. 10.4.), bei unklarer Sepsis z.B. β-Laktamantibiotika + Aminoglykosid-Kombinationen.

> Die Kombination aus einem β-Laktam (beispielsweise Cephalosporin Gruppe 3a/b) mit einem Aminoglykosid (Gentamycin) hat sich in vielen Fällen bewährt und kann heute weiterhin als Therapie der Wahl bei der Initialtherapie der Urosepsis gelten.

Alternativ stehen Fluorchinolone mit guter renaler Ausscheidung, Carbapeneme oder Kombinationen aus Acylaminopenicillinen und β-Laktamaseinhibitoren zur Verfügung (Vogel 1999).

Nach Erregeridentifikation kann analog zum beschriebenen Konzept der Therapie komplizierter Harnwegsinfektionen testgerecht umgestellt und deeskaliert werden.

12. Die Harnwegsinfektion in der Schwangerschaft

12.1. Veränderungen im Harntrakt im Rahmen der Gravidität

Schwangerschaft ist ein physiologischer Prozess und geht dementsprechend mit physiologischen Veränderungen im gesamten mütterlichen Organismus einher. Diese Veränderungen betreffen auch den Harntrakt.

Durch Zunahme des vaskulären und interstitiellen Volumens kommt es aus anatomischer Sicht zu einer **Vergrößerung der Nieren**. Des weiteren entwickelt sich eine **Erweiterung der Nierenbeckenkelchsysteme** und der **Harnleiter**. Ursächlich werden verschiedene Faktoren diskutiert (Opitz 1905, Lipsky 1984, Zwergel 1996): Obstruktion der distalen Harnleiter durch Uterusvergrößerung und -verlagerung, Relaxation der glatten Muskulatur durch Progesteronwirkung, verminderte Peristaltik, dilatierte Ovarialvenen, gesteigerte Diurese. Auch die Blasenmuskulatur relaxiert, sodass eine erhöhte Blasenkapazität resultiert. Gleichzeitig kommt es zu einer muskulären Hypertrophie der Harnblase und zu einer Verlängerung der Harnröhre.

Funktionell resultieren eine Veränderung der Nierenleistung mit Flüssigkeits- und Elektrolytverschiebungen sowie eine Veränderung des Blutdrucks. Im harnableitenden System kommt es zu einer Herabsetzung der Peristaltik und einer Hyperämie der Organe im kleinen Becken.

12.2. Infektionsmodus, Symptomatik und Diagnostik

■ Infektionsmodus

In der Schwangerschaft besteht eine erhöhte Bereitschaft zu Harnwegsinfektionen. Diese Neigung wird mit einigen der genannten Faktoren in Zusammenhang gebracht. Die Dilatation des oberen Harntraktes scheint eine entscheidende Rolle zu spielen. Weitere Faktoren (Walzer 1981) werden diskutiert, ohne dass ihr Stellenwert letztlich gesichert ist: Glukosurie, Albuminurie, Erniedrigung des Ganzkörperkalium mit pH-Anstieg und alkalischem Urin, Dehydrierung durch Hyperemesis gravidarum. Insbesondere der Stellenwert des Schutzfaktors Uromukoid, bzw. dessen Mangel, ist nicht geklärt.

■ Symptomatik

Die Symptomatik einer Harnwegsinfektion in der Schwangerschaft unterscheidet sich nicht von der einer Infektion außerhalb einer Gravidität. Eine akute Zystitis geht in unterschiedlichem Ausmaß mit Dysurie, Pollakisurie, Unterbauchschmerz und Pyurie/Hämaturie einher. Die akute Pyelonephritis ist zusätzlich durch Flankenschmerz, Fieber, Leukozytose und andere Allgemeinsymptome gekennzeichnet.

■ Diagnostik

> Die Diagnostik unterscheidet sich zum üblichen Untersuchungsgang bei Nicht-Graviden, denn es sollte grundsätzlich immer eine mikrobiologische Diagnostik erfolgen.

Eine Befundkontrolle ist ebenfalls indiziert, bis zur Entbindung werden darüber hinaus 4-wöchtliche Kontrollen empfohlen. Die Indikation zum Einmalkatheterismus sollte allerdings besonders streng gestellt und grundsätzlich vermieden werden (Knopf 1997), um keine vorzeitige Wehen und septische Komplikationen zu provozieren. Wird die Probengewinnung des Mittelstrahlurins lege artis durchgeführt, ergibt sich kein Unterschied in der kulturellen Auswertung im Vergleich zum Blasenpunktionsurin und die Diagnose kann sicher gestellt werden (95,3 % Übereinstimmung der Kulturergebnisse bei 150 Schwangeren, Retzke 1988). Dieselbe Arbeitsgruppe konnte auch zeigen, dass die alleinige Untersuchung des Urinsedimentes den Harnwegsinfekt nicht ausreichend sicher diagnostiziert.

Der Nachweis einer Mikrohämaturie kann nicht nur ein Indiz für eine Harnwegsinfektion sein, sondern auch auf eine Urolithiasis hinweisen. Daneben kann die Mikrohämaturie in der Gravidität auch andere Ursachen haben: Ruptur kleinerer Blutgefäße, Nierenbeckenüberdehnung, Mikrotraumen etc.. Der Nachweis einer Leukozyturie ist ohne wesentliche Bedeutung, da diese auch physiologischerseits vorliegen kann (John 1999). Entscheidende Kriterien sind Nitritnachweis und positive Urinkultur.

Die sonographische Beurteilung des oberen Harntraktes sollte immer durchgeführt werden, da der Nachweis einer Harnstauungsniere als komplizierender Faktor im Sinne einer Obstruktion gewertet werden muss. Die Differentialdiagnose zwischen der physiologischen, graviditätsbedingten Dilatation und der pathologischen Obstruktion ist nicht einfach zu führen (☞ Kap. 12.4.3.).

Bei klinischem Verdacht auf eine Pyelonephritis sollten darüber hinaus Blutbild und CRP bestimmt werden.

▶ Keimspektrum

Das Keimspektrum entspricht dem nicht-schwangerer Frauen der Altersgruppe. Die Bakterien rekrutieren sich i.d.R. ebenfalls aus der Anogenitalregion. Dementsprechend finden sich in 70-90 % *E. coli*, daneben *Klebsiella spp.*, *Proteus mirabilis*, *Staph. saprophyticus*, Streptokokken und Enterokokken (Knopf 1997). Im Rahmen der Schwangerschaftsuntersuchung sollte durch den Gynäkologen eine Chlamydieninfektion ausgeschlossen werden.

> Die sichere Diagnostik der Harnwegsinfektion in der Schwangerschaft setzt die Untersuchung eines einwandfrei gewonnenen Mittelstrahlurins voraus, eine erweiterte mikrobiologische Diagnostik (Urinkultur!) ist immer durchzuführen. Der Einmalkatheterismus sollte vermieden werden. Bei symptomatischer Infektion gilt es durch eine Sonographie des oberen Harntraktes eine Obstruktion auszuschließen bzw. nachzuweisen. Eine mikrobiologische Kontrolluntersuchung nach Behandlungsende ist obligat.

12.3. Besondere Risiken in der Gravidität

Innerhalb der Schwangerschaft bedeutet eine floride Harnwegsinfektion als solche eine Gefährdung der Gravidität und damit für das heranreifende Kind. Durch die Infektion steigt das Risiko einer nachfolgenden Schwangerschaftskomplikation oder einer Frühgeburt.

Nach den Berichten von Kass (Kass 1960) und auch anderen Autoren finden sich bei bakteriurischen Frauen häufiger vorzeitige Wehen und Frühgeburten, häufiger Kinder mit niedrigem Geburtsgewicht, eine erhöhte perinatale Mortalität (Neugeborenensepsis), gehäuft EPH-Gestosen und postpartale Endometritiden. Allerdings existieren auch widersprüchliche Ergebnisse (Hirsch 1966, MacDonald 1983). Es gibt Ansätze, die besagen, dass eine Gefährdung nur bei renalem Ursprung der Bakteriurie existiert (McGrady 1985). Unbestritten ist jedoch das Risiko vorzeitiger Wehen im Rahmen einer Pyelonephritis (MacDonald 1983). Es konnte nachgewiesen werden, dass durch eine Behandlung der Harnwegsinfektion ein Rückgang der Komplikationen, insbesondere der Frühgeburtenrate zu erreichen ist (Romero 1989, Golan 1989).

12.4. Klinische Einteilung

Klinisch sind drei Entitäten von besonderem Interesse:

- die asymptomatische Bakteriurie
- die akute Zystitis und
- die akute Pyelonephritis

12.4.1. Asymptomatischen Bakteriurie

Eine asymptomatische Bakteriurie findet sich in einer Häufigkeit von 2-10 % aller Schwangeren (Tan 1992). Der Durchschnitt liegt bei ca. 5 % und entspricht dem Durchschnitt der nicht-graviden weiblichen "Normalpopulation" (Stamey 1980). Am geringsten ist die Rate mit 2 % bei Erstgebärenden unter dem 21. Lebensjahr, am höchsten mit 10 % bei Multipara über dem 35. Lebensjahr. Noch häufiger findet sich die asymptomatische Bakteriurie jedoch bei graviden Diabetikerinnen mit 12,5 % und bei positiver Harnwegsinfekt-Anamnese mit 18,5 % (Golan 1989). Des weiteren wurde ein Zusammenhang zwischen erhöhter Bakteriurierate und niedrigem Sozialstatus beschrieben, sowie ein Zusammenhang mit der Sichelzellanämie (Patterson 1987).

Die Diagnose ist dabei wiederum nur so gut wie die Diagnostik, d.h. es sollte sichergestellt sein, dass es sich tatsächlich um eine Bakteriurie handelt und nicht um eine Kontamination. Dies ist umso wichtiger, da die Mittelstrahlprobe gegenüber dem Katheterurin zu bevorzugen ist.

Ohne Behandlung folgt der asymptomatischen Bakteriurie in 18-40 % (Brumfitt 1981, Kunin 1987, Lenke 1983, Walzer 1981) eine akute Pyelonephritis (meist im 2.-3. Trimenon). Dieses Risiko kann mit einer Behandlung auf ca. 3-5 % gesenkt werden (Platt 1987).

> Die asymptomatische Bakteriurie in der Gravidität sollte daher immer therapiert werden (Vercaigne 1994).

12.4.2. Akute Zystitis

Wenngleich die Bakteriurierate bei Schwangeren gegenüber nichtgraviden Frauen nicht erhöht ist, kommt es in der Schwangerschaft vergleichsweise häufiger zu symptomatischen Harnwegsinfektionen (1-2 % aller Graviden). Diese finden sich häufiger bei Patientinnen, bei denen zuvor eine asymptomatische Bakteriurie vorlag, als bei Schwangeren ohne Bakteriurie. Die Analyse von Risikofaktoren bei symptomatischen Patientinnen (Zystitis, Pyelonephritis) belegt zweifelsfrei den Zusammenhang mit dem prädisponierenden Faktor "asymptomatische Bakteriurie", denn letztere findet sich vor der Infektion bei:

- Normalgraviden
  - mit Zystitis in 33,3 %
  - mit Pyelonephritis in 66 %
- Graviden mit Diabetes mellitus
  - und Zystitis in 58,3 %
  - und Pyelonephritis in 85 %
- Graviden mit positiver Infekt-Anamnese
  - und Zystitis in 60 %
  - und Pyelonephritis in 66,6 %

> Diese Untersuchung (Golan 1989) belegt ein verdoppeltes Zystitis-Risiko bei zusätzlichem Diabetes mellitus oder positiver Infektanamnese.

Das Risiko, an einer Pyelonephritis zu erkranken, wird in erster Linie bei zusätzlichem Diabetes weiter erhöht, nur wenig bei positiver Infektanamnese.

Diese Ergebnisse unterstreichen die Notwendigkeit, eine asymptomatische Bakteriurie zu behandeln, um den Übergang in eine Zystitis und eine Gefahr für das heranreifende Kind zu vermeiden. Bei fehlender Symptomatik ist es umso wichtiger, der schwangeren Frau die Notwendigkeit der Behandlung zu verdeutlichen, damit sie nicht die Gesundheit ihres Kindes aus Furcht vor der Medikamenteneinnahme gefährdet.

12.4.3. Akute Pyelonephritis

Von besonderem Interesse ist die akute Pyelonephritis, welche sie meist im 3. Trimenon klinisch in Erscheinung tritt. Es besteht eine Korrelation mit der asymptomatischen Bakteriurie, 66 % der Patientinnen mit einer Pyelonephritis hatten zuvor eine asymptomatische Bakteriurie. Ohne Bakteriurie beträgt die Häufigkeit nur 1,4 % (Sweet 1977). Durch Behandlung einer asymptomatischen Bakteriurie wird das Risiko dementsprechend auf 2,9 % gesenkt. Bei der Differentialdiagnose muss man auch berücksichtigen, dass die Pyelonephritis der Schwangeren häufig afebril verläuft. Des weiteren kommt es differentialdiagnostisch nicht nur darauf an, die Zystitis von der Pyelonephritis zu unterscheiden, sondern auch komplizierende Faktoren zu erkennen. Aus diesem Grund ist eine fachurologische Untersuchung zu empfehlen. In diesem Zusammenhang soll auch auf das erhöhte Steinbildungsrisiko in der Schwangerschaft hingewiesen werden.

Die meist unilateral und überwiegend rechts nachweisbare **schwangerschaftsbedingte Harnstauungsniere** (☞ Abb. 12.1) ist ein häufig vorkommendes Ereignis. Zur physiologischen Dilatation des oberen Harntraktes besteht ein gradueller Unterschied. Die Inzidenz der symptomatischen Schwangerschaftshydronephrose wird mit etwa 9 % angegeben (Hampel 2001). Häufig findet sich dabei eine begleitende Harnwegsinfektion: in 40 % eine signifikante Bakteriurie und in 21 % eine fieberhafte Harnwegsinfektion (Puskar 2001). Die Sonographie gilt als Diagnostik der Wahl. Dabei erweist sich das sonographische Graduierungsschema nach Lentsch (1987) zu Beurteilung und Verlaufsbeobachtung als hilfreich (☞ Tab. 12.1).

Grad	Ultraschallmorphologie des NBKS
0	• Aufspreizung der Kelche bis 5 mm
I	• Geringgradige Dilatation • Kelchweite 6-10 mm
II	• Mittelgradige Dilatation • Kelchweite 11-15 mm
III	• Hochgradige Dilatation • Kelchweite > 15 mm

Tab. 12.1: Sonographische Beurteilung der schwangerschaftsbedingten Harnstauung nach Lentsch.

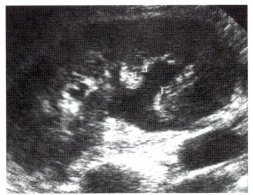

Abb. 12.1: Sonographie bei schwangerschaftsbedingter Harnstauungsniere mit einer Kelchektasie über 15 mm. 23. SSW, 31jährige Patientin mit rezidivierender Zystitis in der Anamnese, Flankenschmerz und akutem Infekt (*Klebsiella pneumoniae*), konservative Therapie (Keimax®).

Aus den Untersuchungen von Lentsch (1987) ergibt sich auch eine Empfehlung zur Screeninguntersuchung auf eine Harnstauungsniere ab der 20. Schwangerschaftswoche, ohne dass dies im Vorsorgeprogramm bislang verwirklicht wurde.

12.5. Therapie der Harnwegsinfektion in der Schwangerschaft

Die Therapie orientiert sich, wie bei allen Harnwegsinfektionen, an dem zu erwartenden Keimspektrum. Dieses unterscheidet sich nicht von dem nicht-gravider Patientinnen. In der Schwangerschaft müssen aber darüber hinaus bei der Antibiotikauswahl mögliche Schädigungen der Frucht berücksichtigt werden. Dabei spielt der Zeitpunkt während einer Gravidität eine besondere Rolle, wobei folgende Phasen zu differenzieren sind:

- *1. Trimenon*: Gameto-, Blasto-, Organogenese, bis 8. Woche Embryopathien
- *2. Trimenon*: Wachstumsvorgänge, ab 13. Woche Fetopathien
- *3. Trimenon*
- letzte Woche sub partu
- Laktation/Stillperiode

12.5.1. Antibiotikaauswahl

Eine besondere Bedeutung kommt der Auswahl des Antibiotikums zu: Es muss auf Präparate zurückgegriffen werden, bei denen weder tierexperimentell, noch entsprechend den bisherigen klinischen Erfahrungen irgendwelche Veränderungen auf das heranreifende Kind nachgewiesen werden konnten. Eine Übersicht der einsetzbaren Präparate findet sich im Kapitel 5.8. (☞ speziell Tab. 5.8).

> Diesbezüglich sind alle β-Laktamantibiotika, wie Penicilline und Cephalosporine, risikolos einzusetzen, sofern nicht eine Allergie der Mutter vorliegt.

Allerdings ist die Resistenzlage bei Enterobakterien gegenüber den β-Laktamantibiotika, insbesondere Amoxicillin, problematisch, sodass derzeit eher **Oralcephalosporine** (Gruppe 7) als Mittel der 1. Wahl zu bevorzugen sind. Bei dem empirischen Einsatz von Cephalosporinen ist die Enterokokkenlücke zu berücksichtigen. Diese kann kei komplizierter Pyelonephritis mit Harnstauung klinisch relevant sein. Als Mittel der 2. Wahl stehen bei der Bakteriurie und der Zystitis **Fosfomycin-Trometamol** und **Nitrofurantoin** zur Verfügung. Fosfomycin-Trometamol bietet dabei den psychologischen Vorteil der Einmalgabe. Bei einem Glukose-6-Phosphat-Dehydrogenase-Mangel kann

	1. Wahl	Empfehlung bei Persistenz
Asymptomatische Bakteriurie	*single-shot*	7-10 Tage
Akute Zystitis	3-5 Tage	7-10 Tage, ab 2. Rezidiv: Prophylaxe
Akute Pyelonephritis	10-14 Tage	10-14 Tage, dann Rezidivprophylaxe

Tab. 12.2: Therapieschema: Harnwegsinfektionen in der Schwangerschaft.

Nitrofurantoin eine hämolytische Anämie verursachen. Deshalb ist bei einigen Bevölkerungsgruppen Vorsicht geboten (Farbige, Sardinien, Griechenland, Türkei, Thailand). Bekannt ist die mögliche Nebenwirkung einer Neuropathie, die in diesem Fall der Mutter drohen kann.

Makrolide wie Erythromycin und Clindamycin könnten ebenfalls eingesetzt werden, decken das zu erwartende Keimspektrum jedoch nicht sicher ab. Tetrazykline sind wegen möglicher Leberdekompensation bei der Mutter, Hypoplasie und Verfärbung der Zähne des Feten und Einfluss auf das Knochenwachstum (Chelatbildner) absolut kontraindiziert. Aminoglykoside sind oto- und nephrotoxisch (die potentielle Ototoxizität ist auch beim Feten nachgewiesen). Deshalb sind sie nur bei vitaler Indikation einsetzbar. Bei Sulfonamiden ist eine fetale Hyperbilirubinämie (Kernikterus) und eine Hämolyse möglich. Chinolone sind wegen möglicher Knorpelfehlbildung und nachfolgender Arthropathie beim Feten kontraindiziert. Trimethoprim ist als Folsäureantagonist potentiell fetotoxisch, jedoch sind bislang klinisch keine Fehlbildungen nachgewiesen (Briggs 1998).

Zusammenfassend können in der Schwangerschaft und der Stillzeit Penicilline und andere β-Laktamantibiotika eingesetzt werden. Alternativ stehen Fosfomycin-Trometamol und Nitrofurantoin zur Auswahl (nicht bei Pyelonephritis). Sulfonamide und Trimethoprim dürfen nicht zu Beginn und Ende der Schwangerschaft und sollten nicht während der Stillzeit eingenommen werden. Aminoglykoside sind zu allen Zeitpunkten nur unter Abwägung des Nutzen/Risikoverhältnisses einsetzbar. Auf Chinolone, Tetrazykline und Vancomycin muss vollständig verzichtet werden.

12.5.2. Therapie der asymptomatischen Bakteriurie und akuten Zystitis

> Als Therapie der Wahl bei der asymptomatischen Bakteriurie und der unkomplizierten Zystitis gelten Aminopenicilline. Bei der asymptomatischen Bakteriurie besteht die Therapie der Wahl in einer *single-shot*-Gabe eines nach oben genannten Kriterien ausgewählten Präparates.

Bei der Behandlung der **asymptomatischen Bakteriurie** mit Amoxicillin (3 g Einmalgabe), sind die Erfolgsraten der *single-shot*-Therapie mit 77-88,2 % nicht geringer sind als bei längerer Behandlung (Gerstner 1989). Der *single-shot*-Therapie kann auch wegen der höheren Compliance und geringeren Nebenwirkungen von 4 % vs. 13 % der Vorzug gegeben werden (Knopf 1997). Alternativ können als 1. Wahl auch Oralcephalosporine eingesetzt werden. Des weiteren steht Fosfomycin-Trometamol (3 g Einmalgabe) zur Auswahl, klinische Studien haben bei der asymptomatischen Bakteriurie Erfolgsraten von 77-94 % ergeben (Reeves 1994). Die anderen Präparate sind aus den o.g. Gründen nur unter besonderen Bedingungen vertretbar.

Von entscheidender Bedeutung ist der Nachweis des Therapieerfolges. Eine erste Urinkontrolle sollte nach ca. 10 Tagen durchgeführt werden, weitere dann monatlich. Bei Therapieversagen ist eine resistenzgerechte Behandlung über 7-10 Tage anzuschließen.

Die Therapie der **akuten Zystitis** wird analog zu der Situation außerhalb einer Gravidität durchgeführt. Als Standard ist daher eine Kurzzeittherapie über 3 Tage zu nennen (Knopf 1997). Bei der akuten unkomplizierten Zystitis sollte die Therapie mit einem Aminopenicillin (Amoxypen®) oder Cephalosporin (Gruppe 7) oral über 3 (bis 5) Tage erfolgen. Auch hier ist eine Urinkontrolle nach der Therapie unerlässlich. Bei Rezidiv- bzw. persistierender Infektion ist eine 7-10tägige testgerechte Behandlung anzuschließen. Die Gabe von Fosfomycin-Trometamol ist ebenfalls möglich (Briggs 1998).

Bei gleichzeitig bestehender asymptomatischer Harnstauungsniere sind die Patientinnen als Risikopatientinnen für eine Pyelonephritis einzustufen. Die Therapie der Zystitis ist primär über 7-10 Tage durchzuführen. Bei persistierender asymptomatischer Bakteriurie und Harnstauungsniere ist eine Chemoprophylaxe indiziert (☞ Kap. 9.3.2.1.). Bei rezidivierender Zystitis kann analog zur Situation außerhalb der Gravidität eine Rezidivprophylaxe indiziert sein. Hierzu wird die tägliche Einnahme eines Oralcephalosporines, z.B. Cephalexin 250 mg, bis zum Ende der Schwangerschaft bzw. Stillzeit empfohlen (Naber 1997). Eine postkoitale Prophylaxe kann auch in dieser Situation effektiv sein (Pfau 1994).

12.5.3. Therapie der Pyelonephritis

Bei der Pyelonephritis kommen **Breitspektrumpenicilline**, wie Piperacillin, oder alternativ **Cephalosporine der Gruppe 2 und 3a** in Betracht. Sollte es hierunter nicht zu einem klinischen Ansprechen kommen, ist u.U. die Kombination mit Aminoglykosiden unter Berücksichtigung der potentiellen Nebenwirkungen zu erwägen. Auf jeden Fall sollte die Therapie unter stationären Bedingungen und initial parenteral erfolgen.

Kontrolluntersuchungen nach einer Pyelonephritis sind über einen Monat wöchentlich durchzuführen, dann weiter monatlich.

Die Therapie der **symptomatischen Harnstauungsniere** erfolgt überwiegend konservativ: Bettruhe mit Lagerung auf die kontralaterale, nicht gestaute Niere, spasmoanalgetische Pharmakotherapie, Hydratation, resistenzgerechte antibiotische Therapie. Bei Zusammentreffen mit anderen Faktoren (Kreatininanstieg, drohende Sepsis) und Versagen einer konservativen Therapie muss das Problem urologisch-interventionell gelöst werden. Unter dem erhöhtem Risiko einer vorzeitigen Wehenauslösung (Hinweis im Aufklärungsgespräch) wird eine innere Harnleiterschiene oder perkutane Nierenfistel plaziert, welche den freien Urinabfluss gewährleistet. Diese Maßnahme ist aber nur in etwa 2 % aller symptomatischen Harnstauungsnieren erforderlich. In diesem Zusammenhang soll auch auf die erhöhte Inkrustationsneigung der Fremdmaterialien im Harntrakt bei Schwangeren hingewiesen werden (☞ Abb. 12.2).

12.6. STD in der Schwangerschaft

In der Schwangerschaft können auch Erkrankungen aus dem Formenkreis der sexuell übertragbaren Infektionen (STD) vorkommen. In erster Linie ist an die **Chlamydieninfektion** zu denken (☞ Kap. 14.1.1.). Aus diesem Grund gehört das Chlamydien-Screening seit April 1995 gemäß Mutterschaftsrichtlinien in das Schwangerenvorsorgeprogramm. Chlamydien sind bei ca. 5 % der Graviden nachweisbar (Petersen 1995). Eine symptomatische Infektion kann sich, wie auch außerhalb der Gravidität, klinisch als Zervizitis oder Urethritis manifestieren, sehr häufig fehlen jedoch Symptome. Bei chronischer Infektion können auch unspezifische Unterbauchbeschwerden (Endometritis, Adnexitis, Peritonitis) oder Gelenkbeschwerden beobachtet werden. Therapeutisch kann in der Schwangerschaft Erythromycin eingesetzt werden.

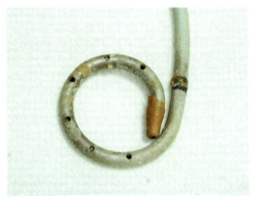

Abb. 12.2: Inkrustierte Doppel-J Schiene. Ansicht nach Entfernung.

13. Harnwegsinfektionen des Kindes

Bei Kindern treten Harnwegsinfektionen in einer Häufigkeit auf, die abhängig ist von Alter und Geschlecht. Während im Säuglingsalter Knaben vermehrt betroffen sind, treten Harnwegsinfektionen ab dem 1. Lebensjahr häufiger bei Mädchen auf. Etwa 8 % der Mädchen und 2 % der Jungen sind betroffen (Larcombe 1999). Harnwegsinfektionen sind bei Kindern durch Besonderheiten bezüglich Pathogenese, Uringewinnung und Antibiotikaspektrum geprägt. Während bei der Harnwegsinfektion des Erwachsenen ursächlich vor allem sexuelle Aktivität und Hormonstatus eine Rolle spielen, sind bei Kindern kongenitale Anomalien als ätiologische Faktoren führend: Harnwegsinfektionen sind hier häufig ein Hinweis auf anatomische oder funktionelle Anomalien (☞ Tab. 13.1). 2 % aller Neugeborenen weisen Fehlbildungen auf, ca. 1/3 hiervon betreffen den Harntrakt.

	Mädchen %	Jungen %
Obstruktive Uropathie	2-12	10-25
Doppelanlage	10	5
Reflux	30-50	10-30
Parenchymnarben	4,5-13	13-28

Tab. 13.1: Häufigkeit morphologischer Veränderungen bei gesicherter Harnwegsinfektion (aus Hautkappe 1995).

Daraus erklärt sich auch die hohe Rezidivhäufigkeit von über 50 % (nachgewiesen bei Mädchen), wobei nahezu immer eine erneute Keimaszension vorliegt. Nierenbeteiligungen können asymptomatisch verlaufen und zu Parenchymnarben bis hin zur Schrumpfniere und Niereninsuffizienz führen. Die Pathogenitätsfaktoren der Erreger entsprechen den im Kapitel 2.2. geschilderten Mechanismen.

Der Wert der prophylaktischen Zirkumzision von Knaben ist umstritten. Sie wird aber von einigen Autoren empfohlen, da ein erhöhtes Infektionsrisiko bei Knaben ohne durchgeführte Zirkumzision nachgewiesen wurde (Spach 1992). Eine grundsätzliche und evidenzbasierte Empfehlung kann allerdings nicht gegeben werden.

13.1. Klinik und Diagnostik

Je jünger die Kinder, desto eher wird eine schwere Pyelonephritis übersehen oder verspätet erkannt. Die meisten Parenchymschäden entstehen im Säuglings- und Kleinkindalter, in einer Phase, in der die Symptomatik einer Harnwegsinfektion in der Regel nicht typisch ist (Benador 1997). Neben allgemeinen Zeichen der Sepsis können abdominelle Beschwerden das Bild prägen, ohne einen konkreten Hinweis auf eine Harnwegsinfektion zu liefern. Erst mit zunehmendem Alter treten Lokalsymptome in den Vordergrund. Aber nicht nur dieser qualitative Aspekt der Diagnose ist wichtig.

> Von entscheidender Bedeutung für die Prognose und Therapie ist die Frage, ob eine Harnwegsinfektion mit oder ohne Harnwegsobstruktion vorliegt.

Unbehandelte Harnwegsinfekte mit Obstruktionen führen rasch zu irreversiblen Nierenschädigungen (Michalk 2001). Das diagnostische Augenmerk richtet sich dementsprechend auf das Erkennen von obstruktiven und weiteren Fehlbildungen wie:

- Harnröhrenklappe
- Meatusstenose
- Funktionelle Blasenhalsenge ("Einhalten")
- Vesikoureteraler Reflux
- Ureterabgangsstenose

Im Säuglings- und Kleinkindalter machen sich eher morphologische Veränderungen via Harnwegsinfektion bemerkbar, die Ureterabgangsstenose kann aber über Jahre keimfrei bleiben und stellt diesbezüglich eine Ausnahme dar. Im Schulalter stehen eher funktionelle Störungen im Vordergrund (Hautkappe 1995). Im Rahmen der klinisch-körperlichen Untersuchung ist auch auf äußere Veränderungen des Urogenitaltraktes zu achten.

■ Urinuntersuchung

Die Urinuntersuchung ist eine *conditio sine qua non* bei der Diagnostik der kindlichen Harnwegsinfektion. Sie erfordert eine saubere Abnahmetechnik und sofortige Weiterverarbeitung gemäß

Kapitel 3.. Im Gegensatz zum Erwachsenenalter ist die Entnahme häufiger über eine Blasenpunktion oder einen Einmalkatheter indiziert, wobei die Blasenpunktion zu bevorzugen ist. Ein unauffälliger Mittelstrahl- oder Beutelurin schließt den floriden Infekt sicher aus. Bei positiven Befunden ist der Harnwegsinfekt noch nicht gesichert, erst der positive Blasenpunktions- (jedes Keimwachstum) oder Katheterurin (10^3 KBE/ml) beweist den Infekt. Die mikrobiologische Diagnostik mit Anlage einer Kultur ist obligat durchzuführen.

Bei der Pyelonephritis sind im Gegensatz zur Zystitis laborchemische Parameter (BSG, CRP, Leukozyten) erhöht.

■ Keimspektrum

Analog zum Erwachsenenalter und entsprechend der Pathogenese finden sich überwiegend *E. coli*. Bei Neugeborenen sind daneben relativ häufig Klebsiellen ursächlich nachweisbar, bei Knaben häufiger Proteus. Bei Vorliegen einer Harnwegsobstruktion kommen Problemkeime, wie Pseudomonaden hinzu.

■ Bildgebende Verfahren

Bei jeder Harnwegsinfektion sollten bildgebende Verfahren eingesetzt werden. Klinische Kriterien, die Hochrisikokinder identifizieren, welche Parenchymnarben entwickeln, existieren nicht (Larcombe 1999). Durch die Sonographie können grobe Fehlbildungen, insbesondere Obstruktionen und ggf. Parenchymnarben erkannt werden. Narben können nicht sicher ausgeschlossen werden und ein Refluxnachweis kann nicht sicher geführt werden. Auch bei unauffälligem Befund der Sonographie sollte daher im infektfreien Intervall ein Reflux mittels Miktionszysturethrogramm oder Isotopenzystogramm ausgeschlossen werden. Weitergehende spezielle diagnostische Maßnahmen (Uroflow/Urodynamik, Zystoskopie, Isotopendiagnostik, Urogramm) werden in Abhängigkeit vom Einzelfall durchgeführt. Die Isotopennephrographie (DMSA-Szintigraphie) kann sicher Narben, Reflux und Entzündungszeichen nachweisen (Ahmed 1998, Weidner 1999) und ist bei Kindern bezüglich dieser Fragestellung als Methode der Wahl zu empfehlen. Bei Nachweis von Fehlbildungen oder Obstruktion erfolgt ein diagnosespezifisches therapeutisches Vorgehen. Hier wird auf die weiterführende Fachliteratur verwiesen.

13.2. Therapie

Vorrangiges Ziel ist die Vermeidung von Parenchymschäden der Nieren. Harnwegsinfektionen bei Kindern gelten grundsätzlich als kompliziert. Eine Therapie muss unverzüglich beginnen, da retrospektive Studien gezeigt haben, dass verzögerte Behandlungen häufiger zu Spätschäden führen (Larcombe 1999). Nach Einleitung einer empirischen Therapie sollte die weitere Diagnostik beim Kinderarzt u/o. pädiatrisch erfahrenem Urologen erfolgen.

Die empirische orale Therapie kann mit den empfohlenen Präparaten (☞ Kap. 5.7.) durchgeführt werden (Tagesdosen ☞ Tab. 13.2).

> Entsprechend Leitlinie der DEGAM werden als erste Wahl Trimethoprim und Nitrofurantoin empfohlen. Aufgrund des breiteren Keimspektrums ist dabei **Trimethoprim** zu bevorzugen.

Bei schweren Infektionen sollte eine stationäre Therapie eingeleitet werden. Bei der parenteralen Antibiotikatherapie werden β-Laktamase-stabile Penicilline und Cephalosporine sowie Aminoglykoside eingesetzt.

Die Therapiedauer beträgt mindestens 7-10 Tage, Kurzzeitbehandlungen sind weniger effektiv.

Penicilline	Amoxicillin	50 mg/kg KG	Amoxypen® Saft u.a.
Cephalosporine	Cefaclor	50 mg/kg KG	Panoral® Saft u.a.
	Cefuroxim	25 mg/kg KG	Elobact®125 TSA
	Cefixim	8 mg/kg KG	Cephoral® Suspension
	Ceftibuten	9 mg/kg KG	Keimax® Trockensaft/Pulver
Cotrimoxazol		5 mgTMP + 25 mg SMX/kg KG	Supracombin® Saft u.a.
Trimethoprim		5 mg/kg KG	Infectotrimet®
Nitrofurantoin		5 mg/kg KG	Nifuretten®

Tab. 13.2: Antibiotika bei Kindern: geeignete Präparate und Tagesdosen.

Wegen der Rezidivneigung werden regelmäßige Nachkontrollen mit Urinuntersuchungen empfohlen (3-4 Tage nach Therapiebeginn, 1 Woche nach Abschluss, dann 4-wöchentlich bis 6 Monate, dann 3-monatlich bis 2 Jahre).

Eine asymptomatische Bakteriurie stellt keine Behandlungsindikation dar (Ahmed 1998.)

13.2.1. Reinfektionsprophylaxe

Bei rezidivierenden Infektionen besteht die Indikation zur Chemoprophylaxe, im Einzelnen bei:

- persistierendem Reflux Grad II-V
- rezidivierender Pyelonephritis
- rezidivierender Zystitis
- nach Eingriffen wegen Harnwegsobstruktion

Das Ziel der Prophylaxe ist nicht nur die Vermeidung von symptomatischen Rezidiven, sondern insbesondere die Vermeidung von Parenchymschäden. Die Erkenntnis, dass eine Refluxoperation bei milden Refluxgraden nicht effektiv ist, hat zu einem breiteren Einsatz der Reinfektionsprophylaxe bei dieser Indikation geführt.

■ Präparate und Dosierung

- *Nitrofurantoin*: 1-2 mg/kg KG abends
- *Cotrimoxazol*: 1-2 mg TMP + 5-10 mg SMX/kg KG abends
- *Trimethoprim*: 1-2 mg/kg KG
- *Cephalosporine*: je nach Präparat

Die Effektivität von Cotrimoxazol und Nitrofurantoin ist zwar vergleichbar, jedoch kam es unter Nitrofurantoin im Gegensatz zu Cotrimoxazol bislang zu keiner Resistenzentwicklung, sodass das Präparat als Mittel der 1. Wahl gilt (Olbing 1987). Bei Durchbruchsinfektionen sollte der Wirkstoff im Rahmen der empirischen Schubtherapie dennoch gewechselt werden. Bei der rezidivierenden Zystitis junger Mädchen ist auch an die Beratung hinsichtlich der genannten Verhaltensweisen zu denken.

13.3. Leitlinien für Kinder und Kleinkinder

Die Publikation einer interdisziplinär erarbeiteten Leitlinie "Harnwegsinfektionen im Säuglings- und Kindesalter. Empfehlungen zu Diagnostik, Therapie und Prophylaxe" (R. Beetz et al.) ist in Kürze zu erwarten.

Von der American Academy of Pediatrics wurden elf Empfehlungen zur Diagnose und Therapie fieberhafter Harnwegsinfektionen bei Säuglingen und Kleinkindern (2 Monate bis 2 Jahre) erarbeitet (Roberts 2000), in denen die o.g. Grundsätze unter praktischen Aspekten zusammengefasst werden (☞ Tab. 13.3).

1. Bei Kindern im Alter zwischen zwei Monaten und zwei Jahren mit unklarem Fieber muss immer an eine Harnwegsinfektion (HWI) gedacht werden. Harnwegsinfektionen sind die häufigsten "okkulten" bakteriellen Infektionen fiebernder Kinder. Das höchste Risiko haben Mädchen, das geringste beschnittene Jungen nach dem ersten Lebensjahr.

2. Bei Säuglingen und Kleinkindern zwischen zwei Monaten und zwei Jahren und unklarem Fieber müssen das Ausmaß der Toxizität, der Dehydratationszustand und die Fähigkeit Medikamente zu schlucken, sorgfältig beurteilt werden. Von dieser Beurteilung hängt es ab, ob das Kind sofort eine empirische antimikrobielle Therapie benötigt. 5 bis 10 % der Kinder mit HWI haben eine Bakteriämie. Es gibt keine klinischen Unterscheidungskriterien zu Kindern ohne Bakteriämie.

3. Verlangt der Zustand des Kindes eine sofortige antimikrobielle Therapie, sollte vorher mittels suprapubischer Aspiration oder transurethraler Katheterisierung eine Urinprobe abgenommen werden. Eine Kultur aus Beutelurin genügt nicht. Wird sofort eine antibiotische Therapie eingeleitet, kann der HWI maskiert und die weitere Diagnostik erschwert werden. Urinsammelbeutel, die am Damm befestigt werden, sind bequem; positive Befunde sind jedoch wegen der Kontaminationsrate nicht verwertbar.

4. Verlangt der Zustand keine sofortigen Antibiotika, gibt es zwei Optionen:
   1. Urinprobe abnehmen (suprapubische Aspiration oder Katheterisierung) und Kultur anlegen.
   2. Uringewinnung mit der geeignetsten Methode, Urinanalyse.
   Bei Hinweisen auf einen HWI: Uringewinnung mittels suprapubischer Aspiration oder Katheterisierung.
   Ansonsten: Beobachtung ohne Therapie, bei persistierendem Fieber erneut an HWI denken! Die Urinanalyse allein genügt nicht, um einen HWI mit ausreichender Sensitivität und Spezifität zu diagnostizieren oder auszuschließen. Sie dient lediglich als Entscheidungshilfe, wenn die Kinder nicht sofort therapiebedürftig sind.

5. Die Diagnose einer Harnwegsinfektion erfordert immer eine Urinkultur. Da sich Keime, mit denen die Urinprobe kontaminiert sein kann, bei Zimmertemperatur rasch vermehren, muss die Probe entweder frisch verarbeitet oder gekühlt werden. Falls Versand nötig, auf Eis.

6. Falls der Zustand eine sofortige antimikrobielle Therapie erfordert, sollte diese parenteral eingeleitet werden. Außerdem ist die stationäre Einweisung zu erwägen. Vorteil einer parenteralen Therapie ist, dass man hinsichtlich der Compliance und der Fähigkeit des Kindes, das Medikament bei sich zu behalten, auf der "sicheren Seite" ist.

7. Wenn das Kind zwar nicht krank erscheint, der Kulturbefund jedoch den Verdacht auf einen HWI bestätigt, sollte eine parenterale oder orale antimikrobielle Therapie eingeleitet werden. Nicht alle positiven Urinkulturen bei fieberhaften Kindern gehen auf einen HWI zurück. Manche Kinder haben eine chronische, asymptomatische Bakteriurie, wobei das Fieber andere Ursachen haben kann. Asymptomatische Bakteriurien sollten in der Regel nicht behandelt werden. Wenn eine Kultur aus adäquat gewonnenem Urin positiv ist, wird eine Therapie empfohlen, da bei Kindern das Risiko HWI-assoziierter Nierenschäden am höchsten ist. Vergleichsuntersuchungen haben gezeigt, dass Trimethoprim-Sulfamethoxazol unabhängig von der Behandlungsdauer höhere Erfolgsraten erzielt als Amoxicillin.

8. Wenn die antimikrobielle Therapie nicht innerhalb von 48 h zu klinischer Besserung führt, sollte die Therapie überdacht und eine weitere Urinprobe kultiviert werden. Bei einem Ansprechen der Therapie ist dagegen keine beweisende Kultur erforderlich.

13.3. Leitlinien für Kinder und Kleinkinder

9. Die antimikrobielle Therapie sollte 7 bis 14 Tage durchgeführt werden. Fieber gilt als Hinweis auf eine Pyelonephritis und eine Pyelonephritis sollte mindestens zwei Wochen behandelt werden. Es gibt keine ausreichenden Vergleichsdaten zwischen 7-, 10- oder 14-tägiger Behandlung. Bei einer Zystitis dürfte zwar eine kürzere Behandlung ausreichen, es ist jedoch keine sichere Differenzierung möglich.
10. Nach 7- bis 14-tägiger Therapie und Sterilisation des Urins sollten die Kinder Antibiotika in therapeutischer oder prophylaktischer Dosis erhalten, bis die bildgebenden Resultate vorliegen. Die bildgebenden Untersuchungen sollen Kinder identifizieren, die einen Reflux entwickeln und daher eine prophylaktische Behandlung benötigen.
11. Wenn die antimikrobielle Therapie nicht innerhalb von zwei Tagen anschlägt, sollte eine Sonographie des Harntraktes erfolgen. Frühest möglich werden außerdem eine Miktions-Zystourethrographie (MZU) oder eine Radionuklid-Zystographie (RNZ) empfohlen. Kinder, die auf die Therapie ansprechen, sollten ebenfalls bald Sonographie und MZU oder RNZ erhalten. Bildgebende Untersuchungen des Harntraktes sind bei allen fiebernden Kindern mit einem ersten HWI zu empfehlen, um Abnormalitäten auszuschließen, die Nierenschäden begünstigen.

Tab. 13.3: Von der American Academy of Pediatrics erarbeitete Empfehlungen zur Diagnose und Therapie fieberhafter Harnwegsinfektionen bei Säuglingen und Kleinkindern (2 Monate bis 2 Jahre) (Roberts 2000).

14. Sexuell übertragbare Infektionen (STD)

STD bieten ein breites klinisches Spektrum, welches im Folgenden ausdrücklich nur stichwortartig und ohne Anspruch auf Vollständigkeit angeschnitten wird. Obwohl zwischen der spezifischen, durch Gonokokken verursachten Urethritis, und der unspezifischen Urethritis unterschieden wird, kommen häufig polymikrobielle Infektionen vor. So finden sich bei der Urethritis neben Gonokokken nicht selten auch Chlamydien. Eine kalkulierte, auf einen Erreger ausgerichtete Monotherapie kann dann nicht effektiv sein.

> Am häufigsten kommen Chlamydien-, HPV- und HSV-Infektionen vor.

Praktisch-klinisch kommen 3 Fragestellungen in Betracht:
- Abklärung klinischer Symptome, die an eine STD denken lassen, z.B. Urethritis
- Partnerdiagnostik bei nachgewiesener Infektion des Sexualpartners
- Screening: Schwangerenvorsorge

Während in der erstgenannten Situation eine das gesamte Keimspektrum umfassende Diagnostik und ggf. empirische Therapie erfolgen muss, kann in den anderen Situation gezielt nach den fraglichen Erregern gesucht bzw. entsprechend behandelt werden. Bei der empirischen Therapie der Urethritis sind Präparate einzusetzen, die das zu erwartende Keimspektrum sicher erfassen.

Neben einer Urethritis, die beide Geschlechter betrifft, kann auch die Epididymitis durch sexuell übertragbare Erreger verursacht werden. Da auch andere Ursachen vorkommen und wegen der geschlechtsspezifischen Sichtweise wird die Epididymitis im Kapitel 15. (Die Harnwegsinfektion des Mannes) abgehandelt. Auf die weibliche Adnexitis wird in diesem Zusammenhang nicht näher eingegangen und auf die gynäkologische Fachliteratur verwiesen.

14.1. Unspezifische infektiöse Urethritis bei Mann und Frau

■ Symptomatik

Leitsymptom ist der Fluor urethralis, der insbesondere beim Mann einen klaren Hinweis auf die Infektlokalisation liefert. Schmerzen werden relativ klar der Harnröhre zugeordnet und bestehen auch miktionsunabhängig. Bei der Frau kann der Fluor nicht immer so eindeutig selbst erkannt werden wie beim Mann. Das Beschwerdebild kann hier unklarer in Erscheinung treten.

■ Diagnostik

Als Untersuchungsmaterial wird idealerweise der Fluor (Abstrich) verwendet. Ist dies nicht möglich, können diagnostische Hinweise z.T. auch über den Ersturin gewonnen werden.

Ausstrichpräparate werden mikroskopisch auf Leukozyten und mögliche Erreger wie Trichomonaden und Hefen untersucht (x 400 bzw. x 1000 Vergrößerung). Darüber hinaus ist aber immer ein Erregernachweis durchzuführen (konventionelle Kulturen, PCR etc.). Kulturelle Untersuchungen müssen immer das gesamte in Frage kommende Keimspektrum erfassen (☞ Kap. 3.5.4.). Obwohl sich einige Erreger durch amplifizierende Verfahren (PCR) auch im Erststrahlurin nachweisen lassen, sind im Rahmen der Erstdiagnostik i.d.R. Harnröhrenabstriche erforderlich, um zum Einen ein Nativpräparat zu erstellen und zum Anderen das gesamte Spektrum der möglichen Erreger zu erfassen.

	Fluor/Abstrich	Ersturin
Leukozyten	> 4/Gesichtsf. (x 1000 Vergr.)	> 15/Gesichtsf. (x 400 Vergr.)
Keimzahl	10^4 KBE/ml	10^3 KBE/ml

Tab. 14.1: Labordiagnostische Kriterien einer infektiösen Urethritis (Leitlinie "Andrologisch bedeutsame Infektionen", 1997).

Bei Verdacht auf eine STD ist der Hinweis auf eine Partnerdiagnostik/-therapie obligat. Des weiteren ergeht der Hinweis auf die Notwendigkeit eines geschützten Geschlechtsverkehrs bis zum Nachweis der Ausbehandlung.

■ Antibiotische Therapie

Erregerspezifische Besonderheiten sind zu berücksichtigen. Hauptsächlich kommen Tetrazykline, Makrolide, Fluorchinolone, Antimykotika und Metronidazol zum Einsatz.

14.1.1. Chlamydien

■ Erreger

Chlamydia trachomatis (Serotyp D-K): intrazelluläre Bakterien, die auf den Energiehaushalt der Wirtszelle angewiesen sind und in zwei Formen vorliegen:

- *Retikularkörperchen*: stoffwechselaktiv, Vermehrungsform
- *Elementarkörperchen*: stoffwechselinaktiv, Ruheform

Häufigster Erreger der nicht-gonorrhoischen Urethritis. Chlamydieninfekte sind bei 5-10 % der sexuell aktiven Frauen und Männer zu erwarten, Altersgipfel 15.-25. Lebensjahr (Petersen 1995a, Petersen 1995b).

▶ Inkubationszeit und Infektionsmodus

1-3 Wochen.

Überleben als Elementarkörperchen bis zu mehreren Jahren möglich. Infizierte Zellen exprimieren keine spezifischen Proteine auf der Oberfläche, sodass keine Immunabwehr erfolgt. Reaktivierungen möglich, z.B. im Rahmen einer Virusinfektion. Neuinfektion über Sexualkontakt und Schmierinfektion, im Rahmen der Geburt Übertragung von der Mutter auf das Kind möglich.

■ Klinik

Oft erst Wochen bis Monate nach der Infektion, z.T. unspezifisch, häufig symptomarm oder sogar komplett asymptomatisch

- *Männer*: Urethritis, Prostatitis, Epididymitis (☞ Kap. 15.)
- *Frauen*: Urethritis, Zervizitis, Endometritis, weitere Aszension möglich!

▶ Komplikationen

Sterilität (12 % nach der ersten, 24 % nach der 2. und 54 % nach der dritten Infektion; Weström 1994), Generalisation (u.a. Arthralgien), Extrauteringravidität, Neugeboreneninfektion.

■ Diagnostik

Standardmethode ist heute der Erregernachweis mittels **Amplifikationsverfahren** (PCR/LCR) aus Fluor, Abstrichen und Urin. Bei der gezielten Suche (z.B. nachgewiesener Partnerinfektion) kann der Urin (Erststrahlurin) untersucht werden, da eine hohe Sensitivität (90 %) und Spezifität (99,8 %) der Ligasekettenreaktion nachgewiesen ist (Grun 1997; Konsensuspapier zum Expertengespräch "Chlamydiendiagnostik", 1997). Üblicherweise erfolgt der Erregernachweis aber im Rahmen der erstdiagnostischen Abklärung über Abstrichmaterial, da einige andere Erreger ohnehin nur per Abstrich nachgewiesen werden können. Gelegentlich gelingt der Erregernachweis erst nach mehreren Versuchen, wobei auch an die Möglichkeit einer Ejakulatuntersuchung gedacht werden sollte. Die **Serologie** ist ohne Erregernachweis und fehlender Einschätzung der Aktualität einer Infektion wenig hilfreich. Eine positive Serologie ist zum Infektnachweis allein nicht ausreichend, eine negative Serologie erlaubt aber eine sichere Ausschlussdiagnostik (erhöhter IgG-Titer = durchgemachte Infektion, erhöhter IgM-Titer nur bei Erstinfektionen, erhöhter IgA-Titer = "Akutphase-Protein"). Alternative Verfahren zum Erregernachweis: Kultur (McCoy-Zellkultur), Direkte Immunfluoreszenz (Mikro Trak), Enzymimmunassay. Schnellverfahren auf Enzymimmunassay-Basis (ClearView® u.a.) sind nur bei höherer Erregerdichte ausreichend sicher.

■ Therapie

Nur in der Vermehrungsphase (Retikularkörperchen) effektiv! Indikation immer bei Erregernachweis, dann immer auch Indikation zur Partnerbehandlung, da ca. 70 % Partnerinfektionen vorliegen. Empfohlen werden:

- Tertrazyklin, z.B. Doxycyclin, initial 200 mg, dann 100-200 mg/die
- Makrolid, z.B.
  - Erythromycin (z.B. Monomycin®) 4 x 500 mg
  - Roxithromycin (z.B. Roxigrün®) 2 x 150 mg, 1 x 300 mg
  - Azithromycin (Zithromax®uno) 1 g Einmaldosis (1 x 4 Tabl.)
- Fluorchinolone der Gruppe II-IV, z.B. Levofloxacin 1 x 500 mg
- in der *Schwangerschaft*: Amoxicillin, Erythromycin, Roxithromycin

Aufgrund mangelnder Erfahrung werden neuere Makrolide wie z.B. Roxithromycin, Azithromycin oder Clarithromycin in der Schwangerschaft zurückhaltend eingesetzt ("strenge Indikationsstellung"). Demgegenüber liegen positive klinische Berichte über den Einsatz von Azithromycin 1 g

Einmaldosis in der Schwangerschaft (Adair 1998) vor.

Cephalosporine sind grundsätzlich unwirksam.

▶ Therapiedauer

Mindestens 10 Tage (außer Azithromycin), bei chronischer Infektion oder Parenchymbeteiligung, z.B. Prostatitis, mindestens 20 Tage.

▶ Kontrolluntersuchungen

Frühestens 1 Woche nach Therapieende.

14.1.2. *Ureaplasma urealyticum*, Mykoplasmen

Mykoplasmen können ebenfalls eine Urethritis verursachen und durch GV übertragen werden. Ihr Stellenwert scheint geringer als der von Chlamydieninfektionen.

Die Erreger konnten auch in Blasenpunktionsurinen nachgewiesen werden (Fairley 1989). Die klinische Bedeutung dieses Befundes ist nicht geklärt.

Therapie: wie Chlamydien.

14.1.3. *Gardnerella vaginalis*, Trichomonaden

Trichomonaden werden am besten über mikroskopischen Direktnachweis im Dunkelfeld-Phasenkontrastmikroskop ohne Färbung diagnostiziert. Sie sind beweglich (Geißel), meist größer als Leukozyten und haben ein schaumiges (vakuoliges) Zytoplasma (☞ Abb. 14.1). Allerdings sind zahlreiche Formvariationen möglich. Die Klinik der Trichomonadenkolpitis ist geprägt von einem dünnflüssigem Fluor (Fischgeruch) und Pruritus, gelegentlich Dysurie und Dyspareunie.

Eine Infektion mit *Gardnerella vaginalis* (Syn. *Haemophilus vaginalis, Corynebakterium vaginalis*) kann ebenfalls zu einer unspezifischen Vaginitis führen, in geringen Mengen zählt der Erreger jedoch zur vaginalen Normalflora. Gardnerellen sind bei symptomatischen Patientinnen im Rahmen einer bakterielle Vaginose vermehrt nachweisbar, möglicherweise bestehen synergistische Effekte mit anderen fakultativ anaeroben Erregern. Männer sind nur selten betroffen. Die Diagnose kann mikroskopisch ("clue cells") und kulturell gesichert werden.

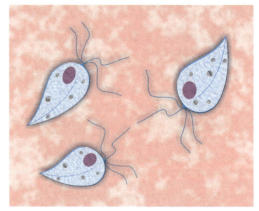

Abb. 14.1: Trichomonaden. Schematische Darstellung.

- *Metronidazol*: 2 g oral Einmalgabe, 2-3 x tgl. 500 mg für 5-7 Tage (Gardnerella) bzw. 2 x tgl. 250 mg für 10 Tage (Trichomonaden)

- *Ornidazol*: 1,5 g oral Einmalgabe

- *Tinidazol*: 2 g oral Einmalgabe

14.2. Spezifische Urethritis bei Mann und Frau

■ **Erreger**

Neisseria gonorrhoeae.

▶ Inkubationszeit

3-10 Tage.

■ **Klinik**

Der Fluor ist typisch rahmig-eitrig. Bei der Frau findet sich in 20-40 % ein subklinischer Verlauf, die Infektion kann sich aber auch als Endocervizitis und Adnexitis (Fieber!) manifestieren. Beim Mann: typische Urethritis mit rahmigem Fluor.

■ **Diagnostik**

Mikroskopischer Direktnachweis von intrazellulären Diplokokken (☞ Abb. 14.2) und/oder Anzüchtung auf speziellen Nährböden (Meldepflicht!). Es besteht eine Koinzidenz mit Erregern einer unspezifischen Urethritis, z.B. Chlamydien.

14.3. Andere übertragbare Erkrankungen

14.3.1. Herpes genitalis (HSV)

■ **Erreger**

Herpes simplex-Viren (HSV2, selten oraler Typ HSV1).

▶ Inkubationszeit

3-10 Tage.

▶ Infektionsmodus

Schmierinfektion Mensch zu Mensch, Eintrittspforte Schleimhaut und Haut. Übertragung Frau zu Mann seltener (ca. 4 %), Mann zu Frau häufiger (ca. 17 %). Infektionsrisiko auch außerhalb des Bläschenstadium ohne sichtbare Läsionen; nach Primärinfektion gelangen die Viren in das sacrospinale Hinterwurzelganglion und persistieren, Reaktivierung u.a. durch Stressfaktoren.

■ **Klinik**

50-70 % verlaufen subklinisch, bei ca. 30 % eindeutige klinische Manifestation (Petersen 1999). Bläschenbildung (für wenige Std.) auf geröteter Haut mit eher geringem Juckreiz und Brennen, nach Spontanperforation ausgestanzt wirkende Exkoriationen mit gelblichen Belägen oder eingetrockneten Krusten. Bei Primärinfektion auch Fieber, Allgemeinsymptome und druckschmerzhafte Leistenlymphknoten, Balanitis, Vulvitis möglich. Komplizierter Verlauf durch extragenitale Manifestation bis hin zur Enzephalitis vorkommend. Leitsymptome sind Schmerzen und Brennen, bei der häufigsten Fehldiagnose einer Mykose steht dagegen der Juckreiz im Vordergrund. Rezidive treten zeitlich unabhängig vom Sexualkontakt auf, die Klinik ist weniger ausgeprägt, häufig Prodromie.

■ **Diagnostik**

In ca. 70 % gelingt der Nachweis aus Bläschenflüssigkeit oder Erosionen. Direkter Nachweis aus Bläschenflüssigkeit mittels PCR, Kulturelle Anzüchtung und Typisierung, Fluoreszenztest. Serologie: 80-90 % aller Erwachsenen sind seropositiv (Primärinfektion mit HSV1 im Kleinkindalter, postpubertär HSV2), für die Diagnostik daher nicht geeignet.

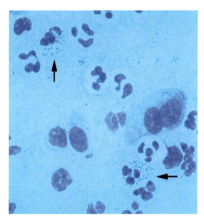

Abb. 14.2: Methylenfärbung bei Gonorrhoe: Nachweis intrazellulärer Diplokokken (Pfeile), Mikroskopischer Befund eines Ausstrichpräparates (x400).

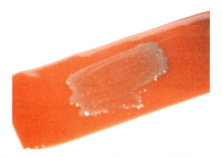

Abb. 14.3: Positive GO-Kultur auf Biocult® GC-Agar.

■ **Therapie**

- *Spectinomycin* (Stanilo®): 2 g i.m.; Einmaldosis
- *Ceftriaxon*: 0,25 g i.m.; Einmaldosis
- *Doxycyclin*: 100 mg; oral, 2 x tgl. 7-10 Tage
- *Ciprofloxacin*: 500 mg; oral Einmaldosis
- *Levofloxacin*: 500 mg; oral Einmaldosis

Wegen einer häufig vorkommenden Mischinfektion ist im Anschluss an die Gabe eines gonokokkenwirksamen Präparates eine Chlamydien-/Mykoplasmen-wirksame Therapie zur Eradikation einer postgonorrhoischen Urethritis zu fordern (Leitlinie "Andrologisch bedeutsame Infektionen", 1997). Erfolgt die Therapie mit einem Breitspektrumpräparat, wie den neueren Fluorchinolonen, werden diese Erreger primär miterfasst. Die Einmalgabe ist hierfür aber nicht ausreichend. Wegen zunehmender Resistenz durch penicillinasebildende Gonokokkenstämme gilt die Therapie mit Penicillinen nicht mehr als sicher.

■ Therapie
Systemisch Virostatika (u.a. Aciclovir 5 x 200 mg, Famciclovir 2 x 125 bis 3 x 250 mg, Valaciclovir 1 x 500 mg, Therapiedauer 5-10 Tage, bei chronischen Infektionen bis zu mehreren Wochen) bei Primärinfektion, bei rezidivierenden Infekten von immunsupprimierten Patienten und bei Schleimhautbeteiligung. In 40-60 % Rezidive nach Behandlung des Primärinfektes. Suppressionsbehandlung bei häufigen Rezidiven. Die topische Anwendung von Virostatika ist nicht zu empfehlen, da sie keinen Einfluss auf die Ausbreitung und Abheilung der Effloreszenzen hat.

■ Prophylaxe
Geschützter Verkehr.

14.3.2. Condylomata accuminata (HPV)

■ Erreger
Ca. 30 verschiedene pathogene Genotypen von Papillomviren (HPV) bekannt, HPV6 und HPV11 verursachen sichtbare genitoanale Warzen, andere Genotypen werden bei Vorstufen und invasiven Karzinomen der Zervix und des Penis (auch M.Bowen, Erythroplasie de Queyrat) nachgewiesen.

▶ Inkubationszeit
1-3 Monate.

▶ Infektionsmodus
Übertragung direkt durch GV oder indirekt durch Schmierinfektion.

■ Klinik
Häufig asymptomatisch oder subklinisch. Urethrale Manifestation in 25 % bei Mann, in 8 % der Frau, ca. 30 % Spontanheilung.

■ Diagnostik
- Inspektion
- Histologie: immer bei immunsupprimierten Patienten und bei Warzen > 1 cm
- Essigsäuretest (3 %ig beim Mann, 5 %ig bei der Frau): scharf begrenzte Weißfärbung mit sichtbaren Gefäßen (Punktierung, Mosaik) nach 5 min Exposition

Direkter Antigennachweis und HPV-Serologie sind ohne klinische Bedeutung! Eine HPV-Typisierung ist nur in wenigen Referenzlaboren durchführbar, jedoch wegen der bislang unklaren prognostischen Bedeutung nicht für die Routinediagnostik zu empfehlen. Kommerziell erhältliche Testsysteme sind nicht geeignet (Schneede 2002).

■ Therapie
Nach Leitlinie "Condylomata acuminata und andere HPV-assoziierte Krankheitsbilder des Genitale und der Harnröhre", 2000:

- Selbsttherapie mit Podophyllotoxin (0,15 %-Creme, 0,5 %-Lsg.); 2 x tgl. über 3 Tage, dann 4 Tage Pause, maximal 4 Zyklen
- Selbsttherapie mit Imiquimod 5 % Creme: 3 x/Wo. nachts, bis zu 16 Wochen
- Trichloressigsäure (bis zu 85 %ig): wöchentlich durch Arzt. Keine Selbsttherapie!
  - *Nachteil*: Brennen, Schmerzen
  - *Vorteil*: keine Narbenbildung, in der Schwangerschaft möglich
- Kryotherapie, chirurgische Verfahren, Laser

Unabhängig vom Verfahren kommt es in 20-60 % zu Rezidiven!

14.3.3. Pilzerkrankungen

■ Erreger
Hefen (Candida-Arten) = Sprosspilze.

Bei Nachweis von Hefen im Urin ist nicht immer ohne weiteres zwischen einer Kolonisation und einer Infektion zu unterscheiden. Infektionen treten überwiegend bei Patienten unter Immunsuppression auf. Die Diagnose einer **Candidurie** sollte erst nach Sicherstellung einer sachgerecht gewonnenen Mittelstrahl- oder K-Urinprobe gestellt werden, um eine Kontamination aus dem Vaginalbereich auszuschließen. In 10-30 % lassen sich Hefen in der Vagina gesunder Frauen nachweisen, ohne dass Beschwerden bestehen. Dieser Befund ist ebenfalls als Kolonisation zu werten. Eine Kolonisation kann zu einer symptomatischen Lokalreaktion führen (Vulva-Candidiose, Vaginal-Candidose, Balanitis). Das Risiko ist erhöht bei Diabetes mellitus, Antibiotikagabe und hohen Östrogendosen.

Die Übertragung von Frau zu Mann ist häufiger zu beobachten als von Mann zu Frau.

■ Klinik
Juckreiz, Brennen, Schmerzen. Lokal hochrote bis orangerote Hauteffloreszenz mit Randbegrenzung und zarter Schuppung, ggf. Satellitenherde in der

Umgebung. Bei Balanitis/Vulvitis (kleine Labien): weißlicher Fluor.

■ Diagnostik

- Nativpräparat aus Vaginalsekret, Abstrich, Abklatsch
- Nasspräparat vom Vulvaabstrich unter Zusatz 0,1 % Methylenblau
- Pilzkultur
- Keimschlauchtest

Plazebokontrollierte Doppelblindstudien haben ergeben, dass die lokale Partnertherapie keine signifikante Verbesserung der Heilungsrate erbracht hat. Bei chronischen Rezidiven sollten aber Penis und Sperma des Partners untersucht werden. Bei Nachweis der gleichen Hefeart wie der Partnerin ist eine orale Therapie zu diskutieren (☞ Leitlinien der Deutschen Dermatologischen Gesellschaft und der Deutschsprachigen Mykologischen Gesellschaft, Leitlinie "Candidose des weiblichen Genitale").

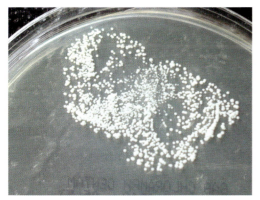

Abb. 14.4: Positive Pilzkultur (Sabouraud-Glukose Agar) eines Abklatsch der Glans penis: Wachstum von Candida.

Cave: Infektionen mit *Candida glabrata* verlaufen bei der Frau symptomarm, der Erreger ist gegen Fluconazol resistent, daher ist eine Speziesdifferenzierung empfehlenswert!

Bei Immunkompetenten ist eine Darmdiagnostik ohne klinische Relevanz, denn 30-50 % der Menschen haben Candida im Darm, ohne dass Beschwerden bestehen.

■ Differentialdiagnose

Herpes genitalis u.a. Infektionen des Vulvabereichs, Ekzeme.

■ Therapie

Indikation besteht nur bei Beschwerden und in der Schwangerschaft.

- *Oral*: Fluconazol (Fungata®, Siros®, Diflucan® u.a.)
- *Lokalbehandlung*: Nystatin, Amphotericin B, Imidazol, Ciclopirox, Clotrimazol, Sertaconazol
- *Lokale Instillation*: Amphotericin B

15. Die Harnwegsinfektion des Mannes

Eine unkomplizierte Zystitis des Mannes existiert praktisch nicht. Harnwegsinfekte beim Mann sind in der Regel mit organischen Veränderungen vergesellschaftet (Lipsky 1999). Eine fachurologische Diagnostik ist daher immer durchzuführen, um komplizierende Faktoren oder eine Prostatitis zu erkennen bzw. auszuschließen. Eine mikrobiologische Diagnostik ist ebenfalls obligat zu fordern.

15.1. Zystitis des Mannes

Eine akute Zystitis des Mannes kommt selten vor und ist stets als Ausdruck einer anatomischen oder funktionellen Störung und somit als komplizierte Harnwegsinfektion zu bewerten. Bei Jugendlichen wird der Zusammenhang mit einer nicht durchgeführten Zirkumzision als Risikofaktor diskutiert (☞ Kap. 13.). Zusammenhänge mit homo- und heterosexuellen Praktiken (Analverkehr) sind beschrieben (Stamm 1993) und stellen quasi die einzige Form einer "unkomplizierten" Zystitis des Mannes dar. Bei HIV-infizierten Männern kann es bei Absinken der CD4-Lymphozyten unter 200/mm^3 zur Harnwegsinfektion kommen, welche dann aber ebenfalls per definitionem als kompliziert einzustufen ist (Hoepelman 1992). Im höheren Alter manifestiert sich häufiger eine Harnwegsinfektion. Diese Beobachtung steht aber auch in Zusammenhang mit der Entwicklung von Prostatahyperplasie und Restharnbildung. Bei videourodynamischer Druck-Flussmessung finden sich bei Männern mit Harnwegsinfektionen in 80 % pathologische Befunde im Sinne einer Harntransportstörung (Booth 1981).

> Jüngere Männer sollten nach der ersten Harnwegsinfektion, ältere Männer bei rezidivierenden symptomatischen Infektionen einer urologischen Diagnostik zugeführt werden.

Das Keimspektrum entspricht qualitativ dem von komplizierten Harnwegsinfekten. Neben Enterobakterien kommen in ca. 20 % auch grampositive Erreger vor (Lipsky 1999).

Therapeutisch ist eine Kurzzeittherapie nicht ausreichend. Bei akuter Symptomatik und Notwendigkeit zum sofortigen Therapiebeginn ist, nach obligater Anlage einer Urinkultur, zur empirischen Behandlung die Gabe eines Fluorchinolons, alternativ in zweiter Linie Cotrimoxazol zu empfehlen.

15.2. Epididymitis

Die Diagnose einer Epididymitis wird klinisch gestellt. Wegweisend ist der typische Palpationsbefund eines geschwollenen und druckschmerzhaften Nebenhodens. In fortgeschrittenen Stadien ist die Skrotalhaut gerötet, die Hautfaltelung durch Schwellung aufgehoben und der Hoden vom Nebenhoden nicht mehr zu differenzieren. Die Sonographie zeigt eine Vergrößerung des Nebenhoden bei echohomogenem Hoden, gelegentlich auch eine Begleithydrozele (☞ Abb. 15.1). Farbdopplersonographisch ist eine vermehrte Durchblutung erkennbar.

Ursache und Erregerspektrum unterscheiden sich altersabhängig (☞ Tab. 15.1). Während bei älteren Männern und Kleinkindern ursächlich eine Blasenentleerungsstörung am häufigsten ist und meistens Enterobakterien, gelegentlich auch Pseudomonaden, gefunden werden, spricht eine Erkrankung im mittleren Lebensalter eher für eine ursächliche Urethritis bzw. STD. Bei dieser Patientengruppe sollte die mikrobiologische Diagnostik daher auch atypische Erreger erfassen und eine Urethritisdiagnostik durchgeführt werden (☞ auch Kap. 14).

	Kleinkinder	Männer < 40 Jahre	Männer > 40 Jahre
Erreger	• Enterobakterien • *Pseudomonas aer.*	STD-Erreger, z.B.: • *Chlamydia trachomatis* • *Neiss. gonorrhoeae*	• Enterobakterien • *Pseudomonas aer.*
Prädisposition	Blasenentleerungsstörung	Urethritis/STD	Blasenentleerungsstörung

Tab. 15.1: Erregerspektrum bei akuter Epididymitis (Leitlinie "Andrologisch bedeutsame Infektionen", 1997).

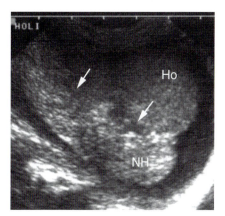

Abb. 15.1: Sonographischer Befund bei akuter Epididymitis: Echoinhomogene Verdickung des Nebenhodens, Begleithydrozele. **Ho** = Hoden, **NH** = Nebenhoden.

In 10-15 % entwickelt sich eine **chronische Epididymitis**. Diese macht eine erweiterte Infektionsdiagnostik mit Spermiogramm nach WHO-Richtlinien erforderlich. Die bakteriologische Untersuchung des Ejakulats umfasst Leukozyten- und Keimzahlbestimmung.

▶ Grenzwerte

- *Leukozytospermie*: 10^6 peroxidasepositive Leukozyten/ml
- *Bakteriospermie*: 10^3 KBE gramnegative Keime/ml

Der Nachweis einer grampositiven Flora ist nicht sicher als pathologisch zu werten. Als Entzündungsparameter kann die **Leukozytenelastase** herangezogen werden. Der im Rahmen des Spermiogramms durchgeführte MAR-Test dient der Evaluation einer immunologischen Infertilität.

Differentialdiagnostisch muss bei der chronischen Epididymitis auch an eine Tuberkulose gedacht werden (☞ Kap. 17.1.). Typischer Palpationsbefund ist die **perlschnurartige Veränderung von Samenleiter und Nebenhoden**. Sezernierende Skrotalfisteln und Abszedierungen sind bis zum Beweis des Gegenteils (Histologie!) tuberkuloseverdächtig (Bracht 1996).

Bei der empirischen Therapie sollte entsprechend der vermuteten Pathogenese vorgegangen werden. Werden "STD-Erreger" vermutet, besteht die Therapie der ersten Wahl in der Gabe von Tetrazyklinen, bei vermuteter gonorrhoischer Epididymitis sollte primär ein Fluorchinolon eingesetzt werden, und bei Zusammenhang mit einer Harnwegsinfektion sind Cotrimoxazol oder Fluorchinolone Mittel der Wahl (Leitlinie "Andrologisch bedeutsame Infektionen", 1997). Bei akuter Epididymitis und Blasenentleerungsstörung kann die passagere suprapubische Harnableitung den Heilungsprozess beschleunigen. Bei kompliziertem Verlauf ist darüber hinaus eine parenterale Antibiotikatherapie einzuleiten, bei Abszedierung ist eine frühzeitige Orchiektomie anzustreben.

15.3. Prostatitis

Die Prostatitis ist das Chamäleon der männlichen Harnwegsinfektionen.

> Die chronische Prostatitis zählt neben der Prostatahyperplasie und dem Prostatakarzinom zu den häufigsten urologischen Krankheitsbildern des Mannes. Das Beschwerdebild betrifft aber alle Altersgruppen und stellt unter jüngeren Männern die häufigste urologische Diagnose dar (Hochreiter 2001). In einer urologischen Praxis macht es 5-25 % aller Konsultationen aus (Collins 1998, Lipsky 1999).

Die Prostatitis kann sich sehr variabel präsentieren, von der klinisch hochakuten bakteriellen Infektion bis zur chronisch rezidivierenden Prostatitis mit wechselnden, überwiegend latenten Beschwerden. Sie kann sogar gänzlich asymptomatisch verlaufen. Liegt eine männliche Harnwegsinfektion vor und ist eine Urethritis oder eine komplizierte Harnwegsinfektion ausgeschlossen, so ist in erster Linie an die Prostatitis zu denken. Diagnostik und Therapie sollten am besten primär, aber zumindest im weiteren Verlauf fachurologisch erfolgen.

15.3.1. Einteilung und pathogenetische Aspekte

■ **Akute bakterielle Prostatitis (Kategorie I)**

Die akute Prostatitis ist selten (1-5 %), die genaue Pathogenese ist nicht bekannt. Man geht wie bei anderen Harnwegsinfektionen auch hier von einer Keimaszension aus. Des weiteren vermutet man einen Reflux von infiziertem Urin in die Prostatagänge. Ein lymphogener oder hämatogener Infektionsweg scheint aber ebenfalls möglich.

Chronisch bakterielle Prostatitis (Kategorie II)

Die chronisch bakterielle Prostatitis (5-10 %) tritt gehäuft im sexuell aktivem Lebensalter auf und stellt einen der häufigsten Gründe für rezidivierende Harnwegsinfektionen beim Mann dar. Pathogenetisch werden verschiedene Faktoren verantwortlich gemacht, wie die Retention von infiziertem Prostatasekret und das Vorhandensein von **Prostatakonkrementen** (☞ Abb. 15.2) mit der Folge von Biofilminfektionen. Prostatakonkremente sind ein häufiger Zufallsbefund, der bei der routinemäßigen transrektalen Sonographie erfasst wird. Viele Männer mit Konkrementen haben dabei keinerlei Symptome. Dennoch konnte gezeigt werden, dass in den Konkrementen Bakterien eingeschlossen sein können.

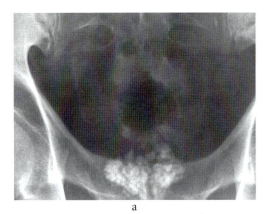

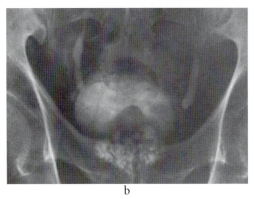

Abb. 15.2a+b: Prostatasteine. **a**: Leeraufnahme; **b**: Urogramm.

Derzeit scheint eine intraurethrale Druckerhöhung mit **Reflux** von sterilem oder infiziertem Urin in die Prostatagänge die schlüssigste Erklärung zu sein. Eine intraurethrale Druckerhöhung entsteht bei anatomischer oder funktioneller Obstruktion des unteren Harntraktes, beispielsweise bei der **Detrusor-Sphinkter-Dyssynergie** (Detrusorkontraktion ohne Beckenbodenentspannung). Muskuläre Verspannung des Beckenbodens im Zusammenhang mit psychischer Anspannung (erhöhter Sympathikotonus!) können neben neurologischen Erkrankungen ebenso ursächlich sein. Häufig finden sich bei diesen Patienten als Ausdruck einer Beckenbodenverspannung auch Analbeschwerden, wie Hämorrhoiden und Analfissuren. Enddarmerkrankungen stellen aber auch eine wichtige Differentialdiagnose zur chronisch bakteriellen Prostatitis dar. Für einen intraprostatischen Reflux spricht der Nachweis von Urinbestandteilen (Kreatinin, Urat) im Prostatasekret sowie der Nachweis von experimentell in die Blase eingebrachten Kohlepartikeln in Makrophagen des Prostatasekretes. Daneben werden auch Autoimmunprozesse diskutiert.

Chronisch abakterielle Prostatitis (Kategorie III)

Synonym: *chronic pelvic pain syndrom.*

Hier wird eine entzündliche (Kategorie IIIA, Häufigkeit 40-65 %) von einer nicht-entzündlichen Form (Kategorie IIIB, Häufigkeit 20-40 %) unterschieden (☞ Tab. 15.2). Letztere wird auch besser als chronisches Beckenschmerzsyndrom (*Synonym*: Prostatodynie) bezeichnet. Diese Krankheitsbilder sind häufiger als die bakterielle Prostatitis anzutreffen.

Ursächlich werden die gleichen Faktoren diskutiert, wie bei der chronisch bakteriellen Prostatitis, insbesondere der Zusammenhang mit fehlender Beckenbodenentspannung. Der Reflux von sterilem Urin kann zu chemisch bedingten Irritationen führen ("Stressprostatitis").

Asymptomatische Prostatitis (Kategorie IV)

Histologische Zeichen der Prostatitis, Zufallsbefund bei Biopsie im Rahmen einer Prostatakarzinomsuche oder histologischen Untersuchung eines Operationspräparates, außer bei Infertilitätsdiagnostik keine Therapie erforderlich.

15.3. Prostatitis

NIH-Klassifikation der Prostatitis		
Kategorie	Bezeichnung	Erläuterung
I	Akute bakterielle Prostatitis	
II	Chronisch bakterielle Prostatitis	
III	Chronisch abakterielle Prostatitis (*chronic pelvic pain syndrome*)	kein Erregernachweis
A	Entzündlich bedingte chron. Prostatitis	erhöhte Leukozyten (Exprimat, Ejakulat)
B	Nichtentzündliches chron. Schmerzsyndrom (Prostatodynie)	keine Leukozyten
IV	Asymptomatische Prostatitis	keine Symptome; histologisch: Entzündung, erhöhte Leukozyten

Tab. 15.2: Einteilung der Prostatitis nach NIH (National Institutes of Health), deutsche Übersetzung aus: Hochreiter, 2001.

15.3.2. Keimspektrum

Akute und chronisch bakterielle Prostatitis werden wie die übrigen Harnwegsinfektionen in der Regel durch Enterobakterien hervorgerufen. Neben dem Leitkeim *E. coli* (ca. 80 %) und anderen Enterobakterien (ca. 5-10 %) kommen Pseudomonaden und grampositive Erreger, wie Enterokokken und Staphylokokken vor. Bei *E. coli* wurden die für die Uropathogenität typischen Virulenzfaktoren nachgewiesen. Die klinische Bedeutung von grampositiven Erregern, von Chlamydien und Mykoplasmen/*Ureaplasma urealyticum* sowie *Gardnerella vaginalis* und Anaerobiern wird kontrovers diskutiert (Hochreiter 2001, Lipsky 1999, Vogel 1999). Bei symptomatischen Patienten konnten in 8 % mittels PCR von perinealem Prostatabiopsiematerial "atypische Erreger" wie *Chlamydia trachomatis, Mykoplasma genitalum* und *Trichomonas vaginalis* nachgewiesen werden (Krieger 1996). Weidner fand in bis zu 12 % *Ureaplasma urealyticum* im Prostatasekret. *Mycobakterium tuberkulosis* ist Erreger der seltenen (< 1 %) spezifischen Prostatitis.

Die in der eigenen Praxis gewonnenen Daten bestätigen das Überwiegen von *E. coli* und Enterobakterien bei der akuten Prostatitis. Bei der chronisch bakteriellen Prostatitis finden sich aber daneben in 26 % grampositive Erreger (☞ Abb. 15.3).

Bei der **abakteriellen Prostatitis** finden sich zwar Entzündungszeichen, jedoch können keine als ursächlich angesehenen Erreger nachgewiesen werden. Als Erklärung hierfür werden eine antibiotische Vorbehandlung, eine zu geringe Keimzahl, nicht kultivierbare Mikroorganismen oder immunologische Faktoren diskutiert.

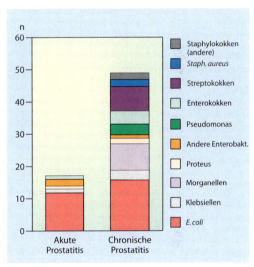

Abb. 15.3: Keimspektrum der Prostatitis in der Urologischen Praxisgemeinschaft Hamburg Blankenese (66 Isolate).

15.3.3. Klinische Symptomatik und Diagnostik

Die **akute bakterielle Prostatitis** ist einfach zu diagnostizieren. Es besteht eine infektionstypische irritative, gelegentlich aber auch eine obstruktive Miktionssymptomatik. Der Urinbefund eines Mittelstrahlurines weist bereits Zeichen der Harnwegsinfektion (Leukozyturie, Bakteriurie, Mikrohämaturie) auf. Hinzu kommen allgemeine Infektionssymptome wie Fieber und reduzierter Allgemeinzustand. Die rektale Untersuchung der Prostata sollte behutsam durchgeführt werden, um eine zusätzlich hämatogene Aussaat zu vermeiden. Eine Prostatamassage ist streng kontraindiziert und liefert bei positivem Mittelstrahlurin keine Mehrinformation.

> Obligat hat eine mikrobiologische Diagnostik (Urinkultur, Antibiogramm) zu erfolgen.

Eine Sonographie des Harntraktes mit Restharnbestimmung ist zu empfehlen. Im weiteren Verlauf sollte nach Abklingen der Symptomatik auch eine transrektale Sonographie durchgeführt werden, um ursächliche Veränderungen der Prostata, wie Verkalkungen und Abszedierungen zu erkennen. Eine Differentialdiagnose gibt es praktisch nicht, häufig wird die Prostatitis aber als akute Zystitis fehlinterpretiert - ein Krankheitsbild, das ohne komplizierende Faktoren praktisch nicht vorkommt.

Die **chronisch bakterielle Prostatitis** zählt zu den schwer zu diagnostizierenden Krankheitsbildern in der Urologie, denn die Symptomatik ist nicht typisch. Leitsymptome sind Schmerzen und Missempfindungen in Genital- und Anorektalbereich (perineal, testikulär, penil, Unterbauch). Fakultativ bestehen Miktionsbeschwerden (irritativ/obstruktiv) und Störungen der Sexualität (Libido, Erektion, Ejakulation). Die Beschwerden können nach sexueller Aktivität exazerbieren. Weitere Symptome wie Enddarmbeschwerden oder myalgieforme Beschwerden werden häufig angegeben. Ähnlich wie Frauen mit rezidivierender Zystitis berichten einige Männer über eine Kälteempfindlichkeit mit Exazerbation prostatitisassoziierter Symptome nach Unterkühlung. Differentialdiagnostisch sind die Formen der chronisch abakteriellen Prostatitis abzugrenzen. Validierte Fragebögen zur Ermittlung von Symptomen-Scores (GPSS, CPSI des NIH) stehen zur Verfügung, helfen die Symptomatik einzuschätzen, lassen aber keine Differentialdiagnose der Prostatitisform zu. Diesbezüglich stehen die Laboruntersuchungen im Sinne einer **Lokalisationsdiagnostik** im Vordergrund. Mit der **Viergläserprobe** nach Meares und Stamey (Meares 1968) kann die Lokalisationsdiagnostik durchgeführt werden. Sie umfasst:

- Anfangsurin (VB1)
- Mittelstrahlurin (VB2)
- Prostatasekret (EPS)
- Exprimaturin (VB3)

Die praktische Anwendung der Viergläserprobe in Originalbeschreibung ist jedoch in Frage gestellt. Lässt man vertragsärztlich-abrechnungtechnische Aspekte unberücksichtigt, verbleibt ein erheblicher Aufwand, der die Anwendbarkeit der kompletten Viergläserprobe in der Praxis realistisch unmöglich macht. Eine Umfrage ergab eine geringe Anwendungsrate unter Urologen. In der hausärztlichen Praxis wird das Verfahren praktisch nicht eingesetzt (Moon 1997). Der Test wurde auch nie prospektiv gegen eine Kontrollgruppe validiert und hat Fehlermöglichkeiten: Leukozyten können auch durch eine Urethritis, durch Prostatasteine oder eine kurz zurückliegende Ejakulation im Prostatasekret nachweisbar sein (Lipsky 1999).

> Goldstandard ist die Untersuchung des Prostatasekretes. Es gelingt aber nicht immer, Prostatasekret durch die rektale Palpation zu exprimieren, dann verbleibt die Untersuchung des Exprimaturins.

Können beide Fraktionen gewonnen werden, ist ein hoher Grad der Übereinstimmung nachgewiesen (Ludwig 2000). Dementsprechend kann durch den Leukozytennachweis im Exprimaturin ein pathologischer Befund des Prostatasekrets sicher vorhersagt werden (Sensitivität 91,9 %, Spezifität 98,9 %, negativer Vorhersagewert 93,7 %, positiver Vorhersagewert 98,6 %). Es bleibt zunächst offen, ob dieses Ergebnis auch auf Patienten zu übertragen ist, bei denen kein Prostatasekret gewonnen werden kann. Auch andere Untersucher konnten zeigen, dass die Untersuchung von Urin vor und nach Prostatamassage ("Zweigläserprobe") bezüglich Sensitivität und Spezifität der Viergläserprobe nicht unterlegen ist (Nickel 1997).

■ Labordiagnostik und mikrobiologische Kriterien

▶ Schnelluntersuchungsverfahren

Die **Leukozytenbestimmung** stellt das wichtigste Kriterium dar, daneben wird bei der mikroskopischen Beurteilung auch nach Erythrozyten und Mikroorganismen gesucht.

Der **pH-Wert** des normalen Prostatasekrets liegt bei 6,5. Bei der Prostatitis kann der pH auf einen Wert von 8 erhöht sein. Allerdings steigt der Wert auch physiologischerseits im Alter. Die Bestimmung des pH-Wertes kann als Verlaufsparameter unter antibiotischer Therapie sinnvoll sein. Neben der erhöhten Leukozytenzahl ist der Nachweis von fetthaltigen Makrophagen im Prostatasekret ein typisches Zeichen einer bakteriellen Prostatitis.

Normwerte der Leukozyten im Prostatasekret	
< 10/Gesichtsfeld (= 1000 x Vergrößerung)	"high power field" (Weidner 1992)
< 20/Gesichtsfeld (400x Vergrößerung)	Leitlinie "Diagnostik der Infektionen des Urogenitaltraktes", 1997

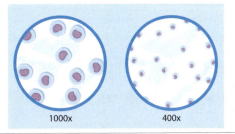

Tab. 15.3: Nativ-Mikroskopie des Prostatasekretes. Eine Überschreitung der Werte ist als pathologisch zu werten.

▶ Exprimaturin

Exprimaturin ist analog der Untersuchungen des Mittelstrahlurines auf Leukozyten, Erythrozyten, Mikroorganismen, pH, Osmolarität, Eiweiß, Glukose, Gallenfarbstoff und antibakterielle Substanzen zu untersuchen (☞ Kap. 3.2.).

▶ Mikrobiologische Verfahren

Bei der Diagnostik der Prostatitis ist grundsätzlich eine mikrobiologische Untersuchung gemäß Kap. 3.3. indiziert. Bei der Keimzahlbestimmung gelten folgende Grenzwerte:

- *Keimzahlbestimmung bei akuter Prostatitis*: 10^4-10^5 KBE/ml
- *Keimzahlbestimmung bei chronisch bakterieller Prostatitis*
  - Anfangsurin (VB1): < 10^3 KBE/ml
  - Mittelstrahlurin (VB2): < 10^3 KBE/ml
  - Prostatasekret (EPS)*:
    - gramnegativ: 10^3 KBE/ml
    - grampositiv: 10^4 KBE/ml
  - Exprimaturin (VB3): > 10^3 KBE/ml

* Die Keimzahl im Anfangs- und Mittelstrahlurin muss um eine Zehnerpotenz niedriger liegen.

Die bakteriologische Diagnostik muss auch das Keimspektrum der "atypischen Erreger" (Chlamydien, Mykoplasmen, Ureaplasmen etc.) erfassen (☞ Kap. 15.3.2.).

Die kulturellen Untersuchungsergebnisse von Ejakulat lassen sich nicht ohne weiteres auf das Ergebnis von Exprimat/-urin übertragen. Aus Reihenuntersuchungen von Ejakulat im Rahmen einer Fertilitätsdiagnostik ist bekannt, dass viele Männer einen positiven Bakteriennachweis im Ejakulat haben, ohne dass Zeichen einer chronischen Prostatitis manifest sind. Des weiteren kann es zur Kontamination der Probe während der Passage durch die Harnröhre kommen (Meares 1992). Die Bestimmung der Leukozytenelastase im Ejakulat gilt ebenfalls als diagnostische Methode zur Abklärung einer chronischen Prostatitis (Lenk 2001).

▶ Weitere diagnostische Verfahren

Die Sonographie, insbesondere die transrektale Sonographie, gehört zur Standarddiagnostik. Es können Prostatitis-typische Sonographiebefunde erhoben werden (☞ Abb. 15.4). Komplikationen wie die Abszedierung und die Blasenentleerungsstörung können ebenfalls dargestellt werden. Die Bestimmung des PSA dient der differentialdiagno-

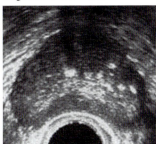
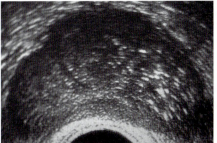
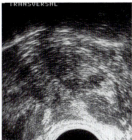

Abb. 15.4: Transrektale Sonographie mit typischen Befunden bei chronischer Prostatitis.

stischen Abgrenzung eines Prostatakarzinomes. Eine Prostatabiopsie ist nur sehr selten zur Abklärung einer Prostatitis indiziert und ist mit einer hohen Rate falsch positiver Resultate (Kategorie IV nach NIH) verknüpft.

■ **Zusammenfassung**

> Bei jeder männlichen Harnwegsinfektion ist eine mikrobiologische Diagnostik (Kultur, Antibiogramm) indiziert. Bei der akuten Prostatitis mit wegweisenden Schnelluntersuchungsverfahren genügt die mikrobiologische Untersuchung des Mittelstrahlurines. Bei chronischen Formen der Prostatitis muss eine Lokalisationsdiagnostik (Prostatasekret, Exprimaturin) erfolgen, um die Diagnose sicher zu stellen (Kategorie II-IIIA-IIIB nach NIH). Hier sollte auch auf atypische Erreger untersucht werden.

Die differentialdiagnostische Abgrenzung der bakteriellen zur abakteriellen Prostatitis/Prostatodynie ist in der täglichen Praxis nicht immer zweifelsfrei zu erbringen. Es erscheint zunächst widersinnig, eine entzündliche Form der abakteriellen Prostatitis zu charakterisieren. Bei diesen Patienten bleiben die mikrobiologische Diagnostik ohne Keimnachweis. Prostataexprimat oder Exprimaturin oder Ejakulat weisen durch Leukozytennachweis ($\geq$ 10/20 Leukozyten/Gesichtsfeld) jedoch auf eine entzündliche Genese hin. Beim chronischen Beckenschmerzsyndrom (Prostatodynie) fehlen diese Entzündungszeichen. Differentialdiagnostisch sollte auch an eine Tuberkulose der Prostata gedacht werden (☞ Kap. 17.1.), typischerweise finden sich in bildgebenden Untersuchungen Prostatakavernen (☞ Abb. 15.5).

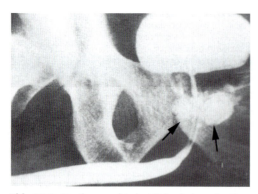

Abb. 15.5: Urethrographie bei Tuberkulose der Prostata: Nachweis von Kavernen (**Pfeile**).

15.3.4. Therapie der bakteriellen Prostatitis (Kategorie I und II nach NIH)

In Abhängigkeit von der Schwere der Symptomatik kann die Behandlung ambulant oder stationär durchgeführt werden. Präparateauswahl und Therapie der bakteriellen Prostatitis unterliegt dabei zwei Besonderheiten, die neben der Resistenzlage zu berücksichtigen sind:

- Biofilm (☞ Kap. 10.5.)
- alkalisches Milieu

Während normales Prostatasekret im Vergleich zum Blutplasma sauer ist, findet sich bei der Prostatitis häufig ein alkalisches Milieu. Da nur undissoziiert vorliegende Wirkstoffe biologische Membranen penetrieren können, hängt die Wirksamkeit eines Antibiotikum auch vom Dissoziationsgrad ab. Dieser ist wiederum vom pH-Wert des Zielmilieus abhängig. Bei der Prostatitis sind demzufolge Präparate wirksam, die im alkalischen Milieu nicht dissoziieren. Daneben beeinflussen Molekulargröße, Fettlöslichkeit und Proteinbindung die Prostatagewebegängigkeit von Antibiotika.

■ **Präparateauswahl**

Penicilline und **Cephalosporine** besitzen nur eine geringe Penetrationsfähigkeit in die Prostata und kommen für eine Therapie kaum in Betracht.

Aufgrund positiver Ergebnisse der Gewebegängigkeit bei tierexperimentellen Untersuchungen und bei gesunden Probanden (2-3,5x höhere Prostataspiegel im Vergleich zum Serumspiegel) galten **Trimethoprim** und **Cotrimoxazol** lange Zeit als Therapie der Wahl. Die Wirksamkeit dieser Präparate (leichte Basen, pka 7,4) ist jedoch im alkalischen Milieu eingeschränkt ("Ionenfalle"), und daher nicht als Therapie der ersten Wahl zu empfehlen. Möglicherweise lässt sich die hohe Rate von Therapieversagern früherer Jahre mit Cotrimoxazol, Erythromycin, Cephalexin u.a. von durchschnittlich 50 % (0-88 %; Wagenlehner 2001) durch diese pharmakologische Situation erklären. Darüber hinaus zeigt die Resistenztestung der Erreger einer bakteriellen Prostatitis (☞ auch Kap. 15.3.2.) eine hohe Resistenzrate für TMP/SMX von über 20 %, sodass diese Präparate nicht für die kalkulierte Therapie empfohlen werden können (☞ Abb. 15.6).

15.3. Prostatitis

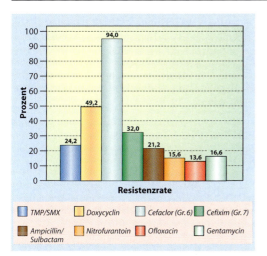

Abb. 15.6: Resistenzrate bei bakterieller Prostatitis (Urologische Praxisgemeinschaft Hamburg-Blankenese, Biotest® RAS-ID).

Doxycyclin besitzt eine gute Gewebegängigkeit, erfasst aber nur ein eingeschränktes bakterielles Spektrum.

Die heutigen **Fluorchinolone** sind Zwitterionen mit einem pKa sowohl im sauren als auch alkalischen Milieu. Sie sind im Blutplasma zum größten Teil undissoziiert, zeichnen sich durch eine niedrige Plasmaeiweißbindung und ein geringes spezifisches Gewicht aus und können damit gut in Körperflüssigkeiten penetrieren (Naber 1997). Sie erfassen sicher das zu erwartende Keimspektrum und stellen daher die Therapie der ersten Wahl dar. Innerhalb der Gruppe der Fluorchinolone konnten bei gesunden Probanden Unterschiede im Penetrationsvermögen nachgewiesen werden. Norfloxacin zeigt die geringste Penetrationsrate. Die neueren Fluorchinolonezeigen dagegen sehr hohe Konzentrationen im Prostatasekret , im Ejakulat und in der Seminalflüssigkeit (Naber 2000). Fluor-

chinolone sind im Biofilm wirksam. Neueste Fluorchinolone der Gruppen 3 sind darüber hinaus wegen des erweiterten Spektrums auf grampositive Erreger für die Therapie der bakteriellen Prostatitis prädestiniert.

In Tab. 15.4 sind die Charakteristika einiger Wirkstoffe in Bezug auf ihre Eignung zur Prostatitistherapie zusammengefasst.

Werden Fluorchinolone eingesetzt, so können klinische Heilungsraten von 55-100 % (Naber 1999) erwartet werden. So ergab eine vergleichende Studie mit Ciprofloxacin über 4 Wochen (2 x 500 mg) deutlich bessere Ergebnisse als im Vergleichskollektiv unter der Therapie mit Cotrimoxazol (Weidner 1991). Heilungsraten von über 90 % wie bei der unkomplizierten Zystitis der Frau sind dennoch nicht zu erwarten. Bezogen auf die bakterielle Eradikation im Prostatasekret ergaben Langzeitergebnisse nach 4-wöchiger Therapie einer chronischen Prostatitis (*E. coli*) mit Ciprofloxacin Therapieversager nach 3 Monaten in 8 % und nach 12-24 Monaten in 20-30 % (Weidner 1999). Diese Ergebnisse müssen aber, wie bei allen vergleichbaren Untersuchungen, zukünftig auch mit einem validierten Symptomenscore korreliert werden.

Präparat	Erreger-spektrum	Resistenz-lage	Gewebe-gängigkeit	Wirksamkeit "Biofilm"	Wirksamkeit "basisch"
TMP/SMX	+/-	-	+	-	-
Doxycyclin	-	-	+	+/-	-
Oralcephalosporine	-	-	-	-	-
Ampicillin/Sulbactam	+/-	+/-	-	-	+
Nitrofurantoin	+	+	-	-	?
Fluorchinolon	+	+	+	+	+

Tab. 15.4: Charakteristika oraler Präparate in Hinblick auf die Eignung zur Therapie der bakteriellen Prostatitis. Legende: + geeignet, - nicht geeignet, +/- intermediär.

> Zur empirischen kalkulierten Therapie der bakteriellen Prostatitis (Kategorie I, II, IIIA) werden Fluorchinolone als 1. Wahl empfohlen. Diese Substanzgruppe zeichnet sich darüber hinaus durch ausreichende Konzentrationen im Prostatasekret und im Ejakulat bei gleichzeitig guter Wirksamkeit im alkalischen Milieu der Prostata und Wirkung im Biofilm aus. Wegen des erweiterten mikrobiologischen Spektrums und der möglicherweise geringeren Resistenzentwicklung - gerade im Hinblick auf die lange Therapiedauer - sind Fluorchinolone der Gruppe III zu bevorzugen.
> - *1. Wahl:* Fluorchinolone
> - *Alternativen:* Doxycyclin, Makrolid, TMP/SMX (nur als Sequenztherapie bei chronischer Prostatitis nach Austestung, nicht bei akuter Prostatitis, nicht als empirische Erstbehandlung)
> - *Parenteral:*
>   - Aminoglykosid (Akutbehandlung)
>   - Breitspektrumpenicillin + β-Laktamaseinhibitor
>   - Cephalosporine (parenteral Gruppe 2 oder 3)

Bei schweren Verlaufsformen einer akuten Prostatitis kann initial eine Kombinationsbehandlung, z.B. β-Laktam plus Fluorchinolon, eingeleitet werden (Wagenlehner 2001). Nach klinischem Ansprechen kann die Therapie dann auch im Sinne einer Sequenztherapie testgerecht fortgesetzt bzw. umgesetzt werden.

■ Therapiedauer

Die Therapiedauer sollte 4-6 Wochen nicht unterschreiten. Bei der akuten Prostatitis sind 4 Wochen in der Regel ausreichend, bei der chronischen Prostatitis sollte die Behandlung auf 6 Wochen ausgedehnt werden (Lipsky 1999, Wagenlehner 2001). Die Dosierung der Fluorchinolone sollte analog der Dosierung von Ciprofloxacin 2 x 500 mg/die eingestellt und in dieser Form über 3-4 Wochen durchgeführt werden, anschließend kann testgerecht deeskaliert werden.

Bei **Rezidiven** ist die Behandlungsdauer auf 12 Wochen zu verlängern. Schlägt auch diese Therapie fehl, sollte eine antibiotische Langzeitprophylaxe, analog zum Konzept bei der rezidivierenden Zystitis, jedoch im Sinne einer Suppressionsbehandlung durchgeführt werden (Falagas 1992; ☞ auch Kap. 9.3.2.1.). Aufgrund pharmakologischer Eigenschaften (Prostatagewebegängkeit) ist hier Trimethoprim zu bevorzugen.

■ Begleitende Maßnahmen bei akuter Prostatitis

Neben den üblichen Begleitmaßnahmen bei einer Infektion (Diurese, körperliche Schonung etc.) besteht vor allem bei der akuten Prostatitis gelegentlich auch die Notwendigkeit, eine obstruktive Miktionssymptomatik zu behandeln. Bei Restharnwerten bis zu 100 ml ist die Therapie mit einem Alpha-Blocker sinnvoll, bei Restharnwerten über 100 ml sollte eine suprapubische Harnableitung (☞ Abb. 19.3) erfolgen. Bei begleitender Epididymitis hat sich auch die Gabe von Kortikosteroiden bewährt.

Tritt unter der Therapie kein Behandlungserfolg ein, so ist auch an eine abszedierende Prostatitis zu denken. Therapeutisch besteht dann die Indikation zur perinealen Abszessdrainage oder transurethralen Eröffnung mittels TUR (☞ Abb. 15.7).

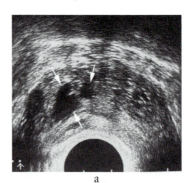

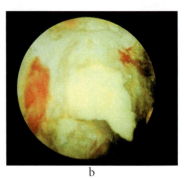

Abb. 15.7a+b: Abszedierende Prostatitis. **a**: transrektal sonographisches Bild mit Nachweis echoarmer Areale (**Pfeile**); **b**: intraoperatives Bild nach transurethraler Eröffnung (TUR) mit putrider Sekretion.

■ Begleitende Maßnahmen bei chronischer Prostatitis

Bei obstruktiver Miktionssymptomatik: Alpha-Blocker für 6 Monate, nach Bedarf nichtsteroidale Antirheumatika, ggf. zentrale Analgetika.

Bei Rezidiven Langzeitprophylaxe mit Allopurinol und antibiotische Langzeitprophylaxe. Bei wiederholten bakteriellen Prostatitiden ist die operative Sanierung des Infektherdes anzustreben (TURP).

15.3.5. Therapie der chronisch abakteriellen Prostatitis (Kategorie IIIA nach NIH)

Da trotz ausbleibendem Erregernachweis eine entzündliche Genese vermutet wird, ist ein antibiotischer Therapieversuch gerechtfertigt. Die Therapie sollte analog zu der Therapie bei der bakterieller Prostatitis durchgeführt werden. Ist nach 2-wöchiger Behandlung kein symptomatischer Effekt nachweisbar, ist ein Fortsetzen der Therapie nicht sinnvoll. Bei Ansprechen der Therapie ist die Behandlungsdauer auf 4-8 Wochen zu komplettieren.

Begleitende Maßnahmen: wie Kategorie II.

15.3.6. Therapie der Prostatodynie und der asymptomatischen Prostatitis (Kategorien IIIB und IV nach NIH)

Eine antibiotische Therapie ist nicht indiziert. Zum polypragmatischen Therapieansatz zur Behandlung der Prostatodynie (Kategorie IIIB) wird auf die Fachliteratur verwiesen.

Die asymptomatische Prostatitis (Kategorie IV) ist - außer bei Infertilitätspatienten - nicht behandlungsbedürftig.

16. Asymptomatische Bakteriurie

Der Befund einer asymptomatischen Bakteriurie wird in der Regel als Zufallsbefund erhoben, da per definitionem keine Symptomatik besteht. Die Diagnose kann gestellt werden, wenn in zwei "lege artis" gewonnenen Urinproben derselbe Keim mit einer Keimzahl von mindestens 10^5 KBE nachgewiesen wird (Kass 1956).

Die Prävalenz variiert in Abhängigkeit von Geschlecht und Alter:

- 1-2 % bei Mädchen im Vorschulalter
- 5 % bei Mädchen bis zu einem Alter von 15 Jahren
- 5 % bei Frauen im gebärfähigem Alter
- 17-50 % bei älteren Frauen

Bei Knaben findet sie sich allenfalls in den ersten Lebensmonaten. Bei älteren Männern steigt die Häufigkeit ab dem 50. Lebensjahr auf 6-34 %. Bei **diabetischen Frauen** konnte eine asympt. Bakteriurie 3-fach häufiger gefunden werden, als bei nichtdiabetischen Patientinnen (Geerlings 2000).

Über die Wertigkeit des Befundes gibt es kontroverse Meinungen, dies gilt insbesondere für Patienten/innen im höheren Lebensalter (☞ auch Kap. 19.). In der Literatur besteht jedoch Übereinkunft darüber, dass die asymptomatische Bakteriurie in der Regel keinen Einfluss auf die Mortalität und die Entwicklung von Nierenfunktionsstörungen und Hypertonus hat.

Bei **Kindern** ohne Nachweis von Reflux oder Obstruktion ist der Befund in Hinblick auf Nierenwachstum und -funktion wohl ohne Einfluss (Kunin 1985), ein Nierenschaden ist bei Harnwegsinfektionen ohnehin nur in den ersten 5 Lebensjahren zu erwarten. Streng genommen stellt die asymptomatische Bakteriurie auch keine Harnwegsinfektion im eigentlichen Sinne dar, sofern Zeichen einer Invasion und eine entsprechende Immunantwort des Wirtes (Leukozyturie u.a.) nicht nachweisbar sind (Hautkappe 1995).

> Eine signifikante Bakteriurie mit Nachweis pathogener Mikroorganismen stellt bei fehlenden Symptomen keine generelle Indikation für eine antibiotische Behandlung dar.

Eindeutige Behandlungsindikationen bestehen bei asymptomatischer Bakteriurie im Rahmen einer Gravidität (☞ Kap. 12.), vor operativen Eingriffen an den Harnwegen und in den ersten 6 Monaten nach Nierentransplantation. Dies sind gleichzeitig die einzigen Indikationen, bei denen ein Screening indiziert ist.

Das Vorhandensein von Risikofaktoren, wie Niereninsuffizienz, Z.n. Nierentransplantation vor > 6 Monaten, Reflux, Immunsuppression und Diabetes kann eine Indikation zur antibiotischen Therapie darstellen. Bei Diabetes empfiehlt Raz (Raz 2001) wegen der Gefahr von aszendierenden Infektionen mit Entwicklung eines paranephritischen Abszesses, Papillennekrosen etc. zumindest einen Versuch, durch eine Antibiotikatherapie die Bakteriurie zu beseitigen. Das Risiko einer Pyelonephritis liegt bei älteren Diabetikern 3- bis 5-fach höher als bei Nicht-Diabetikern (Ronald 2000), aus der asymptomatischen Bakteriurie entwickelt sich häufig eine akute Pyelonephritis (0,6 Episoden/1.000 Patiententage).

Keine Behandlungsindikation besteht bei asymptomatischer Bakteriurie und Harnblasenkatheter (Warren 1982). Hier ist eine antibiotische Therapie nur bei Auftreten von Symptomen erforderlich, die dann gemäß der Empfehlungen komplizierter Harnwegsinfektionen durchgeführt werden sollte. Zu diskutieren ist der Dauerkatheterwechsel unter Therapie zur Veränderung der Biofilmflora. Bei geriatrischen Patienten besteht keine Indikation zur Antibiotikatherapie.

■ Indikation zur Therapie (nach Raz 2001)

- Therapie indiziert:
  - Schwangerschaft
  - vor operativen Eingriffen am Harntrakt
  - Nierentransplantation
- Therapie je nach individueller Situation erforderlich:
  - Diabetes mellitus
  - Kurzzeitkatheterisierung
  - intermittierender Katheterismus
  - Dauerkatheterversorgung

- Therapie nicht indiziert:
  - geriatrische und ältere Patienten
  - Schulkinder und Frauen im geschlechtsaktiven Alter
  - Kinder mit Reflux
  - Patienten mit Fehlbildungen/Veränderungen im Harntrakt

17. Spezifische Harnwegsinfektionen

Spezifische Harnwegsinfektionen zeichnen sich, im Gegensatz zu unspezifischen Infektionen durch **charakteristische histologische Veränderungen** aus. Die histologische Untersuchung kann dementsprechend auch ein entscheidender Mosaikstein in der Diagnostik sein.

Spezifische Infektionen sind selten. Im Rahmen dieses Buches kann nicht auf jeden Aspekt bis ins Detail eingegangen werden. Die Urogenitaltuberkulose und die Bilharziose werden aber grundlegend abgehandelt. Dies geschieht unter der Intention, die Erkrankungen zumindest in differentialdiagnostische Erwägungen einzubeziehen, da es auch heute besonders wichtig ist, an sie zu denken!

17.1. Urogenitaltuberkulose

Gerade bei der Tuberkulose wird das "daran denken" immer wichtiger, denn es ist eine steigende Inzidenz zu beobachten. Zu 95 % sind Länder der dritten Welt betroffen, aber die zunehmende Mobilität sorgt für eine Verbreitung der Erkrankung. Hinzu kommt eine Koinzidenz mit HIV-Infektionen. Ein erhöhtes Risiko nach Nierentransplantation und bei Dialysepflicht ist beschrieben (Matthiessen 1991). Der Urogenitaltrakt stellt die häufigste extrapulmonale Manifestation dar. Der häufigste Erreger ist *Mycobakterium tuberculosis*.

17.1.1. Übertragungsweg und Verlauf

Die Übertragung erfolgt in der Regel durch Aerosolinfektion bei offener Lungen-TBC. Es kommt zur Ausbildung eines symptomarmen Primärkomplexes in der Lunge mit den klassischen Trias: Lungenprimärherd, Lymphadenitis und bronchopulmonale Lymphknoten. In diesem Stadium kommt es in den allermeisten Fällen zur Ausheilung oder zu einem Stillstand. Nur in 2-4 % sieht man einen direkten Übergang in eine progrediente primäre Tuberkulose. Erreger können aber auch abgekapselt persistieren, sodass sich bei 6-8 % der primär pulmonal infizierten Patienten mit einer Latenzzeit von bis zu 30 Jahren eine Urogenitaltuberkulose auf dem Boden einer endogenen Reinfektion entwickelt.

Über die hämatogene Streuung wird als erstes Organ in der Regel die Niere befallen. Hier siedeln sich tuberkulöse Herde in der Nierenrinde ab (**pa- renchymatöses Stadium**). Von dort erfolgt die Ausbreitung per continuitatem in Richtung Nierenmark. In diesem Stadium kommt es meist zur Ausheilung mit Residuen wie Narbenbildung und Verkalkung. Seltener kommt es zu einem Übergang in das **ulzeröse und kavernöse Stadium**. Die Markherde werden zu Kavernen und brechen schließlich in das Nierenbeckenkelchsystem ein, wodurch die weitere Ausbreitung in das Urogenitalsystem möglich wird (☞ Abb. 17.1a).

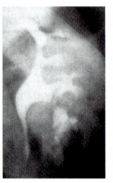
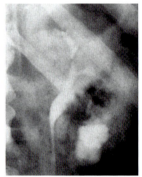

a

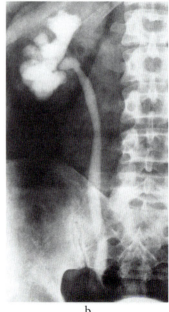

b

17.1. Urogenitaltuberkulose

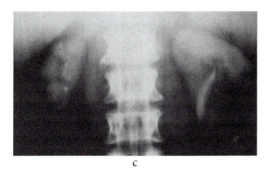

Abb. 17.1a-c: Urogrammbefunde bei Tuberkulose mit Nieren- und Harnleiterbeteiligung.

Unbehandelt führt die Infektion der Niere zur Zerstörung des Parenchyms bis zur tuberkulösen Kittniere (☞ Abb. 17.1c), wobei der Prozess langsam progredient und vor allem symptomarm verläuft. Durch die kanalikuläre Ausbreitung kommt es zu Ureterstenosen (☞ Abb. 17.1b), Hydronephrose und Blasenbefall ("Zystitis", Schrumpfblase). Bei Männern können über den kanalikulären Weg auch Prostata (☞ Abb. 15.5), Nebenhoden und Hoden erreicht werden. Die weiblichen Adnexe werden nur hämatogen besiedelt.

17.1.2. Symptomatik

Entsprechend der Lokalisation kann die Symptomatik vielfältig sein, sie ist jedoch meist subakut und wenig charakteristisch. Die Tuberkulose kann komplett, selbst bis hin zum Prostatabefall, unbemerkt verlaufen (Bracht 1996). Symptome spielen aber eine wichtige Rolle in der Differentialdiagnose. Je nach Infektionsort können infektionstypische Symptome auftreten. So bestehen bei Blasenbefall auch zystitische Beschwerden, z.T. mit Hämaturie. Bei therapieresistenten Beschwerden sollte daher immer an die Tuberkulose gedacht werden.

17.1.3. Diagnostik

Leitbefund ist die **sterile Leukozyturie**. Allerdings können bakterielle Superinfektionen das Bild verfälschen. Die Untersuchung von Morgenurin (3x), von Ejakulat oder von Exprimat sollte eine Ziehl-Neelsen-Färbung umfassen. Laborchemisch bestehen uncharakteristische Entzündungszeichen. Der Tuberkulintest kann einen Hinweis liefern, ist aber nicht beweisend. Bildgebende Verfahren erbringen in 90 % pathologische Organveränderungen (☞ Abb. 15.5. und 17.1). Beweisend ist aber der **kulturelle Nachweis**, welcher gezielt angefordert werden muss, da spezielle Verfahren erforderlich sind. Ebenso sicher ist die **histologische Diagnostik** (☞ Abb. 17.2). Sie kann jedoch keine Auskunft über die Infektiosität geben. Die Zystoskopie zeigt bei Blasenbefall ein typisches Bild mit sichtbaren Tuberkeln, später auch Ulzerationen.

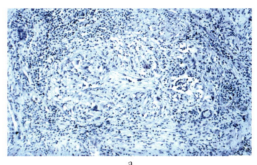

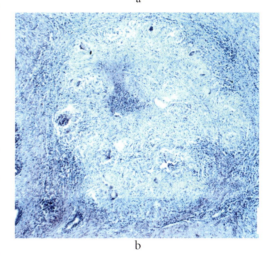

Abb. 17.2a-b: Histologisches Bild tuberkulöser Granulome. **a**: Prostata mit peripherem Lymphozytensaum und Langerhanszellen; **b**: Nebenhoden mit zentraler Nekrose, Riesenzellen und peripherem Lymphozytensaum. Mit freundlicher Genehmigung Prof. Dr. W. Höpker, Pathologisches Institut, AK Barmbek, Hamburg.

17.1.4. Therapie

Die Tuberkulose ist eine generalisierte Systemerkrankung, sodass eine systemische Therapie erforderlich ist (☞ Tab. 17.1). Operative Maßnahmen kommen lediglich zur Behandlung von Komplikationen, von Folgeerscheinungen oder zur Herdsa-

Präparat	Dosierung (mg/kg KG/die)	Nebenwirkung
Isoniazid	5	Akne, Hepatitis, Leberfunktion, Allergie, Neuropathie
Rifampicin	10	Hepatitis, Leberfunktion, Allergie (Haut)
Pyrazinamid	10-35	Hyperurikämie, Hepatitis, Leberfunktion
Ethambutol	25	Retrobulbärneuritis
Streptomycin	15-20	Schwindel, Hörverlust, Tinnitus

Tab. 17.1: Überblick über die Tuberkulostatika.

nierung nach Funktionsverlust im Anschluss an eine medikamentöse Behandlung zum Tragen.

In der **Initialphase** der medikamentösen Therapie (2 Monate) wird durch 3-fach- bis 4-fach-Kombination eine schnelle Keimreduktion angestrebt. Die Einstellung sollte unter stationären Bedingungen erfolgen. In der **Stabilisierungsphase** über 4 bis 9 Monate wird in einer Zweifachkombination (INH + Rifa) weiterbehandelt, um eine Eradikation zu erreichen. Die einmal morgendliche Einnahme verbessert die Wirksamkeit, die Nebenwirkungsrate liegt bei 10-15 % (Bracht 1996). Einzelheiten zur Standardtherapie sind in der Leitlinie "*Therapie der Urogenitaltuberkulose*" (1997) beschrieben. Für die second-line-Therapie kommt der Einsatz von Levofloxacin im Behandlungsregime als "off label use" in Betracht. Die in-vitro Aktivität gegen Mycobakterien ist höher als bei Ofloxacin. Klinische Studien haben die Effektivität belegt (Richeldi 2002, Yew 2003).

17.2. Bilharziose (Schistosomiasis)

Die Erstbeschreibung dieser Blutparasitose erfolgte durch Theodor Bilharz 1851. Der Erreger ist *Schistosoma haematobium* (Pärchenegel). Überwiegend betroffen sind Jugendlichen zwischen 10 und 19 Jahren. Als Zwischenwirt dient die Süßwasserschnecke *Bulinus truncatus*, Endwirt ist der Mensch. Die adulten Würmer sitzen bevorzugt in dem venösen Plexus der Harnblase und verursachen in 50-70 % der Fälle krankhafte Veränderungen (Übersicht: Bichler 1997).

17.2.1. Übertragungsweg und Verlauf

Die Erreger kommen in Gebieten zwischen 40 Grad nördlicher und 30 Grad südlicher Breite, vor allem in Afrika und im mittleren Osten bis Indien vor. Zerkarien (= Larven) werden über die Haut im warmen Wasser aufgenommen, dabei wird in ca. 50 % ein allergisches Exanthem sichtbar (Zerkariendermatitis). Parallel zur Ausreifung erfolgt der hämatogene Transport, bis die Schistosomen in die perivesikalen und/oder in die mesenterialen Venen gelangen. Dort erfolgt die Geschlechtsausreifung bis zum Mirazidienstadium mit nachfolgender Eiablage (ca. 7-10 Wochen). Die Eier durchwandern die Blasenwand bzw. die Darmwand und werden mit dem Urin und dem Faezes ausgeschieden.

■ **Stadien**

Stadium I	Eintritt
Stadium II	nach 10 Tagen Leber- und Milzschwellung
Stadium III	Wanderung entlang Pfortader zu Blasenvenen und Produktion von Eiern, ab 3. Woche hämorrhagische Zystitis

Tab. 17.2: Stadien der Bilharziose (Schistosomiasis).

■ **Klinik**

- Hämaturie (Eierabstoßung)
- Verkalkungen (durch nicht abgestoßene Eier; ☞ Abb. 17.3) der Harnblase und der distalen Harnleiter
- nur sehr selten Nierenbeteiligung

■ **Komplikationen**

Durch Nitrosaminbildung ist eine maligne Entartung möglich, dann findet sich in 90 % ein Plattenepithel-Karzinom. Steinbildung, Blasenauslassstriktur, Schrumpfblase, Harnleiterstenosen mit konsekutiver Harnstauung und Sekundärinfektion sind möglich.

17.2.2. Diagnostik

- *Mirazidien-Schlüpftest*: 1 ml Sediment + warmes Wasser in einem Reagenzglas = Trübung als Hinweis auf schlüpfende Mirazidien-Larven
- Urin und Stuhl auf Eier, Zytologie
- Blutbildeosinophilie
- Elisa, KBR
- *Zystoskopie*: Bilharziome, weiße Spritzer (Sandbelag), "Himbeertumor"
- Biopsie (☞ Abb. 17.4)

■ **Differentialdiagnose**

TBC.

17.2.3. Therapie

- *Praziquantel* (Biltrizide®) 40 mg/kg KG an einem Tag, verteilt auf 2 Dosen: zerstört das Elternpaar (auch für Kinder zugelassen).
- Kontrolle nach 1/4 Jahr (Urinzytologie unter Zusatz von Trypanblau: avitale Eier färben sich blau), ggf. 2. Kur nach frühestens 6 Monaten. Bei kompliziertem Verlauf ggf. urologisch-operative Eingriffe

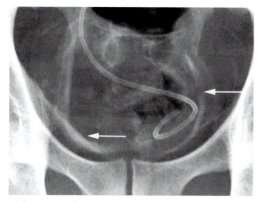

Abb. 17.3: Bilharziose mit Beteiligung der Harnblase: Sichelförmige Verkalkungen der Blasenwand (**Pfeile**) durch Eiablagerungen, liegende Ureterschiene wegen Harnleiterstenose (18-jähriger Patient aus Sierra Leone stammend, aufgefallen durch Mikrohämaturie).

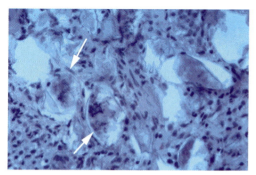

Abb. 17.4: Histologisches Präparat der Harnblase desselben Patienten mit Nachweis verkalkter Erreger. (Mit freundlicher Genehmigung Prof. Saeger, Pathologie des Marienkrankenhaus, Hamburg).

18. Harnwegsinfektionen nach operativer Harnableitung

Harnwegsinfekte nach Anlage einer Harnableitung sind grundsätzlich als komplizierte Infekte zu klassifizieren. Sie nehmen aber eine Sonderstellung ein und sollen daher hier gesondert abgehandelt werden.

Operative Harnableitungsformen sind seit Jahrzehnten nach operativer Entfernung der Harnblase oder als Palliativmaßnahme ohne Zystektomie bekannt. Seit den 80er Jahren gibt es allerdings einen rasanten Entwicklungsschub, aus dem vor allem **kontinente Urinreservoire (Ersatzblasen)** hervorgingen. Heute gehören diese Operationsverfahren zum Standard einer urologischen Abteilung. Eine Vielzahl von Patienten wird entsprechend versorgt. Obwohl diese Patienten mit fachspezifischen Fragen in die Hand des Urologen gehören, sollte heute auch der Hausarzt und Praktiker mit den modernen operativen Harnableitungsformen vertraut sein, zumal die Zahl der durchgeführten Operationen stetig steigt.

Neben dem inkontinenten Ileumconduit nach Bricker, das als reiner "Überlaufstutzen" dem Refluxschutz dient, werden heute überwiegend kontinente Harnableitungen geschaffen (☞ Abb. 18.1). Diese Neoblasen oder "Pouches" werden aus Darmsegmenten gebildet und können entweder nach Anschluss an die Harnröhre per *vias naturalis* oder durch sterilen Einmalkatheterismus entleert werden.

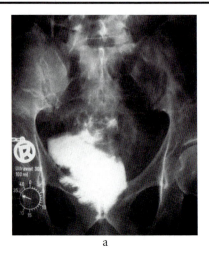

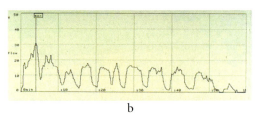

Abb. 18.2a+b: Röntgendarstellung (**a**) und Miktionsverlauf (Uroflow); **b**) bei orthotoper Neoblase nach Hautmann.

Nach Abschluss der unmittelbar postoperativen Phase persistiert sehr häufig eine asymptomatische Bakteriurie, insbesondere wenn die Entleerung

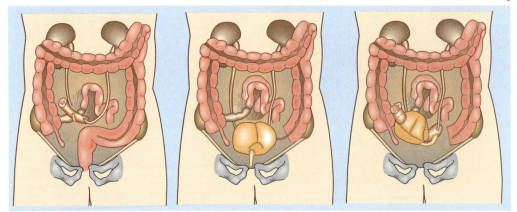

Abb. 18.1: Operative Harnableitungsverfahren (Schemazeichnung). **links**: Ileumconduit nach Bricker, **Mitte** Ileumneoblase nach Hautmann, **rechts**: kontinenter Pouch nach Kock.

über einen Einmalkatheterismus erfolgt (Åkerlund 1994). Bei einem kontinenten Stoma ist die Infektion häufig durch den Einmalkatheterismus bedingt (☞ Abb. 18.3). Bei einem orthotopen Blasenersatz spielt der Miktionsablauf eine Rolle. Dieser ist nicht mit dem einer "natürlichen" Miktion vergleichbar (☞ Abb. 18.2a+b), da die Entleerung nur passiv durch Bauchpresse und gleichzeitige Entspannung der Beckenbodenmuskulatur erfolgt.

Der Befund der Bakteriurie entspricht nach Ausschluss von Reflux oder Obstruktion eher einer Kolonialisation als einer Infektion.

Neben Enterobakterien finden sich häufig Enterokokken.

> Es besteht keine generelle Indikation zur Antibiotikatherapie.

Vor geplanten operativen Eingriffen ist jedoch eine Therapie bzw. Suppressionsbehandlung zu empfehlen.

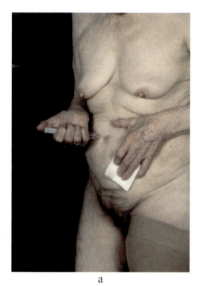

a

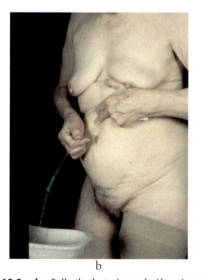

b

Abb. 18.3a+b: Selbstkatheterismus bei kontinentem Pouch nach Kock (☞ Abb. 18.1 rechts) und Nabelstoma.

19. Harnwegsinfektion bei geriatrischen Patienten und bei Katheterversorgung

Harnwegsinfekte sind die häufigsten Infektionen der älteren Bevölkerung, insbesondere in Pflegeeinrichtungen. Sie sind mit einer höheren Resistenzrate verknüpft, die exakte Diagnose und die klinische Bewertung, beispielsweise als nicht zu behandelnde asymptomatische Bakteriurie (☞ Kap. 16.) in Abgrenzung zur behandlungsbedürftigen symptomatischen Infektion, ist diffizil (Nicolle 2002). Die Prävalenz der **asymptomatischen Bakteriurie** in Pflegeeinrichtungen liegt zwischen 15-30 % der Männer und 25-50 % der Frauen. Diese Häufigkeit wird auf die meist chronisch bestehende lokale Morbidität mit der Folge von Blasenentleerungsstörungen, von Inkontinenz und lokalen Veränderungen (☞ Abb. 19.1a-c) und auf den postmenopausalen Östrogenmangel zurückgeführt. Sie wird aber auch von sozialen und mentalen Faktoren beeinflusst, sodass die Inzidenz an die Lebenssituation gekoppelt ist (Weidner 2002). Auf den Zusammenhang mit einem Diabetes mellitus wurde bereits hingewiesen (☞ Kap. 2.4.2. und 16.). Die Virulenzfaktoren der Erreger (Fimbrien etc.) unterscheiden sich qualitativ nicht von denen bei jüngeren Patienten, werden bei *E. coli* jedoch quantitativ geringer exprimiert (Nicolle 2002). Die Häufigkeit von symptomatischen Harnwegsinfekten wird mit 0,1-2,4 Episoden/1.000 Heimtagen kalkuliert.

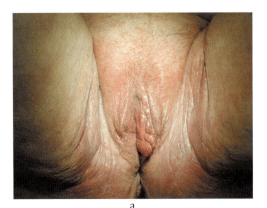

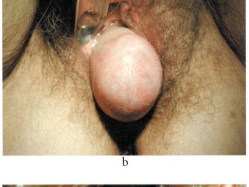

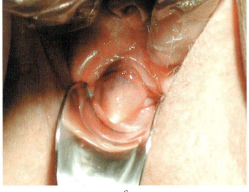

Abb. 19.1a-c: Vaginale Inspektion. **a**: Dermatitis bei Harninkontinenz; **b**: Rektalprolaps; **c**: Urethralprolaps.

Bei Patienten mit **asymptomatischer Bakteriurie in Pflegeeinrichtungen** besteht keine Indikation zu einer antibiotischen Behandlung. Prospektiv randomisierte, kontrollierte Studien zeigten keine Verringerung der Rate symptomatischer Harnwegsinfekte, wenn eine asymptomatische Bakteriurie antibiotisch behandelt wurde (Abrutyn 1994). In dieser Altersgruppe ist mit einer erhöhten Nebenwirkungsrate einer antibiotischen Therapie zu rechnen, darüber hinaus ist auch die erhöhte Prävalenz von Resistenzen zu berücksichtigen. In dieser Patientengruppe besteht eine Tendenz zur Überdiagnostik und Übertherapie symptomatischer Harnwegsinfektionen (Walker 2000). Bei asymptomatischen Patienten sollte kein routinemäßiges Screening auf Leukozyten, Nitrit und Bakterien erfolgen. Bei Verdacht auf eine symptomatische Harnwegsinfektion ist eine mikrobiologische Diagnostik durchzuführen, in erster Linie, um bei negativer Kultur eine Harnwegsinfektion auszuschließen. Bei weiblichen Heimbewohnerinnen ist der Einfluss einer antibiotischen Therapie auf die Kontinenzsituation begrenzt und daher eine Therapie nicht zu empfehlen (Ouslander 1995).

Kriterien zur Indikation einer antibiotischen Therapie wurde in einer Konsensuskonferenz erarbeitet (Loeb 2001). Unter der Voraussetzung, dass kein Katheter liegt, wird eine antibiotische Therapie empfohlen
- bei akuten Dysurien allein
- bei Fieber (> 37,9 °C)
  - in Zusammenhang mit Miktionssymptomatik
  - und/oder Unterbauchschmerz
  - und/oder Hämaturie
  - und/oder Flankenschmerz
  - und/oder Inkontinenz

Bei schwerer Symptomatik sollte unverzüglich mit einem Breitspektrumantibiotikum, z.B. Fluorchinolon oder Oralcephalosporin begonnen werden. Bei milder Symptomatik kann das Ergebnis der mikrobiologischen Untersuchung (Antibiogramm) abgewartet werden, um eine Übertherapie mit solchen Präparaten zu vermeiden.

Bei der **Antibiotikatherapie "im Alter"** sind besondere Faktoren zu berücksichtigen. Diese umfassen pharmakokinetische/-dynamische Veränderungen, eine verminderte enterale Resorption und eine Einschränkungen der Compliance. Mögliche Funktionseinschränkung von Endorganen, wie Leber und Niere müssen bei der Auswahl des Präparates beachtet werden. Unbedenklich einzusetzen sind Antibiotika, die in unveränderter Form überwiegend renal ausgeschieden werden, wie z.B. Cefalexin, Cefuroxim, Imipenem, Levofloxacin und Gentamicin, sofern bei eingeschränkter Nierenfunktion die Dosis entsprechend reduziert wird (☞ Kap. 5.9.) (Naber 2000).

Bei bekannter Niereninsuffizienz ist bei der Therapie mit Nitrofurantoin mit einer erhöhten Rate neurotoxischer Nebenwirkungen zu rechnen und die Applikation daher zu vermeiden. Potentiell hepatotoxisch sind u.a. Nitrofurantoin und Tetrazyklin. Nitrofurantoin wird in der "Beers-Liste" der potentiell unangemessenen Arzneimittel mit Hinweis auf mögliche Niereninsuffizienz aufgeführt (Arzneimittelbrief 2005).

Der therapeutische Nutzen einer lokalen Östrogentherapie zur Rezidivprophylaxe ist bei postmenopausalen Frauen gesichert. Bei geriatrischen Patientinnen ist der Einsatz durch mental-physische Einschränkungen nur begrenzt zu verwirklichen. Die orale Gabe von 3g Estriol hat in einer kleinen Studie zu einem entsprechenden Erfolg (Reduktion von Antibiotikagaben) geführt (Brandberg 1987). Dieses Ergebnis konnte jedoch in einer neueren Studie, in der eine erhöhte Infektinzidenz unter Therapie beobachtet wurde, nicht bestätigt werden (Ouslander 2001).

19.1. Katheterisierung der Harnblase

Fremdkörper im Harntrakt, insbesondere Harnblasenkatheter, sind eine häufige Quelle für Harnwegsinfektionen. Sie spielen nicht nur bei der ambulanten Versorgung, sondern auch bei den im Krankenhaus erworbenen Infektionen (nosokomialen Infektionen) eine wesentliche Rolle. Die NIDEP-Studie (Nosokomiale Infektionen in Deutschland - Erfassung und Prävention; Gastmeier 1997) ergab eine Prävalenz von nosokomialen Harnwegsinfektionen von 1,46 %, entsprechend 40,2 % aller im Krankenhaus erworbenen Infektionen. Ca. 80 % dieser Infektionen werden ursächlich mit Harnwegskathetern in Verbindung gebracht. Die Diagnose einer nosokomialen Harnwegsinfektion wird entsprechend CDC-Definition gestellt (Garner 1988). Da 10-15 % aller Krankenhauspatienten Harnwegskatheter erhalten (Deutschland 12,6 %) und die Prävalenz der Katheteranwendung in den letzten 20 Jahren zugenommen hat, sind Indikationsstellung und hygienischer Umgang mit Harnwegskathetern von zentraler Bedeutung. Dies gilt gleichermaßen für die ambulante Versorgung.

Etwa 10 % aller Bewohner einer Pflegeeinrichtung sind mit einem Katheter versorgt. Häufiger Grund für die Einlage eines Dauerkatheters ist die Harninkontinenz, sie wurde in 19 % (Männer) bis 44 % (Frauen) als Indikation angegeben (Zimakoff 1993). Bei weiblichen Patienten stellt die "pflegerische Versorgung" einer Harninkontinenz, bei männlichen Patienten häufiger eine Blasenentleerungsstörung bei subvesikaler Obstruktion den Grund der Katheterisierung dar. Im Vergleich zu Bewohnern ohne Katheter ist bei diesen Patienten eine erhöhte Rate von symptomatischen Harnwegsinfekten nachgewiesen. Auch außerhalb von Pflegeeinrichtungen sind zahlreiche Patienten mit Kathetern versorgt.

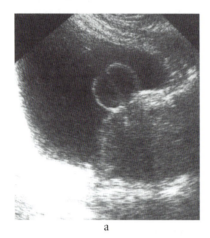

a

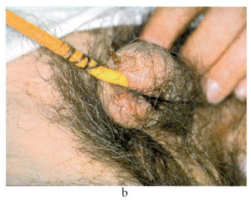

b

Abb. 19.2a+b: Dauerkatheterversorgung wegen Blasenentleerungsstörung bei Prostatahyperplasie. **a**: Sonographie; **b**: "Hygieneproblem".

Das Infektionsrisiko ist abhängig von Diurese und Kathetermaterial, Geschlecht (0,69/100 Kathetertage bei Männern; 1,1/100 Kathetertage bei Frauen) und Komorbidität. Allerdings nimmt die Bakteriurierate auch mit der Liegezeit des Katheters zu. Bereits nach 48 Stunden ist mit einer Keimzahl von mindestens 10^2 KBE zu rechnen (Stark 1984). Die tägliche Inzidenz der neu auftretenden Bakteriurie unter Verwendung eines geschlossenen Drainagesystems beträgt 3-10 %, sodass nach 30 Tagen bei fast allen Patienten eine Bakteriurie nachweisbar ist. Fieber ist jedoch nur in ca. 10% der Fälle ursächlich auf eine Infektionen der Harnwege zurückzuführen.

■ Erreger

Die Erreger rekrutieren sich meistens aus dem körpereigenen Keimreservoir des Patienten, wie Anal- und Vaginalregion, Präputium und Meatus externus. Sie bewegen sich frei im Urin und werden als Bakterien mit planktonischem Phänoty bezeichnet. Ein Zusammenhang zwischen Ausbildungsstand des Katheterisierenden und der Infektionsrate ist nachgewiesen. Das Keimspektrum ist sehr gemischt (Klotz 1991), häufigste Erreger sind *E. coli* (ca. 25 %), Enterokokken (ca. 15 %), Staphylokokken (gesamt ca. 21 %), gefolgt von *Pseudomonas aeruginosa* (ca. 12 %). Es ähnelt dem Spektrum der komplizierten Harnwegsinfektionen.

■ Biofilminfektionen

Biofilminfektionen scheinen auch bei den katheterassoziierten Harnwegsinfektionen eine bedeutende Rolle zu spielen (Liedl 1999). Die Bezeichnung Biofilm ist nicht synonym mit der Sekretion der Urethra und der sog. mukopurulenten Membran zwischen Urethraepithel und dem liegendem Katheter zu verwenden, sondern bezeichnet eine klar strukturierte Organisationsform von bestimmten Bakterien (☞ Kap. 10.5.). Die mukopurulente Membran kann aber Ausgangspunkt einer Biofilminfektion sein. Die Bakterien vom Biofilmphänotyp breiten sich an Katheteroberflächen aus und weisen ein verändertes biologisches Verhalten und eine erhöhte Resistenz gegen Antibiotika auf.

■ Diagnose

Die Diagnose einer kathetervermittelten Harnwegsinfektion macht den zweimaligen Nachweis des gleichen uropathogenen Erregers mit einer Keimzahl von $\geq 10^2$ KBE/ml in der Kultur sowie den Nachweis einer Pyurie erforderlich (Piechota 2000). Die zur Untersuchung kommenden Urinproben müssen hierzu korrekt entnommen werden (u.a. alkoholische Wischdesinfektion der dafür vorgesehenen Entnahmestelle am geschlossenen Drainagesystem) und die Richtlinien zum Probentransport eingehalten werden. Der kulturelle Nachweis von mehr als 2 Spezies spricht für eine Kontamination der Harnprobe. Der niedrig anmutende Keimzahlgrenzwert von 10^2 KBE/ml erklärt sich durch die fehlende Verweilzeit des Urins in der Harnblase.

Für die Therapie ist es wichtig, zwischen einer asymptomatischen Bakteriurie und einer symptomatischen Harnwegsinfektion zu unterscheiden, wobei eine Orientierung an den CDC-Definitionen sinnvoll erscheint (Kramer 1999, Martius 1999). Dabei ist jedoch zu berücksichtigen, dass die in den Definitionen festgelegte Erfassung von Symptomen bei geriatrischen Patienten nicht immer valide und bei beatmeten Intensivpflegepatienten kaum zu erwarten ist. Die CDC-Kriterien sind daher gerade für die Versorgung erstgenannter Patienten nur von eingeschränkter Praktikabilität.

■ Antibiotische Therapie

> Die antibiotische Therapie ist nur bei einem symptomatischen Infekt indiziert. Dabei sollte zunächst auch der Katheter gewechselt werden, bevor eine antibiotische Behandlung eingeleitet wird (Raz 2000).

Durch diese Maßnahme kommt es schneller zur Entfieberung und Rückgang der Symptomatik als durch alleinige antibiotische Behandlung. Der symptomatische Infekt ist bei einem geriatrischen Patienten als solcher nicht immer zweifelsfrei zu erkennen. Die Konsensuskonferenz (Loeb 2000) empfiehlt bei Katheterträgern in Pflegeeinrichtungen eine antibiotische Therapie bei:

- Fieber
- neu aufgetretenen Flankenschmerzen
- neu auftretendem Rigor oder
- neu aufgetretener Bewusstseinstrübung

Eine mikrobiologische Diagnostik ist nur bei symptomatischer Infektion sinnvoll. Bei Notwendigkeit einer Antibiotikagabe wird entsprechend den Empfehlungen der Therapie von komplizierten Harnwegsinfekten unter besonderer Berücksichtigung von Biofilminfektionen behandelt.

Obwohl eine Bakteriurie bei **suprapubischer Ableitung** ebenfalls nicht zu vermeiden ist, sollte diese bei der Langzeitdrainage der transurethralen Dauerkatheterisierung vorgezogen werden. Patienten mit transurethralen Verweilkathetern haben pro Kathetertag ein nahezu fünffach höheres Infektionsrisiko als solche Patienten, bei denen frühzeitig ein suprapubischer Blasenkatheter gelegt wird (Brühl 1997). Bei männlichen Patienten sind Infektkomplikationen, wie Urethritis, Prostatitis, Epididymo-Orchitis und insbesondere nachfolgende Harnröhrenstrikturen bei suprapubischer Dauerableitung seltener bzw. ausgeschlossen. Darüber hinaus kann die Notwendigkeit der fortgesetzten Katheterversorgung durch probatorisches Abklemmen, Möglichkeit der Spontanmiktion

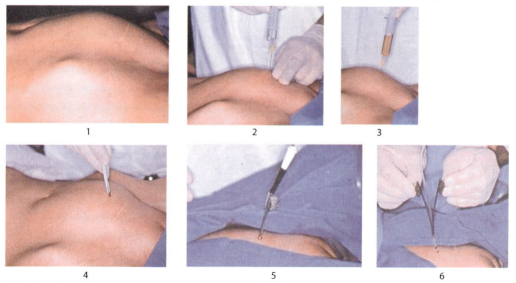

Abb. 19.3: Technik der suprapubischen Blasenkatheterisierung (Schritte 1-6).

und Restharnkontrolle jederzeit überprüft werden. Kontraindikationen für die Anlage einer suprapubische Ableitung sind: verminderte Blasenkapazität (< 150 ml), Gerinnungsstörung, Gravidität, Hautveränderung im Punktionsbereich, "unklares Abdomen", Vernarbungen, Blasentumor oder ungeklärte Makrohämaturie. Eine floride Harnwegsinfektion sollte vor der Anlage der Punktionsfistel ("Pufi", SPK, SFK; ☞ Abb. 19.3) zumindest anbehandelt sein. Nachteilig zu beurteilen ist das Komplikationsrisiko, das mit möglichen Peritoneal- und Darmverletzungen vergleichsweise zum transurethralen Katheterismus gravierend ausfällt. Die Rate dieser schweren Folgen ist besonders bei unkooperativen Patienten und mangelnder Blasenfüllung erhöht. Die Anlage eines suprapubischen Katheters stellt einen operativen Eingriff dar, für den immer eine Einwilligung vorliegen muss. Im Gegensatz zum transurethralen Katheterismus ist die suprapubische Katheterisierung nicht an das Assistenzpersonal delegierbar.

■ **Prophylaxemaßnahmen bei Katheterversorgung**

Wichtige Maßnahmen zur Vermeidung Katheterassoziierter Infekte und Komplikationen sind in verschiedenen Richtlinien und Empfehlungen dargestellt (u.a. RKI 1985, RKI 1999, Martius 1999, Forster 1999). Sie umfassen: Sterile Einlage des Katheters, Verwendung geeigneter Materialien, effektive Katheterpflege, rechtzeitige Entfernung oder Wechsel, Benutzung eines geschlossenen Systems und ausreichende Diurese. Bei Dauerableitung sollten ausschließlich **Silikonkatheter** eingesetzt werden. Dieses Material ist gewebefreundlicher ("Biokompatibilität") und inkrustiert wegen der extrem glatten Oberfläche weniger, wenngleich letzteres in praxi nicht ausgeschlossen ist (☞ Abb. 19.4.). Trotz dieser Empfehlungen verbleiben derzeit bzgl. Katherversorgung zahlreiche Fragen offen. Die Leitliniengruppe "Blasenkatheterversorgung bei Pflegebedürftigen" der Deutschen Gesellschaft für Urologie hat eine Initiative zur Erstellung einer AWMF-Leitlinie initiiert (Liedl 2005).

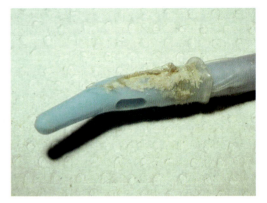

Abb. 19.4: Silikon-Dauerkatheter, 20 Tage in situ mit deutlich sichtbaren Inkrustationen.

Eine **Inkrustation** ist in der Regel Folge eines Harnwegsinfektes mit Urease-bildenden Keimen (*Proteus*, *Pseudomonas*) durch die Verbindung von Ammoniak aus der Harnstoffspaltung und Magnesium mit dem Ergebnis von Struvitbildung. 62 % der Patienten mit inkrustiertem DK hatten gleichzeitig Blasensteine, welche denselben Proteuskeim enthielten wie das Inkrustationsmaterial (Sabbuva 2004).

Während die Liegedauer von transurethralen Latexkathetern 5 Tage nicht überschreiten sollte, können suprapubische Silikonkatheter bis zu 4-8 Wochen verweilen. Für die routinemäßige Verwendung von silberbeschichteten Blasenverweilkathetern besteht derzeit keine Rationale. Eine Füllung des Ballons mit Luft oder die Blockung mit einem Volumen von mehr als 10 ml kann die kontinuierliche Blasenentleerung stören und zu "Restharn" führen, wodurch wiederum Infektionen, Beschwerden und Leckage neben dem Katheter begünstigt werden (Piechota 2000). Das **Drainagesystem** hat den hygienischen Anforderungen zu genügen: Rückflusssperre, Entlüftungsventil, Probeentnahmestelle, Ablassstutzen, Ablassventil (Martius 1999). Das Prinzip des geschlossenen System soll möglichst nicht unterbrochen werden, d.h. der Wechsel von Urinbeuteln sollte auf ein Minimum reduziert werden. Idealerweise bleibt der Urinbeutel ebenso lange liegen, wie der Katheter. Ein tägliches Wechseln sollte unbedingt vermieden werden. Die Frage nach der Regelmäßigkeit und dem Zeitintervall der Katheterwechsel steht häufig zur Diskussion.

19.1. Katheterisierung der Harnblase

> Es besteht keine Notwendigkeit für Wechsel in regelmäßigen Zeitintervallen, beispielsweise "alle 4 Wochen".

Ein Katheter muss nicht gewechselt werden, solange ein freier Urinabfluss und klarer Urin gewährleistet ist, keine lokalen oder systemischen Infektionen vorliegen und der Patient beschwerdefrei ist. Das intermittierende Abklemmen mit dem Ziel des "Blasentrainings" kann zu gravierenden Infektkomplikationen bis hin zur Urosepsis führen (Brühl 1995) und sollte unterbleiben. Patienten mit ausreichender geistiger und körperlicher Mobilität sowie guter Diurese können dagegen mit Einhandventilen zur intermittierenden Drainage versorgt werden.

Eine routinemäßige systemische antibiotische Prophylaxe ist nicht sinnvoll und führt zur Resistenzentwicklung (Martius 1999). Die periurethrale Anwendung von Antibiotika-haltigen Cremes (Warren 1987) im Sinne einer lokalen Antibiotikabehandlung ist ebenfalls nicht zu empfehlen. Die Keimfreiheit der männlichen Harnröhre beginnt erst ab eine Höhe von ca. 6 cm, vom Meatus beginnend (Helmholtz 1950), sodass **lokale Maßnahmen** am Eintrittsort bzgl. Bakteriurierate nur von begrenztem Wert sind. Im Rahmen der Katheterpflege ist lediglich die tägliche Reinigung des extrakorporalen Katheteranteiles sowie der Perinealregion mit Wasser und Seife sinnvoll, ggf. kann der Katheter auch mit H_2O_2 (3 %) gereinigt werden. Die prophylaktische Antibiotika-haltige **Harnblasenspülung** (Neomycin, Polymyxin, Chlorhexidin u.a.) kann nicht empfohlen werden. Sie begünstigt lediglich den Selektionsdruck auf multiresistente Keime (Vogel 1999). Auch die routinemäßige Spülung mit indifferenten Medien (Kochsalz 0,9 % etc.) zeigt keinerlei Vorteile. Katheterspülungen können lediglich kurzfristig eine Okklusion beseitigen und sind nur in diesen akuten Situationen zu vertreten, wobei zeitnah ein Katheterwechsel durchzuführen ist. Sinnvoller ist eine "innere Spülung" durch ausreichende Diurese mit Erzielung eines spezifischen Gewichtes $\leq 1,015$ g/cm^3. Darüberhinaus kann die Ansäuerung des Urins mit einem pH von 5,8-6,2 eine Inkrustation vermeiden bzw. reduzieren.

> Bei Notwendigkeit einer dauerhaften Harnableitung ist eine suprapubische Drainage anzustreben oder die Möglichkeit von Alternativen, wie intermittierender Katheterismus oder Versorgung mit Hilfsmitteln (Windeln, Kondomurinal) zu überprüfen.

Bei intermittierendem Katheterismus ist eine niedrigere Infektionsrate nachgewiesen. Zudem können hier medikamentöse Prophylaxemaßnahmen wie die Ansäuerung des Urins und/oder systemische bzw. lokale Antibiotika im Gegensatz zur Dauerversorgung sinnvoll sein (Stamm 1993). Ist dennoch ein transurethraler Dauerkatheter unumgänglich, sollte der Katheter nicht zu dick gewählt werden (nicht größer als 18 Ch.), damit genügend Raum zwischen Katheterwand und Urethra für den Abfluss des Sekretes zur Verfügung steht. Der transurethrale Katheterwechsel in Pflegeeinrichtungen oder bei Schwerpflegebedürftigkeit in häuslicher Umgebung ist im Übrigen keine vertragsärztliche Leistung (keine Abrechnung über EBM), sondern obliegt dem Pflegedienst und wird diesem einschließlich der erforderlichen Hilfsmittel erstattet (§41 Abs. 2 bzw. §43 Abs. 2 und 5 und §84, Abs. 4 SGB XI). In anderen als eben genannten Fällen ist der Katheterwechsel für den Pflegedienst als Bestandteil der medizinischen Behandlungspflege verordnungsfähig (§92, Abs. 1,7) und von diesem sachgerecht durchzuführen (Bundesausschuss 2005).

> Die wichtigste Maßnahme stellt jedoch die Vermeidung eines unnötigen Kathetergebrauchs dar. Nach Anlage der Ableitung muss die weitere Notwendigkeit permanent überprüft werden, um den Katheter zum frühestmöglichen Zeitpunkt wieder zu entfernen.

Maßnahmen zur Verringerung von Wundinfektionen bei suprapubischer Katheterversorgung (nach Piechota 2000):

- aseptische Punktionstechnik
- Verwendung selbsthaltender Silikon-Ballonkatheter
- Katheterhygiene mit Wasser und Seife, ggf. H_2O_2 3 %ig
- trockener Verband (kein Okklusionsverband)

Weiterführende Literatur: "Nosokomiale Harnwegsinfektionen" von Dietmar Bach und Peter Brühl, Jungjohann Verlag 1995

19.2. Wichtige CDC-Empfehlungen zur Prävention von Harnwegsinfektionen

(Übersetzt von Kappstein und Daschner, Freiburg 1996)

Im Gegensatz zur eingeschränkten Praktikabilität der CDC-Definition von Diagnosen stellen die Prophylaxeempfehlungen eine sinnvolle Zusammenfassung der Maßnahmen für den Alltag dar.

▶ Evidenz-Niveau

- **Kategorie I** = auf gut geplanten, kontrollierten klinischen Studien basierend, die eine Reduktion nosokomialer Infektionen zeigen oder von der Mehrzahl der Experten als effektive Maßnahmen eingeschätzt werden. Empfohlen für die meisten Kliniken.
- **Kategorie II** = Die Empfehlungen werden durch klinische Studien in allgemeinen Krankenhäusern gestützt und basieren auf definitiven Studien in spezialisierten Krankenhäusern oder auf logischen, theoretischen Überlegungen. Empfohlen für die meisten Kliniken.

▶ Wichtigste CDC-Empfehlungen zur Prävention von Harnwegsinfektionen (Kategorie I)

- aseptisches und atraumatisches Katheterisieren durch geschultes Personal
- strenge Indikationsstellung für Blasenkatheter
- Händedesinfektion vor und nach Manipulation am Katheter oder Drainagesystem
- aseptische Katheterisierung mit einem sterilen Katheterisierungsset
- sichere Fixierung der Blasendauerkatheter nach dem Legen
- Verwendung steriler geschlossener Drainagesysteme
- Verbindung zwischen Katheter und Drainagesystem nie lösen, es sei denn, der Katheter muss gespült werden
- Urin-Probeentnahme für die mikrobiologische Diagnostik an der vorgesehenen Einstichstelle nach Desinfektion; größere Urinmengen, z.B. zur chemischen Untersuchung, mit Einmalhandschuhen aseptisch aus dem Auffangbeutel entnehmen
- Entleeren des Auffangbeutels immer mit Einmalhandschuhen
- Auffangbeutel nie über Blasenniveau heben
- freien Urinfluss gewährleisten (z.B. kein "Blasentraining")

▶ Wichtigste CDC-Empfehlungen zur Prävention von Harnwegsinfektionen (Kategorie II)

- als Alternative zum transurethralen Katheter suprapubischen Katheter, Kondomkatheter bzw. intermittierendes Katheterisieren forcieren
- regelmäßige Schulung des Personals über korrekte Techniken und die möglichen Komplikationen von Blasendauerkathetern
- Blasendauerkatheter so dünn wie möglich wählen, um Urethraschäden zu minimieren; adäquate Drainage muss jedoch gewährleistet sein

▶ Unnötige Hygienemaßnahmen zur Prävention von Harnwegsinfektionen (Kategorie II)

- kontinuierliche Blasenspülungen
- routinemäßiger Wechsel des Blasenkatheters
- tägliche routinemäßige Blasenkatheterpflege des Meatus urethrae mit Polyvidon-Jod

▶ Unbewiesene und nicht empfehlenswerte Hygienemaßnahmen zur Prävention von Harnwegsinfektionen

- Wechsel des Drainagesystems bei Fehlern in der aseptischen Technik oder versehentlicher Diskonnektion von Katheter und Drainagesystem
- routinemäßige, mikrobiologische Untersuchungen bei katheterisierten Patienten
- räumliche Trennung infizierter und nichtinfizierter Patienten mit Blasenkathetern

20. Anhang

Internetadressen	
www.p-e-g.de	Paul-Ehrlich-Gesellschaft (PEG). Informationen über Resistenzdaten, Therapieempfehlungen, Aktuelles, Online-Version des Chemotherapie Journal
www.rki.de	Robert Koch Institut
www.idsociety.org	Infectious Diseases Society of America (IDSA). Unter anderem Guidelines zur Therapie bei Zystitis und Pyelonephritis
www.ischemo.org	"International Society of Chemotherapy": wissenschaftliche Informationen zu Infektionen, Antibiotika, Online-Version des "Journal of Antimicrobial Agents"
www.prostatitis.org	Alles Wissenswerte rund um die Prostatitis
www.urologenportal.de	Internetplattform der deutschen Urologie (Deutsche Gesellschaft für Urologie und Berufsverband Deutscher Urologen)
www.uroweb.de	Euopean Association of Urology
www.degam.de	Deutsche Gesellschaft für Allgemeinmedizin und Familienmedizin, Leitlinie "Brennen beim Wasserlassen"
www.uni-duesseldorf.de/AWMF/	AWMF (Arbeitsgemeinschaft der Wissenschaftlichen Medizinischen Fachgesellschaften), Leitlinien der Arbeitsgemeinschaft der Wissenschaftlichen Medizinischen Fachgesellschaften
www.dstdg.de	Deutsche STD-Gesellschaft
www.dmykg.de	Homepage der Deutschsprachigen Mykologischen Gesellschaft
www.uro-bruns.de	Homepage des Autors

Tab. 20.1: Nützliche Adressen/Internet/Informationsquellen zum Thema Harnwegsinfektionen.

Abkürzungen	
cfu	colony forming units
DGU	Deutsche Gesellschaft für Urologie
HPV	Humane Papillomviren
HSV	*Herpes simplex*-Viren
HWI	Harnwegsinfektion
HWZ	Halbwertszeit
IDSA	Infectious Diseases Society of America
KBE	Kolonie bildende Einheiten
K-Urin	Katheterurin (steriler Einmalkatheterismus)
MS-Urin	Mittelstrahlurin
NIH	National Institutes of Health
OBC	optimal bactericidal concentration
PEG	Paul-Ehrlich-Gesellschaft
RKI	Robert-Koch-Institut
SMX	Sulfamethoxazol
STD	Sexual transmitted disease
TMP	Trimethoprim

Tab. 20.2: Im Buch verwendete Abkürzungen.

21. Literaturverzeichnis

Abrutyn E, Mossey J, Berlin J, et al.: Does asymptomatic bacteriuria predict mortality and does antimicrobial treatment reduce mortality in elderly ambulatory women? Ann Int Med 120: 827-833, 1994

Adair CD, Gunter M, Stovall TG, McElroy G, Veille JC, Ernest JM: Chlamydia in pregnancy: a randomized trial of azitrhomycin and erythromycin. Obstet Gynecol 91: 165-68, 1998

Adatto K, Doebele KG, Galland L, Granowetter L: Behavioral factors and urinary tract infection. JAMA 241: 2525-2526, 1979

Ahmed SM, Swedlund SK: Evaluation and treatment of urinary tract infections in children. Am Fam Physician 57(7):1573-80, 1998

Andriole VT: When to do culture in UTI. Int. J. Antimicrob. Agents 11: 253-255, 1999

Åkerlund S, Campanello M, Kaijser B, Johnsson O: Bacteriuria in patients with a continent ileal reservoir for urinary diversion does not regulary require antibiotic treatment. British Journal of Urology 74: 177-181, 1994

Arav-Boger R, Leibovici L, Danon YL: Urinary tract infections with low and high colony counts in young women. Spontaneous remission and single-dose vs multiple-day treatment. Arch Intern Med 154: 300-304, 1994

Arzneimittelbrief 39:44, 2005

Arzneimittelkommission der deutschen Ärzteschaft (Herausgeber): Harnwegsinfektionen. in: Arzneiverordnungen, 18. Auflage, Dt. Ärzte-Verlag Köln: 558-560, 1997

Arzneimittelkommission der deutschen Ärzteschaft (Hrsg.): Arzneiverordnungen, 19.Auflage, Deutscher Ärzteverlag, Seite 600-603, 2000

Aune A, Alraek T, LiHua H, et al.: Acupuncture in the prophylaxis of recurrent lower urinary tract infection in adult women. Scand J Prim Health Care 16: 37-39, 1998

Avorn J, Monane M, Gurwitz JH, et al: Reduction of bacteriuria and pyuria after ingestion of cranberry juice. JAMA 271: 751-754, 1994

Bach D: Ansäuerung des Harns-ein wesentliches Prinzip der Infektsteinprophylaxe. Fortschritte der Medizin 16: 421-424, 1985

Baerheim A, Laerum E: Home-voided urine specimen in women. Diagnostic agreement with clean-catch midstream specimens. Scand J Prim Health Care 8: 207-211, 1990

Baerheim A, Digranes A, Hunskaar S: Evaluation of urine sampling technique: bacterial contamination of samples from women students. Br J Gen Pract 42: 241-243, 1992

Baerheim A, Laerum E: Symptomatic lower urinary tract infection induced by cooling of the feet. Scand J Prim Health Care 10: 157-160, 1992

Bailey BL: Urinalysis predictive of urine culture results. J Fam Pract: 40: 45-50, 1995

Bailey RR: Harnwegsinfektionen – Behandlung mit antibiotischer Einzeldosis. Therapiewoche 32: 7866-7871, 1981

Bailey RR, Bishop V, Peddie BA: Comparison of Single Dose with a 5-day Course of Co-trimoxazole for Asymptomatic (Covert) Bacteriuria of Pregnancy. Aust NZ J Obstet Gynaec 23: 139-141, 1983

Bailey RR: Single-Dose Antibacterial Treatment for Bacteriuria in Pregnancy. Drugs 27:183-186, 1984

Bailey RR, Peddie BA, Bishop V: Comparison of single dose with a five-day course of trimethoprim for asymptomatic (covert) bacteriuria of pregnancy. NZ Med J 99: 501-503, 1986

Bailey RR: Uncomplicated acute pyelonephritis. In: Bergan TE (ed.) Urinary tract infections, vol. Vol1. Basel, Karger: 14-18, 1993

Bailey RR: Single-Dose/Short-Term Therapy in Children and in Pregnancy. Infection 22(Suppl.1): 47-48, 1994

Bailey RR: Duration of antimicrobial treatment and the use of drug combinations for the treatment of uncomplicated acute pyelonephritis. Infections 22 (suppl1): 50-52, 1994

Barnett BJ, Stephens, DS: Urinary tract infection: an overview. Am J Med Sci 314: 245-249, 1997

Barrett SP, Savage MA, Rebec MP et al: Antibiotic sensitivity of bacteria associated with community-acquired UTI in Britain. J. Antimicrob. Chemother. 44: 359-365, 1999

Bauer HW, Haase W, Siek R: Neue diagnostische Möglichkeiten der Urinsedimentanalyse mit dem MD-KOVA-System. UrologeB 21: 295-299, 1981

Bauer HW, Rahlfs VW, Lauener PA et al: Prevention of recurrent urinary tract infections with immuno-active E. coli fractions: a meta-analysis of five placebo-controlled double-blind studies. Int J Antimicrob Agents 19: 451-456, 2002

Bauer HW et al: A long-term multicenter, double-blind study of an Escherichia coli extract (OM-89) in female patients with recurrent urinary tract infections. Eur.Urol. 47: 542-548, 2005

Bearden DT, Danzinger LH: Mechanism of action of and resistance to quinolones. Pharmcotherapy 21: 224S-232S, 2001

Benador D, Benador N, Slozman D, et al: Are younger patients at higher risk of renal sequelae after pyelonephritis? Lancet 349: 17-19, 1997

Bentley DW, Bradley S, High K et al: Practice Guideline for Evaluation of Fever and Infection in Long-Term Care Facilities. Clinical Infectious Diseases 31: 640-653, 2000

Beyaert G: Mikrobiologie in der urologischen Praxis. 4.Auflage, Fa. Hoyer-Madaus GmbH (ISBN3-9802543-1-3), 1999

Blenk H, Hofstetter AG, Naber KG, Vahlensiek W jr: Klinische Mikrobiologie für den Urologen. Springer, Berlin Heidelberg New York, 1997

Bichler K-H, Feil G, Nelde H-J: Bilharziose (Schistosomiasis) der Harnblase. Chemotherapie Journal 4: 147-154, 1997

Boerema JBJ, Willems FTC: Fosfomycin trometamol in a single dose versus norfloxacin for seven days in the treatment of uncomplicated urinary infections in general practice. Infection 18 (suppl.2): S80-88, 1990

Booth CM, Whiteside CG, Milroy EJG, Turner-Warwick RT. Unheralded urinary tract infection in the male: a clinical and urodynamic assessment. Br J Urol 53: 270-273, 1981

Bosch A, Benedi VJ, Pares R, Jofre J: Enhancement of the humoral immune response and resistance to bacterial infection by the oral administration of a bacterial immunomodulator. J Immunopharm Immunotox 10: 333, 1988

Bracht M, Tauber R: Urogenitaltuberkulose. TW Urologie Nephrologie 8: 191-198, 1996

Brandberg A, Mellström D, Samsioe G: Low dose oral estriol treatment in elderly women with urogenital infections. Acta Obstet Gynecol Scand 140 (Suppl):33, 1987

Breithaupt H: Grundlagen der Chemoprophylaxe unter besonderer Berücksichtigung von Trimethoprim und Nitrofurantoin aus klinisch-pharmakologischer Sicht. Akt Urol 18: 2-5, 1987

Briggs GG, Freeman RK, Yaffe SJ: Drugs in pregnancy and lactation, 5rd ed., Williams Wilkins, Baltimore, 1998

Brühl P, Mikolai D, Vahlensieck W: Problemdiagnose "Leukozyturie". Urologe A 18: 278-283, 1979

Brühl P: Infektionsrisiko durch Blasentraining bei der Katheterdrainage der Harnblase. Hygiene&Medizin 20: 612-614, 1995

Brühl P, Göll A: Harndrainagen. In: EURIDIKI: Hygienestatus an Intensivstationen. Wiesbaden: mhp-Verlag: 113-128, 1997

Brumfitt W: The significance of symptomatic and asymptomatic infection in pregnancy. Constributions to Nephrology 25: 23-29, 1981

Brumfitt W, Hamilton-Miller JMT: A review of urinary infections with special reference to the value of co-trimoxazole. In: Trimethoprim (Herausg: Höffler D, Weidner W), Seite 61-76, Schattauer Stuttgart-New York, 1985

Brumfitt W, Hamilton-Miller JMT: Efficacy and safety profile of long-term nitrofurantoin in urinary tract infections: 18 years' experience. J Antimicrob Chemother 42: 363-371, 1998

Bundesausschuss der Ärzte und Krankenkassen. Richtlinien über die Verordnung von "häuslicher Krankenpflege" nach §92 Abs. 1 Satz 2 Nr.6 und Abs.7 SGB V. Bundesanzeiger 96: 7/969, 2005.

Cardozo L, Bachmann G, McClish D, et al: Meta-analysis of estrogen therapy in the management of urogenital atrophy in postmenopausal women: second report of the hormones and urogenital therapy committee. Obstet Gynecol 92: 722-727, 1998

Cardozo L, Lose G, McClish D, et al: A systematic review of estrogens for recurrent urinary tract infections: third report of the hormones and urogenital therapy (HUT) committee. Int Urogynecol J Pelvic Floor Dysfunct 12: 15-20, 2001

Choong S, Whitfield H: Biofilms and their role in infections in urology. BJU International 86: 935-941, 2000

Christiaens TCM, Meyere MD, Derese A: Disappointing specificity of the leucocyte-esterase test for the diagnosis of urinary tract infection in general practice. Eur J Gen Pract 4: 144-147, 1998

Christiaens TC, De Meyere M, Verschraegen G et al: Randomised controlled trial of nitrofurantoin versus placebo in the treatment of uncomplicated urinary tract infection in adult women. Br J Gen Pract 52: 729-34, 2002

Collins MM, Stafford RS, O'Leary MP, Barry MJ: How common is prostatitis? A national survey of physician visits. J Urol 159: 1224-1228, 1998

Connor JP, Curry JM, Selby TL, Perlmutter AD: Acute renal failure secondary to ciprofloxacin use. J Urol 151: 975-976, 1994

Costerton JW, Lewandowski Z, Caldwell DE, et al: Microbial biofilms. Ann Rev Microbiol 49: 711-745, 1995

Cox CE, Hinman jr F: Experiments with induced bacteriuria, vesical emptying and bacterial growth on the mechanism of bladder defence to infection. J Urol 86:739, 1961

Cox CE: The urethra and its relationship to urinary tract infection: the flora of the normal female urethra. South Med J 59: 621-626, 1966

D'Arcy PF: Nitrofurantoin. Drug Intell Clin Pharm 19: 540-547, 1985

Da Rossi SS, Hersh EV: Antibiotics and oral contraceptives. Dent Clin North Am. 46: 653-64, 2002

Dammer S, Schäfers RF, Michel MC: Urologische Medikation und Nierenfunktion: Was ist zu beachten? Urologe B 40: 525-527, 2000

De Jong Z, Pontonnier F, Plante P: Single-dose fosfomycin trometamol (Monuril) versus multiple-dose norfloxacin: results of a multicenter study in females with uncomplicated lower urinary tract infections. Urol Int 46: 344-348, 1991

Donovan MP, Carson CC: Urinary tract infections. In: Resnick MJ, Older RA (eds.) Diagnosis of genitourinary disease. NewYork: Thieme Stuttgart 257-283, 1993

Drlica K: Mechanism of fluoroquinolone action. Curr Opin Microbiol 2: 504-508, 1999

Eckford SD, Keane DP, Lamond E, et al: Hydration monitoring in the prevention of recurrend idiopathic urinary tract infections in pre-menopausal women. Brit J Urol 76: 90-93, 1995

Elmer GW, Surawicz CM, McFarland LV: Biotherapeutic agents. A neglected modality for treatment and prevention of selected intestinal and vaginal infections. JAMA 275: 870-876, 1996

Fairley KF, Birch DF: Detection of bladder bacteriuria in patients with acute urinary symptoms. J Infect Dis 159: 226-231, 1989

Falagas ME, Gorbach SL: Practice guidlines: prostatitis, epididymitis, and urethritis. Infect Dis Clin Pract 4: 325-333, 1995

Fernandez A, Lantero Benedito M, Gastanares Hernando MJ, Undabeitia Santisteban E, Fernandez Santos F, Castano Rodriguez A, et al.: Quinolone-resistant Escherichia coli in the health area of a 650-bed hospital. Actas Urol Esp 18: 634-8, 1994

Fihn SD, Latham RH, Roberts P, Running K, Stamm WE: Association between diaphragm use and urinary tract infection. JAMA 254: 240-254, 1985

Fihn SD, Johnson C, Stamm WE: *Escherichia coli* urethritis in women with symptoms of acute urinary tract infection. J Infect Dis 157: 196-199, 1988

Fihn SD, Johnson C, Roberts PL et al.: Trimethoprim-sulphamethoxazole for acute dysuria in women: a single-dose or 10-day course. A double-blind, randomized trial. Ann Int Med 108: 350-357, 1988

Flanagan PG, Davies EA, Rooney PG et al: Evaluation of four screening tests for bacteriuria in elderly people. Lancet 1: 1117-1119, 1989

Forster DH, Gastmeier P, Rüden H, Daschner FH: Prävention nosokomialer Harnwegsinfektionen – Empfehlungen des Nationalen Referenzzentrums für Krankenhaushygiene. Intensivmed 36: 15-26, 1999

Fowler JE, Pulaski ET: Excretory urography, cystography and cystoscopy in the evaluation of women with urinary-tract infection. N Engl J Med 304: 462-465, 1981

Foxman B, Frerichs RR: Epidemiology of urinary tract infection. I. Diaphragma use and sexual intercourse. Am J Public Health 75: 1308-1313, 1985

Foxman B, Frerichs RR: Epidemiology of urinary tract infection. II. Diet, clothing, and urination habits. Am J Public Health 75: 1314-1317, 1985

Foxman B, Chi J-W: Health behavior and urinary tract infection in college-aged women. J Clin Epidemiol 43: 329-337, 1990

Foxman B, Geiger AM, Palin K, Gillespie B, Koopman JS: First-time urinary tract infection and sexual behavior. Epidemiology 6: 162-168, 1995

Fuller R: Probiotics in man and animals. J Appl Bacteriol 66: 365-378, 1989

Garau J., Xercavins M., Rodriguez-Carballeira M., Gomex-Vera, J.R., Coll I., Vidal D. et al: Emergence and dissemination of quinolone-resistant Escherichia coli in the community. Antimicrobial Agents and Chemotherapy 43: 2736-41, 1999

Gargan RA, Hamilton-Miller JMT, Brumfitt W: Effect of alkalinisation and increased fluid intake on bacterial phagocytosis and killing in urine. Eur J Microbiol Infect Dis 12: 534-539, 1993

Garner JS, Jarvis WR, Emori WR et al: CDC-definitions for nosocomial infections. Am J Infect Control 16: 128-140, 1988

Garnjost A: Neues Verfahren zur quantitativen Harnsedimentuntersuchung. Urologe B 34: 363-366, 1994

Gastmeier P, Weist K, Schlingmann J et al: Nosokomiale Infektionen in Deutschland – Erfassung und Prävention. Urologe B 37: 360-365, 1997

Gatermann S, Podschun R, Schmidt H, Wittke J-W, Naber K, Sietzen W, Straube E: MIQ2 Harnwegsinfektionen. In: Mauch H, Lütticken R, Gatermann S (Hrsg) MIQ Qualitätsstandards in der mikrobiologisch-infektiologischen Diagnostik. Fischer, Stuttgart Jena Lübeck Ulm, S1-26, 1997

Geerlings SE, Stolk RP, Camps MJL et al: Asymptomatic bacteriuria may be considered a complication in women with diabetes. Diabetes Care 23: 744-749, 2000

Geerlings SE, Stolk RP, Campus MJL et al: Risk factors for symptomatic urinary tract infection in women with diabetes. Diabetes Care 23: 1737, 2000

Gerken G, Brühl P: Zur Wertbemessung reflexionsphotometrisch gewonnener Harn-Teststreifen-Ergebnisse unter besonderer Berücksichtigung der Leukozyten. Labor-Med. 14: 375-378, 1990

Gerstner GJ, Müller G, Nahler G: Amoxicillin in the Treatment of Asymptomatic Bacteriuria in Pregnancy: A Single Dose of 3g Amoxicillin versus a 4-Day Course of 3 Doses 750 mg Amoxicillin. Gynecol Obstet Invest 27: 84-87, 1989

Gleeson MJ, Connolly J, Graininger R, et al: Comparison of reagent strip (dipstick) and microscopic haematuria in urological out-patients. Br J Urol 72: 594-596, 1993

Golan A, Wexler S, Amit A, Gordon D, David MP: Asymptomatic bacteriuria in normal and high-risk pregnancy. Euopean Journal of Obstetrics & Gynecoloy and Reproductive Biology 33: 101-108, 1989

Goldsmith BM, Campos JM: Comparison of urine dipstick, microscopy, and culture for the detection of bacteriuria in children. Clin Pediatr 29: 214-8, 1990

Gossius G, Vorland L: A randomized comparison of single-dose vs three-day and ten-day therapy with trimethoprim-sulfamethoxazole for acute Cystitis in women. Scand J Infect Dis 16: 373-379, 1984

Gradelski E, Kolek B, Bonner D, Fung-Tomc J: Bactericidal mechanism of gatifloxacin compared with other quinolones. J Antimicrob Chem 49: 185-188, 2002

Greendale GA, Judd JL: The menopause: Health implications and clinical management. J Am Ger Soc 41: 426-436, 1993

Gresser U: Amoxicillin-Clavulanic acid therapy may be associated with severe side effects – review of the literature. Eur J Med Res 6: 139-149, 2001

Grun L, Tassano-Smith J, Carder C, Johnson AM, Robinson A, Murray E, et al.: Comparison of two methods of screening for genital chlamydial infection in women attending in general practice: cross sectional survey. BMJ 315: 226-230, 1997

Grüneberg RN, Brumfitt W: Single-dose Treatment of Acute Urinary Tract Infection: a Controlled Trial. Br Med J 3: 649-651, 1967

Günther M, Noll F, Nützel R et al: Harnwegsinfektprophylaxe. Urologe B 42: 218-220, 2002

Gupta K, Scholes D, Stamm WE: Increasing prevalence of antimicrobial resistance among uropathogens causing acute uncomplicated Cystitis in women. JAMA 281: 736-738, 1999

Guttman D, Naylor GRE: Dip-slide: an aid to quantitative urine culture in general practice. Br Med J: 343-345, 1967

Habash MB, Van der Mei HC, Busscher HJ, et al: The effect of water, ascorbic acid, and cranberry derived supplementation on human urine and uropathogen adhesion to silicone rubber. Can J Microbiol 45: 691-694, 1999

Hacker J: Pathogenitätsmerkmale uropathogener Mikroorganismen. Urologe B 33: 285-288, 1993

Hampel C, Melchior S, Gillitzer R, Thüroff JW: Dilatation des oberen Harntraktes in der Schwangerschaft. Urologe B 41: 554-558, 2001

Handley MA, Reingold AL, Shiboski S et al: Incidence of acute urinary tract infection in young women and use of male condoms with and without nonoxynol-9 spermicides. Epidemiology 13: 431-436, 2002

Harris RE, Gilstrap LC, Pretty A: Single-Dose Antimicrobial Therapy for Asymptomatic Bacteriuria During Pregnancy. Obstet Gynecol 59: 546-549, 1982

Hautkappe A, Goepel M, Rübben H: Harnwegsinfekte im Kindesalter. Urologe B 35: 65-67, 1995

Hesse A, Smarsly D: Mikroskopische Harnsedimentuntersuchung. TW Urologie Nephrologie 6: 163-166, 1994

Hiraoka M, Hida Y, Hori C, Tuchida S, Kuroda M, Sudo M: Rapid dipstick test for diagnosis of urinary tract infection. Acta Paediatr Jpn 36: 379-382, 1994

Hiraoka M, Hida Y, Hori C, Tsuchida S, Kuroda M, Sudo M: Urine microscopy on a counting chamber for diagnosis of urinary infection. Acta Paediatr Jpn 37: 27-30, 1995

Hirsch HA: Asymptomatische Bakteriurie. In Losse H, M Kienitz (Hrsg.): Die Pyelonephritis (Thieme: Stuttgart), 301, 1966

Hirsch HA: Harnwegsinfektionen in der Schwangerschaft. Dtsch med Wschr 112: 45-46, 1987

Hochreiter W, Bader P: Ätiopathogenese der Prostatitis. Urologe A 40: 4-8, 2001

Hochreiter W, Ludwig M, Weidner W, Wagenlehner F, Naber K, Eremenco S, Arnold B: National Institutes of Health (NIH)-Chronic Prostatitis Symptom Index. Urologe A 40: 16-17, 2001

Hoepelman AI, van Buren M, van den Broek J, Borleffs JC: Bacteriuria in men infected with HIV-1 is related to their immune status (CD4+ cell count). AIDS 6: 179-184, 1992

Hooton T;: The epidemiology of urinary tract infection and the concept of significant bacteriuria. Infection 18 (Suppl.2): 40-43, 1990

Hooton TM, Hillier S, Johnson C, Roberts PL, Stamm WE: Escherichia coli bacteriuria and contraceptive method. JAMA 265: 64-69, 1991

Hooton TM, Roberts PL, Stamm WE: Effect of recent sexual activity and use of a diaphragm on the vaginal microflora. Clin Infect Dis 19:274-278, 1994

Hooton TM, Wintwer C, Tiu F, Stamm WE: Randomized comparative trial and cost analysis of 3-day antimicrobial regimens for treatment of acute Cystitis in women. JAMA 273: 41-45, 1995

Hooton TM, Scholes D, Hughes JP, et al: A propective study of risk factors for symptomatic urinary tract infection in young women. N. Engl. J. Med 335: 468-474, 1996

Hooton TM, Stamm WE: The vaginal flora and urinary tract infections. In: Mobley HLT, Warren JW (eds.) Urinary tract infections: molecular pathogenesis and clinical management. Washington DC: American Society for Microbiology Press: 67-94, 1996

Hooton TM, Stamm WE: Diagnosis and treatment of uncomplicated urinary tract infection. In: Moellering RCjr, Andriole VT (eds.) Infect Dis Clin North Am 11: 551-581, 1997

Howell A, Vorsa N, Marderosian A, Foo L: Inhibition of the adherence of p-fimbriated E.coli to uroepithelial–cell surfaces by proanthocyanidin extracts from cranberries. N Engl J Med 339: 1085-1086, 1998

Huland H, Busch R, Klosterhalfen H: Über die Ätiologie von Harnwegsinfekten. Dtsch med Wschr 109: 1370-1374, 1984

Hunziker T, Kunzi UP, Braunschweig S, Zehnder R, Hoigne R: Comprehensive hospital drug monitoring (CHDM): adverse skin reactions, a 20-year survey. Allergy 52: 388-393, 1997

Ikaheime R, Siitonen A, Heiskanen T, et al.: Recurrence of urinary tract infection in a primary care setting: analysis of a 1-year follow-up of 179 women. Clin Infect Dis: 22: 91-99, 1996

Immergut MA, Gilbert EC, Frensilli FJ, Goble M: The myth of the clean catch urine specimen. Urology 17: 339-340, 1981

Inter-Nordic Urinary Tract Infection Study Group: Double-blind comparison of 3-day versus 7-day treatment with norfloxacin in symptomatic urinary tract infection. Scand J Infect Dis 20: 619-624, 1988

Irvani A, Tice AD, McCarty J, et al: Short-course ciprofloxacin treatment of acute uncomplicated urinary tract infection in women. The minimum effective dose. Arch Intern Med 155: 485-494, 1995

Iravani A, Klimberg I, Briefer C, et al.: A trial comparing low-dose, short-course ciprofloxacin and standard 7 day therapy with co-trimoxazole or nitrofurantoin in the treatment of uncomplicated urinary tract infection. J Antimicrob Chemother 43 Suppl A: 67-75, 1999

Jacobi P, Neiger R, Merzbach D, Paldi E: Single-dose antimicrobial therapy in the treatment of asymptomatic bacteriuria in pregnancy. Am J Obstet Gynecol 156: 1148-1152, 1987

James Ellison MY, Roberts R, Verrier Jones K, et al: Mucosal immunity in the urinary tract; changes in sIgA, FSC and total IgA with age and urinary tract infection. Clin Nephrol 48: 69-78, 1997

Jellheden B, Norrby R, Sandberg T: Symptomatic urinary tract infection in women in primary health care. Scand J Prim Health Care 14: 122-128, 1996

Jick H: Adverse reactions to trimethoprim-sulphamethoxazole in hospitalized patients. Rev Infect Dis 426-428, 1982

Jocham D, Miller K (Hrsg.): Praxis der Urologie, Band 1, S. 455, Thieme, Stuttgart 1994

John H, Vondruska K, Sulser T, Lauper U, Huch A, Hauri D: Die retrograde Ureterschienung bei Schwangerschaftshydronephrose. Urologe A 38/5: 486-489, 1999

Johnson JR: Treatment and prevention of urinary tract infections. In: Mobley HLT, Warren JW (eds.) Urinary tract infections: molecular pathogenesis and clinical management. Washington DC: American Society for Microbiology Press: 95-118, 1996

Johnson MG, Vaughn RH: Death of *Salmonella typhimurium* and *Escherichia coli* in the presence of freshly reconstituted dehydrated garlic and onion. Appl Microbiol 17: 903-905, 1969

Jonitz H: Welche Akutmaßnahmen sind notwendig bei Verdacht auf Urosepsis? Urologe B 41: 567-568, 2001

Kahlmeter G.: The ECO SENS Projekt: a prospective, multinational, multicentre epidemiological survey of the prevalence and antimicrobial susceptibility of urinary tract pathogens – interim report. Journal of Antimicrobial Chemotherapy 46/Suppl.S1: 15-22, 2000

Kass EH: Asymptomatic infections of the urinary tract. Trans Assoc Am Physicians 69: 56-64, 1956

Kass EH: Bacteriuria and the diagnosis of infections of the urinary tract. Arch Intern Med 100: 709-714, 1957

Kass EH: The role of asymptomatic bacteriuria in the pathogenesis of pyelonephritis. In Quinn, EL, EH Kass (Ed): Biology of Pyelonephritis (Little Brown: Boston), 399, 1960

Keenan TD, Eliott JC, Bishop V, Peddie BA, Bailey RR: Comparison of trimethoprim alone with co-trimoxazole and sulphamethizole for treatment of urinary tract infections. N Z Med J 96: 341-342, 1983

Kinane DF, Blackwell CC, Brettle RP, Weir DM, Winstanley FP, Elton RA: AB0 blood group, secretor state, and susceptibility to recurrent urinary tract infection in women. BMJ 285: 7-9, 1982

Klebanoff SJ, Hillier SL, Eschenbach DA, Waltersdorph AM: Control of the microbial flora of the vagina by H_2O_2-generating lactobacilli. J Infect Dis 164: 94-100, 1991

Klotz Th, Vorreuther R, Engelking R: Harnwegsinfekte und Katheterwechselintervalle bei dauernder perkutaner Harnableitung. Urologe B 31: 263-265, 1991

Knopf HJ, Hofstetter A, Arbeitskreis Infektiologie der Deutschen Gesellschaft für Urologie: Diagnostik und Therapie von Harnwegsinfektionen in der Schwangerschaft. Urologe B 37: 339-345, 1997

Konsensuspapier zum Expertengespräch "Chlamydiendiagnostik". Der Mikrobiologe 7/1: 18-21, 1997

Kontiokari T, Sundqvist K, Nuutinen M et al: Randomised trial of cranberry-lingonberry juice and *Lactobacillus* GG drink for the prevention of urinary tract infections in women. BMJ 322: 1571-1573, 2001

Kouri T: Preanalytical quality of specimens for urinanalysis. Klin Lab 3: 269-272, 1994

Kramer A, Gutenbrunner C, Schultheis HM. Untersuchungen über die Häufigkeit von Harnwegsinfektrezidiven vor und nach urologischen Kuren. Z Phys Med Baln Med Klim (1990) 19:314-319

Kramer MH, Brühl P: Kriterien der Infektdiagnostik beim Blasenverweilkatheter. Urologe B 39: 3-5, 1999

Krcmery S, Hromec Juraj, Tvrdikova M, et al: Newer quinolones in the long term prophylaxis of recurrent UTI. Drugs 58: 99-102, 1999

Kresken M: Prävalenz der Resistenz bei klinisch wichtigen Bakterienspezies gegenüber älteren und neueren Antibiotika in Europa. Bundesgesundheitsbl.5/95: 170-178, 1995

Kresken M, Hafner D und die Studiengruppe: Resistenzsituation bei klinisch wichtigen Infektionserregern gegenüber Chemotherapeutika in Mitteleuropa. Chemotherapie Journa 2: 51-86, 2000

Krieger JN, Riley DE, Roberts MC, Berger RE: Prokaryotic DNA sequences in patients with chronic idiopathic prostatitis. J Clin Microbiol 34: 3120-3128, 1996

Krogfeld KA: Bacterial adhesion: genetics, biogenesis, and role in pathogenesis of fimbrial adhesins of Escherichia coli. Rev Infect Dis 13: 721, 1991

Kunin CM: The natural history of recurrent bacteriuria in school girls. New Engl J Med 282: 1443, 1970

Kunin CM: Does kidney infection cause renal failure? Ann Rev Med 36: 165-176, 1985

Kunin CM: Detection, prevention and management of urinary tract infections, 4th ed., pp 325-374, Lea&Febiger, Philadelphia, 1987

Kunin CM, White LV, Hua TH: A reassessment of the importance of "low-count" bacteriuria in young women with acute urinary symptoms. Ann Intern Med 119: 454-460, 1993

Kutter D: Rationelle Urinuntersuchung ohne Verlust an Zuverlässigkeit. Med Lab 3: 67, 1982

Lacey RW, Lord VL, Gunasekera HK, et al.: Comparison of trimethoprim alone with trimethoprim sulphamethoxazole in the treatment of respiratory and urinary infections with particular reference to selection of trimethoprim resistance. Lancet 1980; 1: 1270-1273

Lapides J, Costello Jr RT, Zierdt DK, Stone TE: Primary cause and treatment of recurrent urinary tract infection in women: preliminary report. J Urol 100: 552, 1968.

Lapides J, Costello Jr: Uninhibited neurogenic bladder: a common cause for reccurent urinary tract infection in normal women. J Urol 101: 539-544, 1968.

Langermann S, Molby R, Burlein JE et al: Vaccination with FimH adhesin protects cynomolgus monkeys from colonisation and infection with uropathogenic *Escherichia coli*. J Infect Dis 181: 774-778, 2000

Langermann S, Ballou WR: Vaccination Utilizing the FimCH Complex As a Strategy to prevent *Escherichia coli* Urinary Tract Infections. J Infect Dis 183(Suppl1): S84-S86, 2001

Larcombe J: Urinary tract infections in children. BMJ 319: 1173-1175, 1999

Larsson B, Jonasson A, Fianu S: Prophylactic effect of UVA-E in women with recurrent cystitis: a preliminary report. Curr Ther Res 53 (4): 441-443, 1993

Lee AJ, Maddix DS: Trimethoprim/sulfamethoxazole-induced hypoglycemia in a patient with acute renal failure. Ann Pharmacother 31: 727-732, 1997

Leeker A, Kreft B, Sandmann J, Bates J, et al: Tamm-Horsfall protein inhibits binding of S- and P- fimbriated Escherichia coli to human renal tubular pethitel cells. Exp Nephrol 5: 38-46, 1997

Leitlinie "Andrologisch bedeutsame Infektionen" der Deutschen Gesellschaft für Urologie. Urologe A 5: 496-498, 1997

Leitlinie "Brennen beim Wasserlassen" der Deutschen Gesellschaft für Allgemeinmedizin und Familienmedizin.AWMF Leitlinien Register Nr.053/001, letzte Aktualisierung: September 1999. http://www.uni-düsseldorf.de/WWW/AWMF/ll/

Leitlinie "Condylomata acuminata und andere HPV-assoziierte Krankheitsbilder des Genitale und der Harnröhre" AWMF Leitlinien Register Nr.059/001, letzte Aktualisierung: Juni 2000. http://www.uni-düsseldorf.de/WWW/AWMF/ll/

Leitlinie "Candidose des weiblichen Genitale" AWMF Leitlinien Register Nr.013/004, letzte Aktualisierung: November 2000. http://www.uni-düsseldorf.de/WWW/AWMF/ll/

Leitlinie "Diagnostik der Infektionen des Urogenitaltraktes" der Deutschen Gesellschaft für Urologie. Urologe A 5: 487-489, 1997

Leitlinie "Therapie von Harnwegsinfektionen" der Deutschen Gesellschaft für Urologie. Urologe A 5: 490-492, 1997

Leitlinie "Therapie der Urogenitaltuberkulose" der Deutschen Gesellschaft für Urologie. Urologe A 5: 493-496, 1997

Lentsch P, Schretzenmaier M, Dierkopf W, Hesse U, Schussler B: Die Dilatation der oberen Harnwege in der Schwangerschaft-Inzidenz, Schweregrad und Verlaufsbeobachtungen.Eine sonographische Studie. UrologeA26/3: 122-128, 1987

Lenk S: Diagnostik der chronischen Prostatitis. Urologe A 40: 9-11, 2001

Lenke RR, van Dorsten JP, Schifrin BS: Pyelonephritis in pregnancy: a prospective randomized trial to prevent recurrent disease evaluating suppressive therapy with nitrofurantoin and close surveillance. American Journal of Obstetrics and Gynaecology 146: 953-957, 1983

Lettgen B.: Prophylaxe rezidivierender Harnwegsinfektionen bei Mädchen. Current Therapeutic Research 57/6: 463-475, 1996

Liedl B: Katheterassoziierte Harnwegsinfektionen. In: Hofstetter A (Hrsg) Urogenitale Infektionen. Springer, Berlin Heidelberg New York Tokio, Seite 241-263, 1999

Liedl.B, Gleissner J, Göckel-Beining B et al: Blasenkatheterversorgung bei Pflegebedürftigen: Ein ungelöstes Problem! Urologe 44: 1369-1373, 2005

Lim JK, Gunther NW IVth, Zhao H, et al: In vivo phase variation of *Escherichia coli* type 1 fimbrial genes in women with urinary tract infections. Infect Immun 66:3303-3310, 1998

Lincoln K, Lidin-Janson G, Winberg J: Resistent urinary tract infections resulting from changes in the resistance pattern of fecal flora induced by antibiotics and hospital environment. Brit Med J 3: 305, 1979

Lipsky B: Prostatitis and urinary tract infection in men: what's new; what's true? Am J Med: 106: 327-334, 1999

Lipsky BA, Inui TS, Plorde JJ, Berger RE: Is the clean-catch midstream void procedure necessary for obtaining urine culture specimens from men? Am J Med 76: 257-262, 1984

Lipsky H: Dilatation of the urinary tract during pregnancy and its management. Eur Urol 10/6: 372-376, 1984

Loeb M, Bentley DW, Bradley S et al: Development of minimum criteria for the initiation of antibiotics in residents of long-term care facilities: Results of a consensus conference. Infect Control Hosp Epidemiol 22: 120-124, 2000

Lowe FC, Fagelman E: Cranberry juice and urinary tract infections: What is the evidence? Urology 57: 407-413, 2001

Ludwig M, Schroeder-Printzen I, Ludecke G, Weidner W: Comparison of expressed prostatic secretions with urine after prostatic massage – a means to diagnose chronic prostatitis/inflammatory chronic pelvic pain syndrome. Urology 55: 175-177, 2000

Lumsden L, Hyner CG: Effects of an educational intervention on the rate of recurrent urinary tract infections in selected female outpatients. Women & Health 10: 79-86, 1985

Mabeck CE: Treatment of uncomplicated urinary tract infection in nonpregnant women. Postgrad Med J 48: 69, 1972

MacDonald P, Alexander D, Catz C, Edelmann R: Summary of a workshop on maternal genitourinary infections and the outcome of pregnancy. J Infect Dis 147: 596, 1983

Mackenzie JR, Murphy AV, Beattie TJ, Azmy AF: Guidelines for the management of acute urinary tract infection in childhood. J R Coll Physicians 25: 263, 1991

Magasi P, Pánovics, Illés A, Nagy M: Uro-Vaxom® and the management of recurrent urinary tract infection in adults: a randomized multicenter double blind trial. Eur Urol 26: 137-140, 1994

Martius J, Brühl P, Dettenkofer M et al: Empfehlungen zur Prävention und Kontrolle katheter-assoziierter Harnwegsinfektionen. Bundesgesundheitsb Gesundheitsforsch Gesundheitsschutz 42: 806-809, 1999

Maskell R: Broadening the concept of urinary tract infection. Br J Urol 76:2-8, 1995

Matthiessen W, Loddenkemper R: Klinik und Therapie der Urogenitaltuberkulose. Akt Urol 22: 135-142, 1991

McGrady GA, Daling JR, Peterson DR: Maternal Urinary Tract Infection And Adverse Fetal Outcomes. American Journal Of Epidemiology 121/3: 377-381, 1985

McCue JD: Complicated UTI – Effective treatment in the long-term care setting. Geriatrics 55: 48-61, 2000

Meares EM jr, Stamey TA: Bacteriological localization patterns in bacterial prostatitis and urethritis. Invest Urol 5: 492-518, 1968

Melekos MD, Asbach HW, Gerharz E, et al: Post-intercourse versus daily ciprofloxacin prophylaxis for recurrent urinary tract infections in premenopausal women. J Urol 157:935-939, 1997

Merenech WM, Popky GL: Radiology of renal infection. Med Clin North Am 75: 425, 1991

Merkle W: Entzündungen. in: Urologie, Hrsg W. Merkle, Hippokrates Verl. Stuttgart, S. 116-147 1997

Meyer R.: Resistente Erreger in Fleisch und Geflügel. Deutsches Ärzteblatt 98/45: A2913, 2001

Michalk DV: Kindernephrologie. In:Kinderurologie, Hrsg. Sigel A, Ringert RH, Springer-Verlag Berlin Heidelberg New York, 2. Auflage, Seite 49-68, 2001

Mikulcik P: Nasschemische Harnanalyse im Vergleich zur Reflexionsphotometrie. Urologe B 37: 356-359, 1997

Moon TD: Questionnaire survey of urologists and primary care physicians diagnostic and treatment practices for prostatitis. Urology 50: 543-547, 1997

Mulvey MA, Lopez-Boado YS, Wilson CL, Roth R, Parks WC, Heuser J, Hultgren SJ: Induction and Evasion of Host Defenses by Typ1-Pilated Uropathogenic *Escherichia coli*. SCIENCE 282: 1494-1497, 1998

Mulvey MA, Schilling JD, Hultgren SJ. Establishment of a persistent *Escherichia coli* reservoir during the acute phase of a bladder infection. Infect Immun 69:4572-4579, 2001

Murphy FJ, Zelman S, Mau W: Ascorbic acid as a urinary acidifying agent 2. Its adjunctive role in chronic urinary infection. J Urol 94: 300-303, 1965

Naber KG, Thyroff-Friesinger U: Fosfomycin trometamol versus ofloxacin/co-trimoxazole as single dose therapy of acute uncomplicated urinary tract infection in females: a multicener study. Infection 18: 70-76, 1990

Naber KG: Antibiotikaauswahl zur Empfindlichkeitstestung von Harnwegsinfektionserregern. UrologeB 35: 155-158, 1995

Naber KG, Brühl A, Hofstetter A et al: Antiinfektiva bei urologischen Infektionen. Mitteilungen der DGU 2: 8-22, 1996

Naber KG, Niemetz A: Die Rolle der Aminoglykoside bei der Behandlung von Harnwegsinfektionen. Chemoth J Nr-Seite, 1996

Naber KG: Rationale Diagnostik und Therapie von Harnwegsinfektionen. Urologe B 37: 328-334, 1997

Naber KG, Adam D: Einteilung der Fluorchinolone Chemother J 7: 66-68, 1998

Naber KG: Qualitätsstandards in der mikrobiologischen Diagnostik von Harnwegsinfektionen.UrologeB 39:342-343, 1999

Naber KG: Antibiotic treatment of chronic bacterial prostatitis. In Nickel JC (ed) Textbook of Prostatitis. ISIS medical Ltd., Oxford, pp285-292, 1999

Naber KG, Fünfstück R, Hofstetter A et al: Empfehlungen zur antimikrobiellen Therapie von Infektionen der Nieren und des Urogenitaltraktes bei Erwachsenen. Chemother J 6: 193, 2000

Naber CK, Steghafner M, Kinzig-Schippers M, et al: Gatifloxacin: plasma and urine concentrations and penetration into prostatic and seminal fluid after single oral administration of 400 mg in volunteers. Antiinfect Drugs Chemother 17: Abstr. 246, 2000

Nickel JC: The pre and post massage test (PPMT): a simple screen for prostatitis. Tech Urol 3: 38-43, 1997

Nicolle LE, Harding GKM, Preiksaitis J, Ronald AR: The association of urinary tract infection with sexual intercourse. J Infect Dis 146:579-583, 1982

Nicolle LE, Harding GK, Thomson M, et al.: Efficacy of five years of continuous, low-dose trimethoprim-sulfamethoxazole prophylaxis for urinary tract infection. J Infect Dis 157: 1239-1242, 1988

Nicolle LE: Urinary tract infection in the elderly - how to treat and when. Infection 20: 261-265, 1992

Nicolle LE: Management of acute uncomplicated pyelonephritis. In: Bergan TE (ed.) Urinary tract infections, vol. Vol1. Basel: Karger, 8-13, 1997

Nicolle LE, Ronald AR: Recurrent urinary tract infection and its prevention. In Brumfitt W, Hamilton-Miller JMT, Bailey RR (eds) Urinary tract infections. Chapman and Hall, Cambridge, pp 293-301, 1998

Nicolle LE: Use of Quinolones in Urinary Tract Infection and Prostatitis. In: Andriole VT (ed) The Quinolones, sec. ed., Academic Press, San Diego London Boston NewYork Sydney Tokyo Toronto, 183-202, 1998

Nicolle LE: Urinary Tract Infection in Long-Term-Care Facility Residents. Clinical Infectious Diseases 31: 757-761, 2000

Nicolle LE: Urinary tract infection in geriatric and institutionalized patients. Current Opinion in Urology 12: 51-55, 2002

Niesel T., Schneider-Brachert W., Breul H., Wagner H., Lehn N.: Fluorchinolon-resistente Stämme von E.coli – ein zunehmendes Problem bei der Behandlung urogenitaler Infektionen? Akt Urol 27: 412-418, 1996

Norrby SR: Short-term treatment of uncomplicated lower urinary tract infections in women. Rev Infect Dis 12: 458-467, 1990

Oelschlaeger TA, Dobrindt U, Hacker J: Virulence factors of uropathogens. Current Opinion in Urology 12: 33-38, 2002

Ofek I, Goldhar J, Sharon N: Anti-*Escherichia coli* adehesin activity of cranberry and blueberry juices. Adv Exp Med Biol 408: 179-183, 1996

Olbing H: Chemoprophylaxe der Harnwegsinfektionen beim Kind. Akt Urol 18: 16-18, 1987

Opitz E: Die Pyelonephritis gravidarum et puerperarum. Z Geburtshilfe Gynaekol 55: 209-294, 1905

Osterlund A, Olsson-Liljequist B: Fluoroquinolone resistance of human pathogenic bacteria. Resistant E coli now appearing in Sweden. Lakartidningen Apr 21; 96(16): 1965-6, 1999

Ouslander JG, Schapira M, Schnelle JF, et al.: Does eradicating bacteriuria affect the severity of chronic urinary incontinence in nursing home residents. Ann Int Med 122: 749-754, 1995

Ouslander JG, Greendale GA, Uman G et al: Effects of oral estrogen and progestin on the lower urinary tract among female nursing home residents. J Am Geriatr Soc 49: 803, 2001

Pak J, Pu Y, Zhang ZT et al: Tamm-Horsfall protein binds type 1 fimbriated Escherichia coli and prevents E.coli from binding to uroplakin I a and Ib receptors. J Biol Chem 276: 9924-9930, 2001

Parkkinen J, Virkola R, Korhonen TK: Identification of factors in human urin that inhibit the binding of *Escherichia coli* adhesins. Infect Immun 56: 2623-2630, 1988

Patterson TF, Andriole VT: Bacteriuria in pregnancy. Infections Disease Clinics of North America 1: 807-822, 1987

Pead L, Maskell R, Morris J: Staphylococcus saprophyticus as a urinary pathogen: a six-year prospective survey. Br Med J 291: 1157-1159, 1985

Peschel A, Jack RW, Otto M et al: Staphylococcus aureus resistance to human defensins and evasion of neutrophil killing via the novel virulence factor MrpF is based on modification of membrane lipids with L-lysine. J Exp Med 193: 1067-1076, 2001

Petersen EE: Sexuell übertragbare Infektionen. In: Kuhn W, Fleckenstein G (Hrsg) Infektionen in Geburtshilfe und Gynäkologie. Blackwell, Berlin Wien, S36-44, 1995

Petersen EE, Clad A: Genitale Chlamydien-Infektionen. Dt Ärzteblatt 92: A-277-282, 1995

Petersen EE, Doerr HW, Gross G et al: Der Herpes genitalis. Dt Ärzteblatt 96: A-2358-2364, 1999

Piechota H, Brühl P, Hertle L, Sökeland J: Katheterdrainage der Harnblase heute. Dt Ärztebl 97: A-168-174, 2000

Pfau A, Sacks TG: Effective Prophylaxis for Recurrent Urinary Tract Infections during Pregnancy. Clinical Infectious Diseases 14; 810-814, 1992

Pfau A: Recurrent UTI in Pregnancy. Infection 22 (Suppl.1): 49, 1994

Pfau A, Sacks T, Engelstein D: Recurrent urinary tract infections in premenopausal women: prophylaxis based on an understanding of the pathogenesis. J Urol Jun;129(6): 1153-1157, 1983

Pfau A: Postkoitale Chemoprophylaxe bei rezidivierenden Harnwegsinfektionen der prämenopausalen Frau. Akt Urol 18: 26-27, 1987

Piippo T, Pitkajarvi T, Salo SA: Three-day versus seven-day treatment with norfloxacin in acute cystitis. Curr Ther Res 47:644, 1990

Platt R: Adverse consequences of asymptomatic urinary tract infection in adults. Am J Med 82: 47-52, 1987

Ponte CD, Fisher MA: Use of fluoroquinolones: practical considerations. Am Fam Physician 47: 1243-1249, 1993

Prins JM, Buller HR, Kuijper EJ, Tange RA, Speelman P: Once versus thrice daily gentamicin in patients with serious infections. Lancet 341: 335-339, 1993

Puskar D, Balagovic I, Filipovic A et al: Symptomatic physiologic hydronephrosis in pregnancy: incidence, complications and treatment. Eur Urol 39/3: 260-263, 2001

Prins JM, Buller HR, Kuijper EJ, Tange RA, Speelman P: Once versus thrice daily gentamicin in patients with serious infections. Lancet 341: 335-339, 1993

Raz R, Stamm WE: A controlled trial of intravaginal estriol in postmenopausal women with recurrent urinary tract infections. N Engl J Med 329: 753-6, 1993

Raz R, Gennesin Y, Wasser J et al: Recurrent urinary tract infections in postmenopausal women. Clin Infect Dis 30: 152-156, 2000

Raz R, Schiller D, Nicolle LE: Chronic indwelling catheter replacement prior to antimicrobial therapy for symptomatic urinary tract infection. J Urol 2000 164: 1254-1258, 2000

Raz R: Postmenopausal women with recurrent UTI. Int J Antimicrob Agents 17: 269-271, 2001

Raz R: Asymptomatic bacteriuria – clinical significance and management. Nephrol Dial Transplant 16 (Suppl 6): 135-136, 2001

Reeves DS: A perspective on the safety of antibacterials used to treat urinary tract infections. J Antimicrob Chemother 33 Suppl A: 111-120, 1994

Reeves DS: Treatment of bacteriuria in pregnancy with single dose fosfomycin trometamol: a review. Infection 20: S313-S316, 1994

Reid G, Bruce AW, Cook RL, Llano M: Effect on the urogenital flora of antibiotic therapy for urinary tract infection. Scand J Infect Dis 22: 43-47, 1990

Reid G, Bruce AW, Tylor M: Instillation of Lactobacillus and stimulation of indigenous organism to prevent recurrence of UTI. Microecol Ther 23: 32-45, 1995

Reid G, Bruce AW: Low vaginal pH and urinary tract infection. Lancet 346: 1704, 1995

Reid G: Potential preventive strategies and therapies in UTI. World J Urol 17: 359-363, 1999

Remis RS, Gurwith MJ, Gurwith D, Hargrett-Bean NT, Layde PM: Risk factors for urinary tract infections. Am J Epidemiol 126:685-694, 1987

Retzke U, Waitz I, Loth M, Liebetrau B: Mittelstrahl- versus Blasenpunktionsurin zur Diagnostik von Harnwegsinfektionen in graviditate. Zentrbl Gynäkol 119: 1567-1573, 1988

Richeldi L, Covi M, Ferrara G et al: Clinical use of Levofloxacin in the long term treatment of drug resistant tuberculosis. Monaldi Arch Chest Dis 1: 39-43, 2002

RKI Richtlinie Krankenhausinfektionen: Anforderungen der Krankenhaushygiene bei der Kathetrisierung der Harnblase. Bundesgesundhbl 28: 187-188, 1985

RKI, 1999: Bundesgesundheitsblatt Gesundheitsforschung-Gesundheitsschutz 42:806-809, 1999

Roberts KB: The AAP practice parameter on urinary tract infections in febrile infants and young children. Am Fam Physician 62,1815-1822, 2000

Ronald AR, Nicolle LE, Harding GKM: Standards of therapy for urinary tract infections in adults. Infection 20: 164-170, 1992

Ronald A, Ludwig E: Urinary tract infections in adults in with diabetes. Int J Antimicr Agents 17: 287, 2000

Rubin UH, Shapiro ED, Andriole VT et al: Evaluation of new anti-infective drugs for the treatment of UTI. Clinical Infectious Diseases 15, Suppl 1: 216-227, 1992

Rugendorff EW in : Kurzzeittherapie von Harnwegsinfektionen (Hrsg.: W. Stille), Zuckschwerdt-Verlag (ISBN 3-88603-043-1), S112-121, 1983

Rugendorff EW, Uysal A: Präventionsmaßnahmen bei rezidivierender bakterieller Zystitis der Frau: Orale Immuntherapie und low-dose-Antibiotikagabe als Langzeitmaßnahmen. Urologe B 37: 134-139, 1997

Rüttgers H, Grischke E: Elevation of secretory IgA antbodies in the urinary tract by immunostimulation for the pre-operative treatment and postoperative prevention of urinary tract infections. Urol Int 42: 424-426, 1987

Romero R, Oyarzun E, Mazor M, Sirtori M, Hobbins JC, Bracken M: Meta-analysis of the relationship between bacteriuria and preterm delivery/low birth weight. Obstet Gynecol 73: 576-582, 1989

Sabbuva NA, Stickler DJ, Mahenthiralingam E et al: Genotyping demonstrates that the strains of Proteus mirabilis from bladder stones amd catheter encrustations of patients undergoing long-term bladder catheterization are identical. J Urol. 171: 1925-1928, 2004

Saginur R, Nicolle LE, Canadian Infectious Diseases Society Clinical Trials Study Group. Single-dose compared with 3-day norfloxacin treatment of uncomplicated urinary tract infection in women. Arch Intern Med 152: 1233-1237, 1992

Schäfer V, Weidner W, Schiefer HG, Knothe H: Resistenzentwicklung unter Chemoprophylaxe mit Trimethoprim und Co-trimoxazol bei der rezidivierenden, unkomplizierten E.coli-Harnwegsinfektion der Frau. Akt Urol 18: 23-25, 1987

Schaeffer AJ, Stuppy BA: Efficacy and safety of self-start therapy in women with recurrent urinary tract infections. J Urol 161(1): 207-11, 1999

Schappert SM: National ambulatory medical care survey: 1992 summary. Advanced data from vital and health statistics. No. 253. Hyattsville, Md: National Center for Health Statistics (DHHS publication no. (PHS) 94-1250.), 1994

Scheer WD: The detection of leukocyte esterase activity in urine with a new reagent strip. American Journal of Clinical Pathology 87: 86-93, 1987

Schilling JD, Hultgren SJ: Recent advances into the pathogenesis of recurrent urinary tract infections: the bladder as a reservoir for uropathogenic *Escherichia coli*. Int J Antimicrob Agents 19: 457-460, 2002

Schlager TA, Anderson S, Trudell J, et al: Effect of cranberry juice on bacteriuria in children with neurogenic bladder receiving intermittent cathetrization. J Pediatr 135: 698-702, 1999

Schmitz F-J, Mayer S, Boos M, et al: Resistenzentwicklung klinischer Streptococcus-pneumoniae-Isolate gegenüber Fluorchinolonen mit unterschiedlichen funktionellen Gruppen an C-8. Chemotherapie Journal 11: 27-30, 2002

Schneede P, Hillemanns P, Hofstetter A: Humane Papillomviren (HPV) in der Urologie. UrologeA 41: 26-31, 2002

Schopf E: Skin reactions to co-trimoxazole. Infection 15: 254-258, 1987

Schulman CC, Corbusier A, Michiels H, Taenzer HJ: Oral immunotherapy of recurrent urinary tract infections: a double-blind placebo-controlled multicenter study. J Urol 150: 917-921, 1993

Schwabe/Paffrath, Arzneiverordnungsreport 1998, S. 78ff.. Chemother. J. 7: 107, 1998, zitiert nach Arzneimitteltherapie 16:385, 1998

Sheinfeld J, Schaeffer AJ, Cordon-Cardo C, Rogatko A, Fair WR: Association of the Lewis blood-group phenotype with recurrent urinary tract infections in women. N Engl J Med 320: 773-777, 1989

Sigurdsson JA, Ahlmen J, Berglund L et.al.: Three-day treatment of acute lower urinary tract infections in women. A double-blind study with amoxicillin and co-trimazine. Acta Med Scand 213: 55-60, 1983

Simon C, Stille W: Antibiotika-Therapie in Klinik und Praxis. Schattauer, Stuttgart, New York, 10. Auflage 1999

Smith HS, Hughes JP, Hooton TM, et al.: Antecedent antimicrobial use increases the risk of uncomplicated Cystitis in young women. Clin Infect Dis 25: 63-68, 1997

Sobota AE: Inhibition of bacterial adherence by cranberry juice: potential use for the treatment of urinary tract infections. J Urol 131: 1013-1016, 1984

Spach DH, Stapleton AE, Stamm WE: Lack of circumcision increases the risk of urinary tract infection in young men. JAMA 267: 679-681, 1992

Spencer RC, Moseley DJ, Greensmith MJ: Nitrofurantoin modified release versus trimethoprim or co-trimoxazole in the treatment of uncomplicated urinary tract infection in general practice. J Antimicrob Chemother 33 (supplA): 121-129, 1994

Stamey TA, Sexton CC: The role of vaginal colonization with Enterobacteriaceae in recurrent urinary tract infections. J Urol 113: 214-219, 1975

Stamey TA: Pathogenesis and treatment of urinary tract infection, pp.164-165, William&Wilkins, Baltimore, 1980

Stamm WE, Wagner KF, Amsel R, et al.: Causes of the acute urethral syndrome in women. N Engl J Med 303: 409-415, 1980

Stamm WE: Controversies in single dose therapy of acute uncomplicated urinary tract infections in women. Infection 20: 272-275, 1992

Stamm WE, Hooton TM: Management of urinary tract infection in adults. N Engl J Med 329: 1328-1334, 1993

Stamm WE: The epidemiology of urinary tract infections: riskfactors reconsidered (abstract #1353). In: Programme of the 39th Interscience Conference on Antimicrobial Agents and Chemotherap; September 26th-29th 1999, San Francisco, CA. Washington, DC, USA. American Society for Microbiology; p.769, 1999

Stapleton A, Latham RH, Johnson C, et al.: Postcoital antimicrobial prophylaxis for recurrent urinary tract infection. A randomized, double-blind, placebo-controlled trial. JAMA 264: 703-706, 1990

Stapleton A, Nudelman E, Clausen H, et al: Binding of uropathogenetic Escherichia coli R45 to glykolipids extracted from vaginal epithelial cells is dependent on histo-blood group sekretor status. J Clin Invest 90: 965-972, 1992

Stark RP, Maki DG: Bacteriuria in the catheterized patient: what quantitative level of bacteriuria is relevant? N Engl J Med 311: 560-564, 1984

Stein GE: Single-dose treatment of acute Cystitis with fosfomycin tromethamine. Ann Pharmacother 32: 215-219, 1998

Stratton C: Fluoroquinolone antibiotics: properties of the class and individual agents. Clin Ther 14: 348-375, 1992

Strom BL, Collins M, West SL, Kreisberg J, Weller S: Sexual activity, contraceptive use and other risk factors for symptomatic and asymptomatic bacteriuria: a case-control study. Ann Intern Med 107:816-823, 1987

Suman E, Gopalkrishna Bath K, Hegde BM: Bacterial adherence and immune response in recurrent urinary tract infection. Int J Gynecol Obstet 75: 263-268, 2001

Sumners D, Kelsey M, Chait I: Psychological aspects of lower urinary tract infections in women. BMJ 304: 17-19, 1992

Sweet RL: Bacteriuria and pyelonephritis during pregnancy. Semin Perinatol 1: 25, 1977

Talner LB, Davidson AJ, Lebowitz RL et al: Acute Pyelonephritis: can we agree on terminology? Radiology 192: 297-305, 1994

Takei M, Fukuda H, Kishii R, Hosaka M: Target preference of 15 quinolones against Staphylococcus aureus, based an antibacterial activities and target inhibition. Antimicrobial Agents and Chemotherapy (45)12: 3544-3547, 2001

Tammen H, German Urinary Tract Infection study group: Immunobiotherapy with urovaxom in recurrent urinary tract infection. Br J Urol 65: 6-9, 1990

Tan JS, File TMjr.: Treatment of Bacteriuria in Pregnancy. Drugs 44: 972-980, 1992

Tauber R, Riedl R, Prosinger M: Die Harnröhrenschlitzung nach Otis. Gynäkol Prax 14: 327-332, 1990

Trevoux R, van der Velden WH, Popovic D: Ovestin vaginal cream and suppositories for the treatment of menopausal vaginal atrophy. Reproduction 6: 101-106, 1982

Trimethoprim Study Group: Comparison of trimethoprim at three dosage levels with co-trimoxazole in the treatment of acute symptomatic urinary tract infection in general practice. J Antimicrob Chemother 7: 179-183, 1981

Vahlensieck W jr, Hofstetter A: Aktuelle Chemotherapie bei Harnwegsinfektionen. Urologe A 32: 30-34, 1993

Vahlensieck W jr, Bichler KH, Münch L, Naber KG, Hubmann R, Hofstetter AG, Weidner W: Allgemeine Prophylaxemaßnahmen bei geschlechtsaktiven Patientinnen mit rezidivierenden Zystitiden. Urologe B 34: 219-221, 1994

van der Linden PD, van de Lei J, Nab HW et al: Achilles tendinitis associated with fluoroquinolones. Br J Clin Pharmacol 48(3): 433-437, 1999

Vercaigne LM, Zhanel GG: Recommended treatment for urinary tract infection in pregnancy. Ann Pharmacother 28: 248-251, 1994

Vickers D, Ahmad T, Coulthard MG: Diagnosis of urinary tract infection in children: fresh urine microscopy or culture? Lancet 338: 767-70, 1991

Vogel F, Naber KG, Wacha H et al, and Expert group of the Paul-Ehrlich-Society for Chemotherapy e.V.: Parenterale Antibiotika bei Erwachsenen. Chemotherapie Journal 8/1: 3-49, 1999

Vogel F et al: Rationaler Einsatz oraler Antibiotika bei Erwachsenen (PEG-Empfehlungen). Chemotherapie Journal 2: 47-58, 2002

Vosti KL: Recurrent urinary tract infections. Prevention by prophylactic antibiotics after sexual intercourses. JAMA 231: 934, 1975

Wagenlehner FME, Naber KG: Uncomplicated urinary tract infections in women. Current Opinionin Urology 11 No.1: 49-53, 2001

Wagenlehner FME, Naber KG: Therapie des Prostatitissyndroms. Urologe A 40: 24-28, 2001

Walker S, McGeer A, Simor AE et al: Why are antibiotics prescribed for asymptomatic bacteriuria in institutionalized elderly people? Can Med Assoc J 163: 273-277, 2000

Walzer WC: The urinary tract in pregnancy. J.Urol 125/3: 271-276, 1981

Warren JW, Anthony WC, Hoopes JM, et al.: Cephalexin for susceptible bacteriuria in afebrile, long-term catheterized patients. JAMA 248: 454-458, 1982

Warren JW: Catheter-associated urinary tract infections. Infect Dis Clin North Am 1: 823-854, 1987

Warren JW, Abrutyn E, Hebel JR et al: Guidelines for antimicrobial treatment of uncomplicated acute bacterial Cystitis and acute pyelonephritis in women. Clin Infect Dis 29: 745-758, 1999

Weidner W, Schiefer HG: Chronic bacterial prostatitis: therapeutic experience with ciprofloxacin. Infection 19(Suppl 3): 165-166, 1991

Weidner W: Prostatitis – diagnostic criteria, classification of patients and recommendations for therapeutic trials. Infection 20(Suppl 3): 227-231, 1992

Weidner W, Ludwig M, Weimar B, Rau W: Rational diagnostic steps in acute pyelonephritis with spezial reference to ultrasonographic and computed tomography scan. Int. J. Antimicrob. Agents 11: 257-259, 1999

Weidner W, Ludwig M, Brahler E, Schiefer HG: Outcome of antibiotic therapy with ciprofloxacin in chronic bacterial prostatitis. Drugs 58 (Suppl2): 103-106, 1999

Weidner W, Hochreiter W, Liedl B et al: Urogenitale Infektionen im Alter. Urologe A 41: 328-332, 2002

Westenfelder M, Vahlensieck W, Reinartz U: Patientencompliance und Effektivität der antimikrobiellen Langzeitprophylaxe mit Niedrigdosen bei Patienten mit rezidivierenden Harnwegsinfektionen. Akt Urol 18: 6-9, 1987

Weström LV: Sexually transmitted disieases and infertility. Sex Transm Dis 21: 32-37, 1994

Winkens RA, Leffers P, Trienekens TA, Stobberingh EE: The validity of urine examination for urinary tract infections in daily practice. Fam Pract 12: 290-3, 1995

Wong ES, McKevitt M, Running K: Management of recurrent urinary tract infections with patient-administrated single-dose therapy. Ann Intern Med 102: 302, 1985

Yew WW, Chan CK, Leung CC: Comparative Roles of Levofloxacin and Ofloxacin in the treatment of multidrug-resistant tuberculosis. Chest 124, 1476-1481, 2003

Ziak E, Sedlmayr P, Sterz F: Trimethoprim as a monosubstance and cotrimoxazole in infections of the efferent urinary tract. Wien Med Wochenschr 137: 123-126, 1987

Zimakoff J, Pontoppidan B, Larsen SO et al: Management of urinary bladder-function in Danish hospitals, nursing homes and home care. J Hosp Infect 24: 183, 1993

Zwergel T, Lindenmeir T, Wullich B: Management of acute hydronephrosis in pregnancy by ureteral stenting. Eur Urol 29/3: 292-297, 1996

Index

A

Abkürzungsübersicht ... 135
Abwehrmechanismen ... 16
Acylaminopenicillin ... 47
Adhärenz, bakterielle ... 14
Agardiffusionstest ... 31
Agardiffussion ... 31
Akupunktur ... 81
Aminkolpitis ... 14
Aminoglykoside ... 46
Aminopenicillin ... 47
Amoxicillin ... 37
Amoxicillin + Clavulansäure ... 38
Ampicillin ... 47
Anamnese ... 21
Ansäuerung des Urins ... 80
Antibiogramm ... 30, 50
Antibiotika ... 36
    bei Kindern ... 48
    bei Niereninsuffizienz ... 49
    im Alter ... 129
    in Schwangerschaft und Stillzeit ... 48
    Nebenwirkungen ... 37
    Wirkmechanismen ... 36
Asymptomatische Bakteriurie ... 120
Auffanggefäß ... 22
Azithromycin ... 42

B

bakteriologische Untersuchungen ... 27
Bakteriurie ... 17
    signifikante ... 29
Bärentraube ... 80
Bärentraubenblätterextrakt ... 65
Beckenschmerzsyndrom, chronisches ... 112
Bilharziose ... 124
Biofilminfektionen ... 88, 130
Biotest-System ... 30
Blasenpunktionsurin ... 22
break-point-Methode ... 30

C

Candida ... 108
Candidurie ... 108
Carbapenem ... 47
Cefaclor ... 48
Cefadroxil ... 39
Cefixim ... 39, 48
Ceftibuten ... 39, 48
Cefuroxim ... 48
Cefuroxim-A. ... 39
Cephalosporine ... 38
    parenterale ... 47
Chemotherapeutika ... 36
Chemozystitis ... 60

Chlamydia trachomatis ... 33, 59, 105
chronic pelvic pain syndrom ... 112
Ciprofloxacin ... 44
colony forming units (cfu) ... 28
Condylomata accuminata ... 108
Cotrimoxazol ... 43

D

Dauerkatheterversorgung ... 130
Defensine ... 16
Dermatitis ... 128
Diabetes mellitus ... 19, 59, 120
Diaphragma ... 17
DNA-Gyrase ... 44
Durchbruchinfektionen ... 76

E

E. coli ... 58, 66, 113
    Resistenzverhalten ... 52
    Virulenzfaktoren ... 15
Echinacea ... 78
Einmalkatheterismus ... 21
Eintauchnährboden ... 29
Enoxacin ... 44
Epididymitis ... 110
Erregeridentifikation ... 30
Erythromycin ... 42
Erythrozyten im Urin ... 23
Exprimaturin ... 22

F

Färbemethoden ... 27
Fieber ... 66
Fimbrien ... 15
Flankenschmerz ... 66
Fluor urethralis ... 104
Fluorchinolone ... 43
    Charakteristika ... 45
    parenterale ... 48
Fosfomycin-Trometamol ... 40

G

Gardnerella vaginalis ... 33, 106
Gentamycin ... 46
Goldrutenkraut ... 81
Gonorrhoe ... 107
Gramfärbung ... 27

H

Hämoglobin ... 23
Harnblasenkatheter ... 129
Harninkontinenz ... 128
Harnröhrenstriktur ... 86
Harnwegsinfektionen
    Altersverteilung ... 13
    bei Katheterversorgung ... 128
    bei Kindern ... 99
    des Mannes ... 110
    Diagnostik ... 21

Stichwortregister

Epidemiologie 13
Geschlechtsverteilung 13
in der Geriatrie 128
in der Schwangerschaft 93
Keimspektrum 31
Klassifikation 56
komplizierende Faktoren 19
komplizierte 84
nach operativer Harnableitung 126
nat\'fcrlicher Verlauf 34
nosokomiale 56
Pathogenese 14
prädisponierende Faktoren 17
spezifische 122
Therapie 35
Herpes genitalis (HSV) 107
Herpes simplex-Viren 59
Honeymoon-Zystitis 17
Hormonstatus 18
HPV 108
HSV 107
Hygieneempfehlungen 18

I

Immuntherapie 78
Impfstoffe 78
Internetadressen 135

K

Keimspektrum 31
Keimzahlbestimmung 28
Ketolide 42
Klebsiella pneumoniae 66
Klebsiellen 58
Knoblauch 78
Kolonie bildende Einheiten (KBE) 28
K-Urin 29

L

β-Laktamantibiotika 37
β-Laktamase bildende Bakterien 38
Langzeitprophylaxe 74
Leitlinienempfehlungen 35
Leukozytenelastase 111
Leukozytennachweis 23
Levofloxacin 44

M

Makrolide 42
MALT-System 78
Methylenfärbung 27
minimale Hemmkonzentration 30
Mittelstrahlurin 21
Mykoplasmen 106

N

Nativuntersuchung 26
Neisseria gonorrhoeae 59, 106
Nephritis, interstitielle 88
Nitritreaktion 23

Nitrofurantoin 41
Nitroxolin 39
Norfloxacin 44
nosokomiale Infektionen 56

O

OBC 44
Objektträgermethode 25
Operative Harnableitungsverfahren 126
optimal bactericidal concentration 44
Östrogensubstitution 81

P

Pathogenitätsfaktoren 14
Pflanzliche Medikamente 65
Phytotherapie 80
Pilzerkrankungen 108
postantibiotischer Effekt 44
Praziquantel 125
Preiselbeer-Saft 77
Probiotika 79
Prostataexprimat 22
Prostatasteine 112
Prostatitis 111
akute bakterielle 111
asymptomatische 112
chronisch abakterielle 112
chronisch bakterielle 112
Kategorien 113
Prostatodynie 112
Proteinnachweis 23
Proteus mirabilis 58, 66
Pyelonephritis
akute unkomplizierte 66
chronische 88
emphysematöse 67
in der Schwangerschaft 95
komplizierte 87
obstruktive 87

R

Reaszensionsprophylaxe 74
Reizblase 60
Resistenzbestimmung 30
Resistenzentwicklungen 51
unter Rezidivprophylaxe 75
Resistenzmechanismus 51
Resistenzverhalten der Keime 50
Rezidivprophylaxe 72, 74
Roxithromycin 42

S

Schistosomen 124
Schnelluntersuchungsverfahren 22
Schwangerschaft 93
self-start-Therapie 75
Senföl 78
Sensitivität 24
Sexuell übertragbare Infektionen (STD) 33, 104, 105
Spezifität 24

Standortflora 14
Staph. saprophyticus 58
Sterile Leukozyturie 30
Strahlenzystitis 60
Stressprostatitis 112
Strovac® 78
Sulfamethoxazol 43
Suprapubische Blasenkatheterisierung 131

T

Tee 65
Telithromycin 42
Teststreifenverfahren 22
Tetrazykline 41
Therapie
    allgemeines zur 35
    bei Kindern 100
    in der Schwangerschaft 96
    kalkulierte 35
Topoisomerasen 44
Toxine 16
Trichomonas vaginalis 33, 59, 106
Trimethoprim (TMS) 42
Tuberkulostatika 124

U

Ureaplasma urealyticum 33, 106
Urethralabstrich 22
Urethralsyndrom 60
Urethritis
    spezifische infektiöse 106
    unspezifische infektiöse 104
Urinbeschau 22
Uringewinnung 21
Urinsediment 25
Urinuntersuchung 21
Urogenitaltuberkulose 122
Uromukoid 16
Urosepsis 90
Uro-Vaxom® 78
Uvae ursi folium 65

V

Virulenzfaktoren 16
Vitamin C 80
Vorhersagewerte 24

Z

Zählkammermethode 22, 26
Zerkarien 124
Zystitis
    akute der Frau 58
    akute des Mannes 110
    interstitielle 60
    rezidivierende 69
Zystoskopie 58

Klinische Lehrbuchreihe
...Kompetenz und Didaktik!

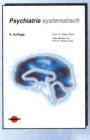
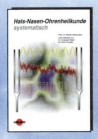
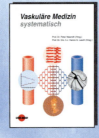
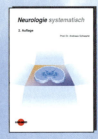
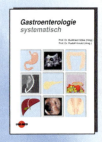
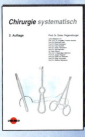
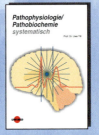
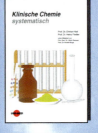
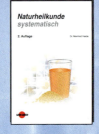
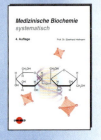
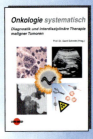
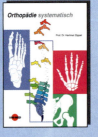
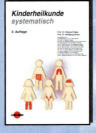
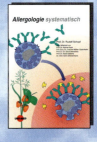
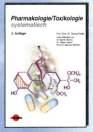
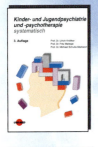
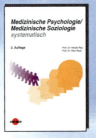
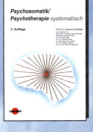
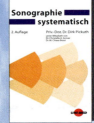
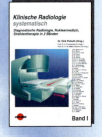
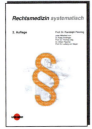
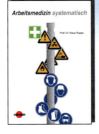
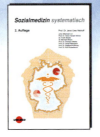
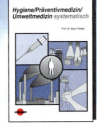
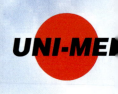

Diagnostik • Therapie • Forschung
UNI-MED SCIENCE -
Topaktuelle Spezialthemen!

Alle Details zu unseren Büchern aktuell unter www.uni-med.de

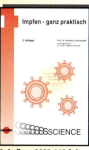
Impfen - ganz praktisch
2. Auflage 2005, 112 Seiten, ISBN 3-89599-871-0

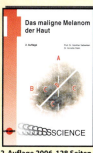
Das maligne Melanom der Haut
2. Auflage 2006, 128 Seiten, ISBN 3-89599-897-4

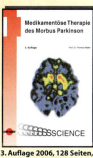
Medikamentöse Therapie des Morbus Parkinson
3. Auflage 2006, 128 Seiten, ISBN 3-89599-864-8

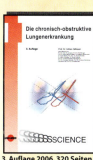
Die chronisch-obstruktive Lungenerkrankung
3. Auflage 2006, 320 Seiten, ISBN 3-89599-892-3

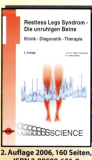
Restless Legs Syndrom - Die unruhigen Beine — Klinik - Diagnostik - Therapie
2. Auflage 2006, 160 Seiten, ISBN 3-89599-631-9

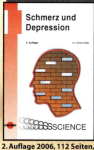
Schmerz und Depression
2. Auflage 2006, 112 Seiten, ISBN 3-89599-939-3

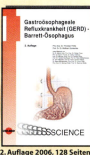
Gastroösophageale Refluxkrankheit (GERD) - Barrett-Ösophagus
2. Auflage 2006, 128 Seiten, ISBN 3-89599-935-0

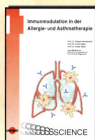
Immunmodulation in der Allergie- und Asthmatherapie
1. Auflage 2006, 88 Seiten, ISBN 3-89599-729-3

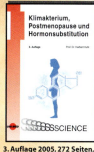
Klimakterium, Postmenopause und Hormonsubstitution
3. Auflage 2005, 272 Seiten, ISBN 3-89599-928-8

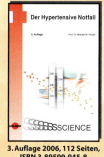
Der Hypertensive Notfall
3. Auflage 2006, 112 Seiten, ISBN 3-89599-945-8

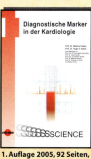
Diagnostische Marker in der Kardiologie
1. Auflage 2005, 92 Seiten, ISBN 3-89599-867-2

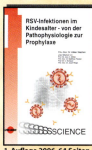
RSV-Infektionen im Kindesalter - von der Pathophysiologie zur Prophylaxe
1. Auflage 2006, 64 Seiten, ISBN 3-89599-896-6

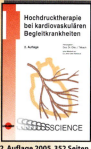
Hochdrucktherapie bei kardiovaskulären Begleitkrankheiten
2. Auflage 2005, 352 Seiten, ISBN 3-89599-809-5

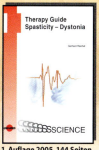
Therapy Guide Spasticity – Dystonia
1. Auflage 2005, 144 Seiten, ISBN 3-89599-779-X

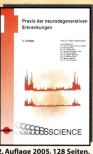
Praxis der neurodegenerativen Erkrankungen
2. Auflage 2005, 128 Seiten, ISBN 3-89599-758-7

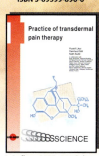
Practice of transdermal pain therapy
1. Auflage 2005, 160 Seiten, ISBN 3-89599-855-9

...und ständig aktuelle Neuerscheinungen!

Fachliteratur über Urologie und Nephrologie von UNI-MED...

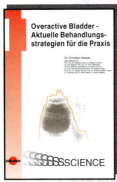

**1. Aufl. 2005, 112 S.,
ISBN 3-89599-901-6**

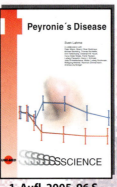

**1. Aufl. 2005, 96 S.,
ISBN 3-89599-743-9**

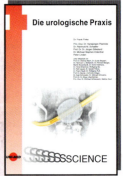

**1. Aufl. 2004, 304 S.,
ISBN 3-89599-728-5**

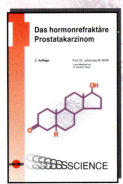

**2. Aufl. 2005, 140 S.,
ISBN 3-89599-830-3**

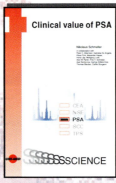

**1. Aufl. 2005, 124 S.,
ISBN 3-89599-889-3**

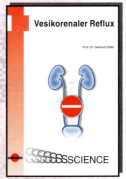

**1. Aufl. 2005, 72 S.,
ISBN 3-89599-831-1**

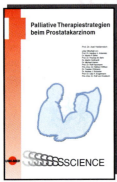

**1. Aufl. 2004, 128 S.,
ISBN 3-89599-722-6**

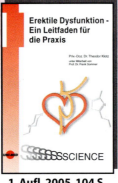

**1. Aufl. 2005, 104 S.,
ISBN 3-89599-903-2**

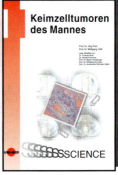

**1. Aufl. 2004, 108 S.,
ISBN 3-89599-766-8**

...ständig im Fluß!

UNI-MED Verlag AG • Kurfürstenallee 130 • D-28211 Bremen
Telefon: 0421/2041-300 • Telefax: 0421/2041-444
e-mail: info@uni-med.de • Internet: http://www.uni-med.de